高等职业院校课堂同步活页教材（供护理专业使用）

护理学基础导学

主　审　梁　萍
主　编　苏伟才

中華醫學電子音像出版社
CHINESE MEDICAL MULTIMEDIA PRESS
北　京

图书在版编目（CIP）数据

护理学基础导学 / 苏伟才主编.—北京：中华医学电子音像出版社，2023.7
ISBN 978-7-83005-397-0

Ⅰ.①护…　Ⅱ.①苏…　Ⅲ.①护理学－资格考试－自学参考资料　Ⅳ.①R47

中国国家版本馆CIP数据核字（2023）第084646号

护理学基础导学
HULI XUE JICHU DAOXUE

主　　编：苏伟才
策划编辑：鲁　静
责任编辑：张　宇　周寇扣
校　　对：龚利霞
责任印刷：李振坤
出版发行：中華醫學電子音像出版社
通信地址：北京市西城区东河沿街69号中华医学会610室
邮　　编：100052
E-Mail：cma-cmc@cma.org.cn
购书热线：010-51322635
经　　销：新华书店
印　　刷：廊坊市佳艺印务有限公司
开　　本：787mm×1092mm　1/16
印　　张：17.5
字　　数：380千字
版　　次：2023年7月第1版　2023年7月第1次印刷
定　　价：50.00元

内容简介

《护理学基础导学》是参考教育部规定的高等职业教育培养目标、规格和护理专业教学大纲的要求，组织多位教学实践经验丰富的教师和从事临床护理的专家编写而成。本教材分为上、下两篇，上篇为护理学基础理论知识，重点突出对学生能力的培养，以清晰的思维导图将内容进行分层次叙述，不仅可读性高，还有利于学生对内容的整体掌握和记忆；下篇为临床护理中常用的13项护理技能实践，并根据护理岗位要求，融入思政目标，便于学生深入理解各项护理操作的内涵，通过不断渗透职业道德、职业精神教育，为培养有温度的护士打下坚实基础。本教材精练实用，详略得当，突出护理技能特点和现代临床护理的实用性，适合高等卫生职业学校护理专业的学生及有经验的各级护理人员使用。

编委会

主　审　梁　萍（北京卫生职业学院）

主　编　苏伟才（北京卫生职业学院）

副主编　李洪霞（北京卫生职业学院）

程　芳（北京卫生职业学院）

编　委　（按姓氏笔画排序）

王国芳（北京卫生职业学院）

申　宁（北京卫生职业学院）

申靓亮（北京卫生职业学院）

朱笑丛（北京积水潭医院）

关文也（北京大学人民医院）

孙桂荣（北京卫生职业学院）

苏伟才（北京卫生职业学院）

李洪霞（北京卫生职业学院）

张功劢（北京卫生职业学院）

郝亚兴（北京卫生职业学院）

陶香君（首都医科大学附属北京朝阳医院）

程　芳（北京卫生职业学院）

前言

护理学是将医学科学、社会科学和人文科学融为一体的学科。《护理学基础》是护理专业学生必须掌握的一门专业基础课和专业主干课，其主要内容包括护理专业和专科护理的基本理论和技能，是一门能为学生学习临床护理课程打下基础的衔接性课程。本教材参考教育部规定的高等职业教育培养目标、规格和护理专业教学大纲，以全国医学院校高职高专规划教材《护理学基础》（第二版）为蓝本，结合编者多年教学实践经验编写而成。

全书分为上、下两篇。上篇以理论知识为主，共有17章，主要内容包括绪论，护理程序，医院和住院环境，入院和出院患者的护理，舒适与安全，医院内感染的预防与控制，患者的清洁护理，生命体征的评估及护理，饮食与营养，冷、热疗法，排泄护理，药物治疗和药物过敏试验法，静脉输液及输血，标本的采集，病情观察和危重患者的抢救及护理，临终患者的护理，以及医疗和护理文件记录。为帮助学生理解、记忆、运用知识，本书改变知识的呈现形式，护理学基础理论知识大多采用思维导图来呈现需重点掌握和理解的内容。编者结合多年教学实践经验，将原有的大段知识进行拆分，将各级主题的关系用相互隶属与相关的思维导图表现出来，将主题关键词进一步细化，帮助学生将分散且相关的内容连接在一起，力求最大限度地提高学生的学习效率，增进学生对知识的理解和记忆能力。下篇为临床护理中常用的13项护理技能实践。各项技能的操作流程根据学校教学特点，结合了护理操作原则、最新版操作指南及医院操作新技术等内容编写而成。同时，考虑到担任护理学基础课程的教师年龄层次不同，有些新入职教师在教学中缺乏教学经验，因此，在内容编写时将学生在操作中容易出现的问题罗列出来，提醒师生们共同注意。值得一提的是，在编写过程中根据护理岗位要求，融入思政目标，极大地方便了教师发挥课堂作为思政教学主渠道、主战场的作用，通过在教学中不断渗透职业道德、职业精神教育，有助于培养有道德、有情操、有温度的高素质护理人才，也便于学生深入理解操作内涵，为将来做一名有温度的护士打下坚实的基础。

本书具有思想性、科学性、实用性、先进性和创新性，适合高等卫生职业教育护理专业的师生使用，也可供医学其他专业学生、医学成人教育及全国护士执业资格考试复习备考时使用。

北京卫生职业学院领导对本书出版给予了大力支持，参编作者也投入了极大的热情和精力，在此表示衷心感谢。

由于编写水平有限，不妥和疏漏之处在所难免，恳请同仁和读者提出批评和意见。

苏伟才

2023年4月

目录

上篇　护理学基础理论知识

下　篇　常用护理技术操作

上篇
护理学基础理论知识

第一章　绪　　论

第一节　护理学的形成与发展

一　人类早期的护理

人类早期的护理见图1-1-1-1。

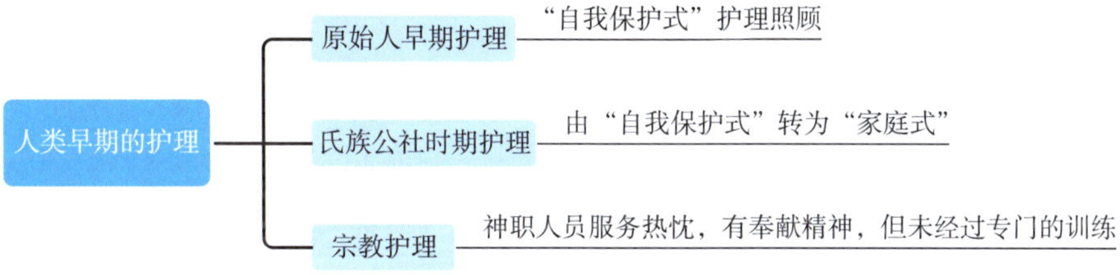

图1-1-1-1　人类早期的护理

二　中世纪的护理

中世纪的护理见图1-1-1-2。

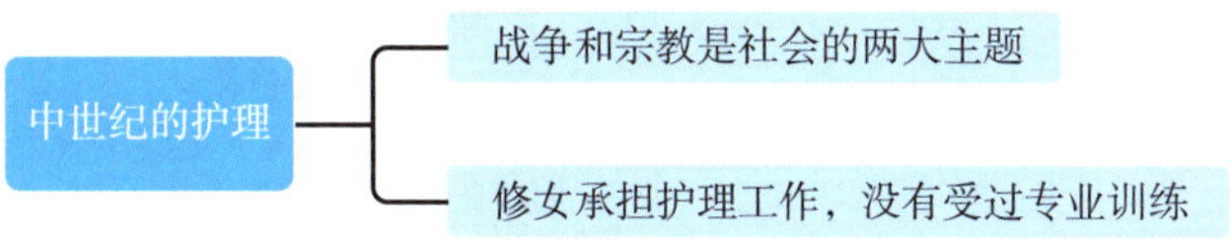

图1-1-1-2　中世纪的护理

三　文艺复兴时期的护理

文艺复兴时期的护理见图1-1-1-3。

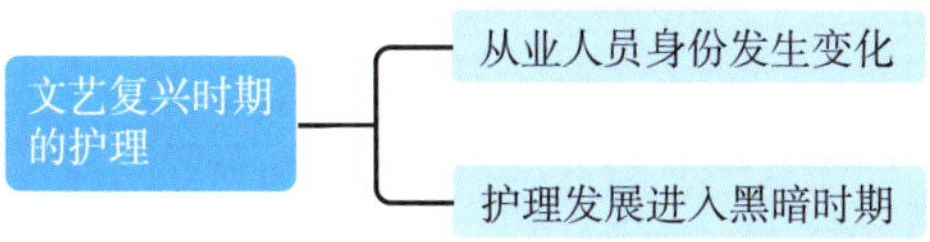

图1-1-1-3　文艺复兴时期的护理

四 近代护理学的诞生与南丁格尔的贡献

近代护理学的诞生与南丁格尔的贡献见图1-1-1-4。

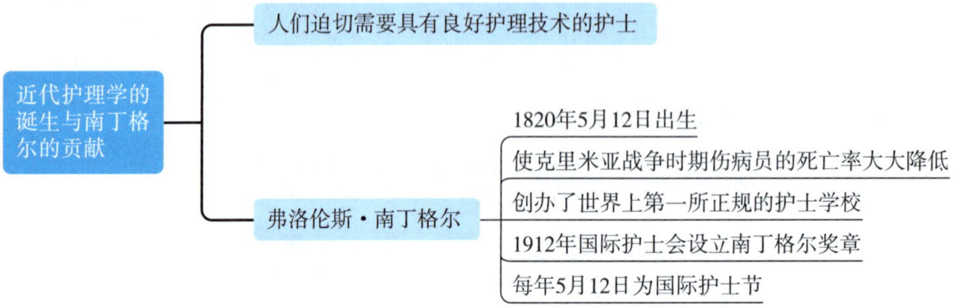

图1-1-1-4　近代护理学的诞生与南丁格尔的贡献

五 现代护理学的发展

现代护理学的发展见图1-1-1-5。

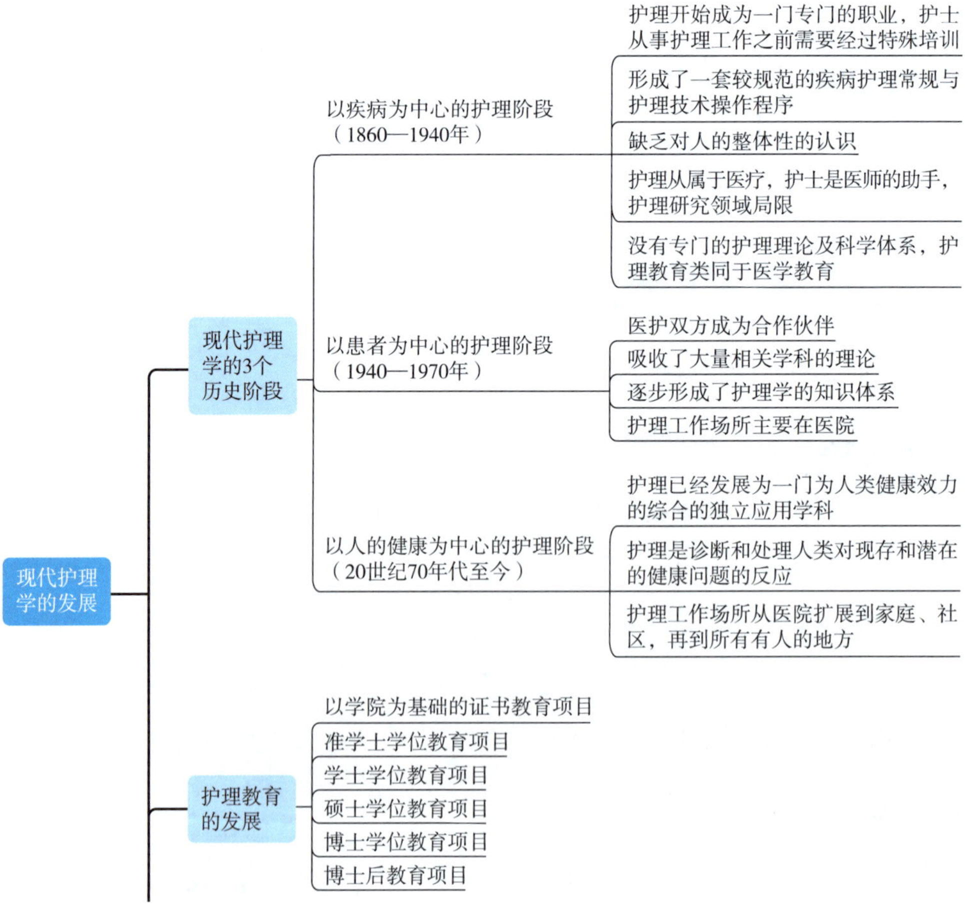

图1-1-1-5　现代护理学的发展

- 护理研究的发展
  - 国外概况
    - 南丁格尔第一篇研究报告：《控制医院内感染》
    - 早期护理研究重点：护理教育、改进护理工作和护理时间分配等
    - 20世纪40年代护理研究重点：护理教育、护士职能和护患关系等
    - 20世纪50年代护理研究重点：美国护士基金会处理，支持护理研究的开展
    - 20世纪60年代护理研究重点：护理理念、模式和护理理论的结合
    - 20世纪70年代护理研究重点："护理研究"被纳入护理系的正规教育中
  - 国内概况
    - 20世纪50年代，成立"中国护士学会学术委员会"，创办《护理杂志》
    - 1954年《中华护理杂志》创刊，在护理教育、临床护理、护理管理等方面都有研究
    - 1984年，护理研究课程纳入护理系必修课
    - 护理研究领域和水平逐渐扩展和提高
- 护理团体的发展
  - 1887年，世界上第一个护士团体——英国皇家护士协会成立
  - 1899年，国际护士会成立
  - 不同国家的专业护理组织先后成立
  - 不同国家的许多专科护理组织先后成立

图 1-1-1-5　现代护理学的发展（续）

六　中国护理的发展概况

中国护理的发展概况见图 1-1-1-6。

- 中国护理的发展概况
  - 中医学与护理
    - 中医护理的基本特点为整体观、辨证施护
    - 中医护理原则为驱邪扶正；标本缓急；同病异护，异病同护；未病先防，既病防变
    - 中医护理技术包括针灸、推拿、拔火罐、刮痧等
  - 中国近代护理发展
    - 中国近代护理教育的发展
      - 1888年，中国第一所护士学校成立
      - 1921年，协和高等护士学校成立
      - 1932年，中央高级护士学校成立
      - 1934年，护士教育专门委员会成立
    - 中华护理学会的发展
      - 1909年，中国护士会成立
      - 1920年，《护士季报》创刊
      - 1922年，中国护士会加入国际护士会
      - 1928年，中国护士伍哲英担任中国护士会（1964年更名为中华护理学会）理事长

图 1-1-1-6　中国护理的发展概况

- 中国现代护理发展
  - 1949—1966年，新中国成立后，护理工作的规划、整顿、发展期
  - 1966—1976年，护理事业遭受挫折
  - 1976年以后，我国的现代护理
    - 护理教育体制逐步完善：建立了中专、大专、本科、研究生等多层次的护理教育体系
    - 护理实践得到较大发展：应用护理程序实施整体护理，护理场所和范围也发生了很大的转变
    - 护理学术活动日益繁荣：创办学术杂志，举办学术会议等
    - 护理管理体制逐步健全：1979年，颁布《卫生技术人员职称及晋升条例（试行）》；1993年，颁布《中华人民共和国护士管理办法》；2008年，颁布《护士条例》
- 21世纪中国护理发展展望
  - 国际化
  - 市场化
  - 高学历化
  - 社会化
  - 更加有中国特色的护理

图 1-1-1-6　中国护理的发展概况（续）

第二节　护理学的四个基本概念

现代护理学的理论框架是由人、健康、环境和护理4个概念组成。

一　人的概念

人的概念见图 1-1-2-1。

- 人的概念
  - 人是一个统一的整体
    - 人是一个生理、心理、社会等方面统一的整体，是4个概念的核心
    - 人是一个开放的系统，无时无刻不在与其周围环境发生着关系
    - 人是护理服务的对象，护理中人的范围包括个人、家庭、社区和社会4个层面
  - 人的基本需要
    - 人有生理需要、心理需要和社会需要等不同层次的需要
    - 人的不同生命阶段有着不同的需要
  - 人有权利和责任拥有适当的健康状态
    - 人具有通过不同方式维护自身健康的潜能
    - 人有责任维护和促进自身健康
  - 人的自我概念
    - 良好的自我概念能更好地面对人生
    - 良好的自我概念能有效抵御一些身心疾病的侵袭

图 1-1-2-1　人的概念

二 健康的概念

健康的概念见图 1-1-2-2。

- 健康的概念
  - 健康不但要没有疾病和身体缺陷，还要有完整的生理、心理状态和良好的社会适应能力
  - 健康与疾病是一个连续的、动态的过程，且时刻都在变化
  - 人的健康受生物、心理、环境、生活形态等多因素的影响

图 1-1-2-2 健康的概念

三 环境的概念

环境的概念见图 1-1-2-3。

- 环境的概念
  - 人与内环境和外环境是紧密联系的
  - 环境会影响人的健康
  - 人应与环境协调统一
  - 环境是动态和持续变化的

图 1-1-2-3 环境的概念

四 护理的概念

护理的概念见图 1-1-2-4。

- 护理的概念
  - 护理是诊断和处理人类对现存的和潜在的健康问题的反应
  - 护理活动是科学、艺术和人道主义的结合
  - 护理的内涵是照顾、人道和帮助
  - 护理是有目的、有组织，具有不断创造性的活动
  - 护理程序是护理的基本方法

图 1-1-2-4 护理的概念

五 护理学4个基本概念的相互关系

护理学4个基本概念的相互关系见图1-1-2-5。

- 护理学4个基本概念的相互关系
  - 4个概念密切相关，缺一不可
  - 4个概念的核心是人，人存在于环境中
  - 人的内、外环境影响健康状况
  - 健康是机体内外环境平衡、多层次需要得到满足的状态
  - 护理的任务是创造良好的环境并帮助护理服务对象适应环境，从而达到最佳健康状态

图1-1-2-5　护理学4个基本概念的相互关系

第三节　护理学的目标、任务及范畴

一 护理学的目标和任务

护理学的目标和任务见图1-1-3-1。

- 护理学的目标和任务
  - 帮助患者恢复健康
  - 帮助健康的人促进健康

图1-1-3-1　护理学的目标和任务

二 护理学的范畴

护理学的范畴见图1-1-3-2。

- 护理学的范畴
  - 护理学的理论范畴
    - 明确护理学研究的对象、任务、目标和科学发展方向
    - 建立和发展护理专业知识体系与理论构架
    - 形成护理交叉学科和分支学科
    - 研究护理学与社会发展的关系
  - 护理学的实践范畴
    - 临床护理
    - 社区护理
    - 护理教育
    - 护理管理
    - 护理研究

图1-1-3-2　护理学的范畴

第四节 护理工作方式

一 个案护理

个案护理见图 1-1-4-1。

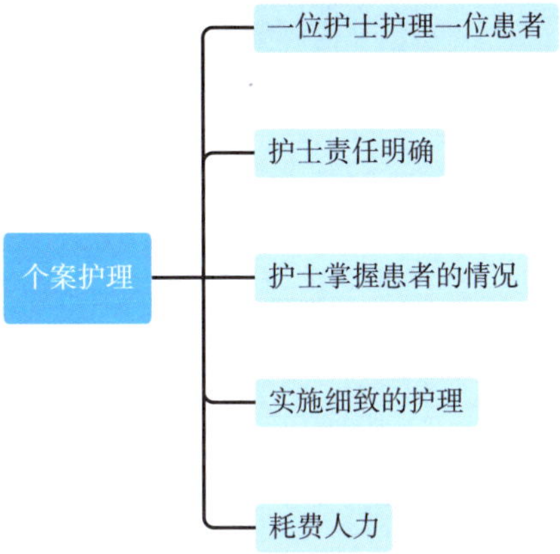

图 1-1-4-1 个案护理

二 功能制护理

功能制护理见图 1-1-4-2。

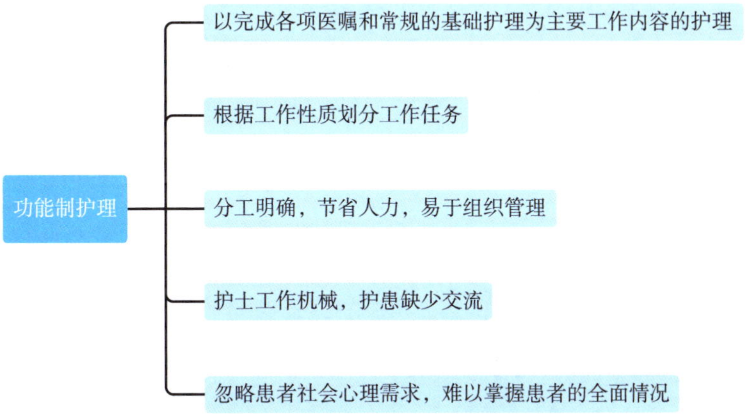

图 1-1-4-2 功能制护理

三 小组护理

小组护理见图 1-1-4-3。

- 小组护理
  - 以分组护理的方式对患者进行整体护理
  - 小组成员各司其职，共同完成护理任务
  - 有助于发挥各级护理人员的作用
  - 患者没有主管护士，护士个人责任感相对减弱

图 1-1-4-3 小组护理

四 责任制护理

责任制护理见图 1-1-4-4。

- 责任制护理
  - 由责任护士和辅助护士按护理程序的工作方法对患者进行全面、系统和连续的护理
  - 以患者为中心
  - 护士8小时在岗，24小时负责制
  - 责任护士评估患者情况，制订护理计划，实施护理措施及评价护理效果
  - 临床中较难实现

图 1-1-4-4 责任制护理

五 系统化整体护理

系统化整体护理见图 1-1-4-5。

- 系统化整体护理
  - 以人为中心
  - 以现代护理观为指导
  - 运用护理程序的理论和方法
  - 实施系统的、有计划的、具有反馈功能的、全面的护理实践活动

图 1-1-4-5 系统化整体护理

第五节 护理专业特征与护士角色

一 护理的专业特征

护理的专业特征见图1-1-5-1。

- 护理的专业特征
  - 为人类和社会提供至关重要的有关健康的服务
  - 具有独特的知识体系并通过科学研究不断扩展、更新
  - 实践者具有高等教育水平
  - 实践者具有自主性
  - 用伦理准则和道德规范指导实践者在专业活动中做出决策
  - 实践者把本专业作为终生事业

图1-1-5-1 护理的专业特征

二 护士的专业角色

护士的专业角色见图1-1-5-2。

- 护士的专业角色
  - 健康照顾者：提供患者基本需求的护理照顾
  - 合作者：与医师、营养师、技师、药师等共同合作
  - 计划者：制订系统全面的护理计划
  - 管理者：组织、管理和协调工作
  - 研究者：从事一定科学研究工作，将研究成果推广，不断改进工作
  - 教育者：培养接班人，指导患者及家属掌握恢复健康和自我管理的技能
  - 宣传者：传播专业知识

图1-1-5-2 护士的专业角色

第六节　学习护理学基础课程的意义

一　护理学基础课程的基本任务

护理学基础课程的基本任务见图 1-1-6-1。

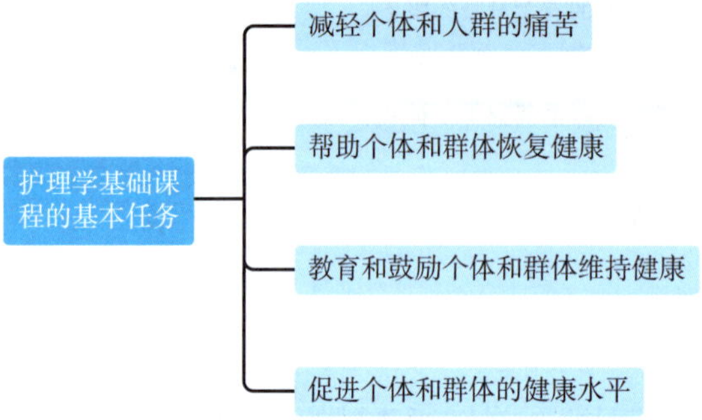

图 1-1-6-1　护理学基础课程的基本任务

二　护理学基础课程的教学范畴

护理学基础课程的教学范畴见图 1-1-6-2。

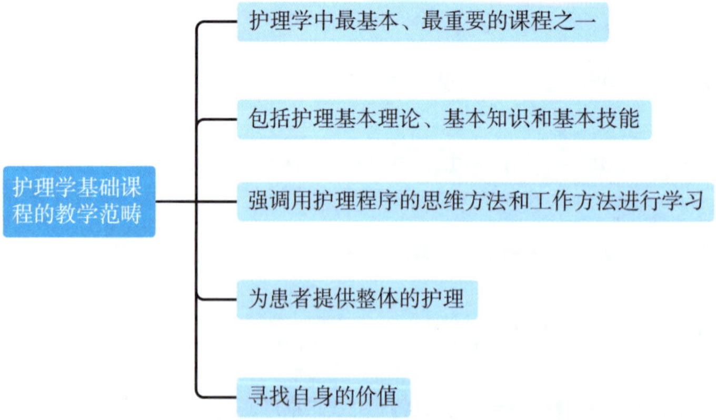

图 1-1-6-2　护理学基础课程的教学范畴

三 学习护理学基础课程的方法

学习护理学基础课程的方法见图 1-1-6-3。

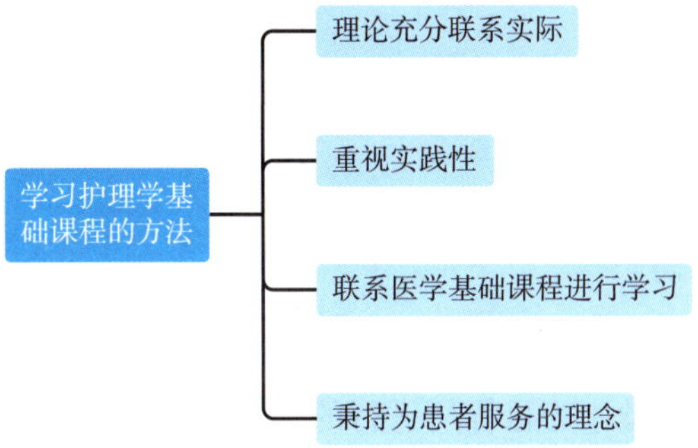

图 1-1-6-3 学习护理学基础课程的方法

（苏伟才）

第二章 护理程序

第一节 概　述

一 护理程序的概念

护理程序是以促进和恢复服务对象的健康为目标所进行的一系列有目的、有计划的护理活动，是一个综合的、动态的，具有决策和反馈功能的过程，对服务对象进行主动、全面的整体护理，使其达到最佳健康状态。

二 护理程序的发展历程

护理程序的发展历程见图1-2-1-1。

- 护理程序的发展历程
  - 1955 年，由美国护理学者海尔提出
  - 1961 年，奥兰多第一次使用护理程序，并提出评估、计划、评价3个步骤
  - 1967 年，尤拉和沃尔什确定护理程序为评估、计划、实施和评价4个步骤
  - 1973 年，美国护士协会（American Nurses Association，ANA）将护理诊断纳入护理程序，护理程序发展为评估、诊断、计划、实施和评价5个步骤
  - 20 世纪80 年代初期，美籍华人李式鸾将美国的责任制护理制度引入中国，以护理程序为中心的责任制护理在中国实行
  - 1994 年，美籍华人袁剑云博士介绍了系统化整体护理理念，受到中国护理界的欢迎
  - 1996年，全国整体护理协作网正式组建
  - 1997年6月，卫生部下发《关于进一步加强护理管理工作的通知》，要求各医院推行整体护理

图1-2-1-1　护理程序的发展历程

三 护理程序的理论基础

护理程序的理论基础见图1-2-1-2。

- 护理程序的理论基础
  - 系统理论：构成护理程序的基本结构框架
  - 需要层次理论：为预见患者的需要并将多个护理诊断按紧迫性的次序进行排列提供理论支持
  - 应激与适应理论：观察和预测患者的生理和心理反应，判断患者的适应水平和适应能力，为落实相关护理干预和提高患者的适应能力提供理论依据
  - 沟通与信息理论：教会护士与患者交流的能力和技巧，确保信息资料收集顺畅
  - 生长发展理论：观察评估不同年龄阶段患者的身心变化和健康问题
  - 解决问题学说：为护理人员确认患者健康问题，有效地进行护理干预提供了方法论

图1-2-1-2　护理程序的理论基础

四 护理程序的特性

护理程序的特性见图1-2-1-3。

- 护理程序的特性
  - 以服务对象为中心
  - 循环、动态的过程
  - 人际互动和协调性
  - 普遍适用性
  - 目标指向性
  - 科学性
  - 创造性

图1-2-1-3　护理程序的特性

第二节　护理程序的步骤

一 护理评估的定义

护理评估是整个护理程序的基础，是一个系统的、连续的收集资料、分析资料、记录资料的过程。

二 护理评估

护理评估的过程包括收集资料和整理分析资料（图1-2-2-1）。

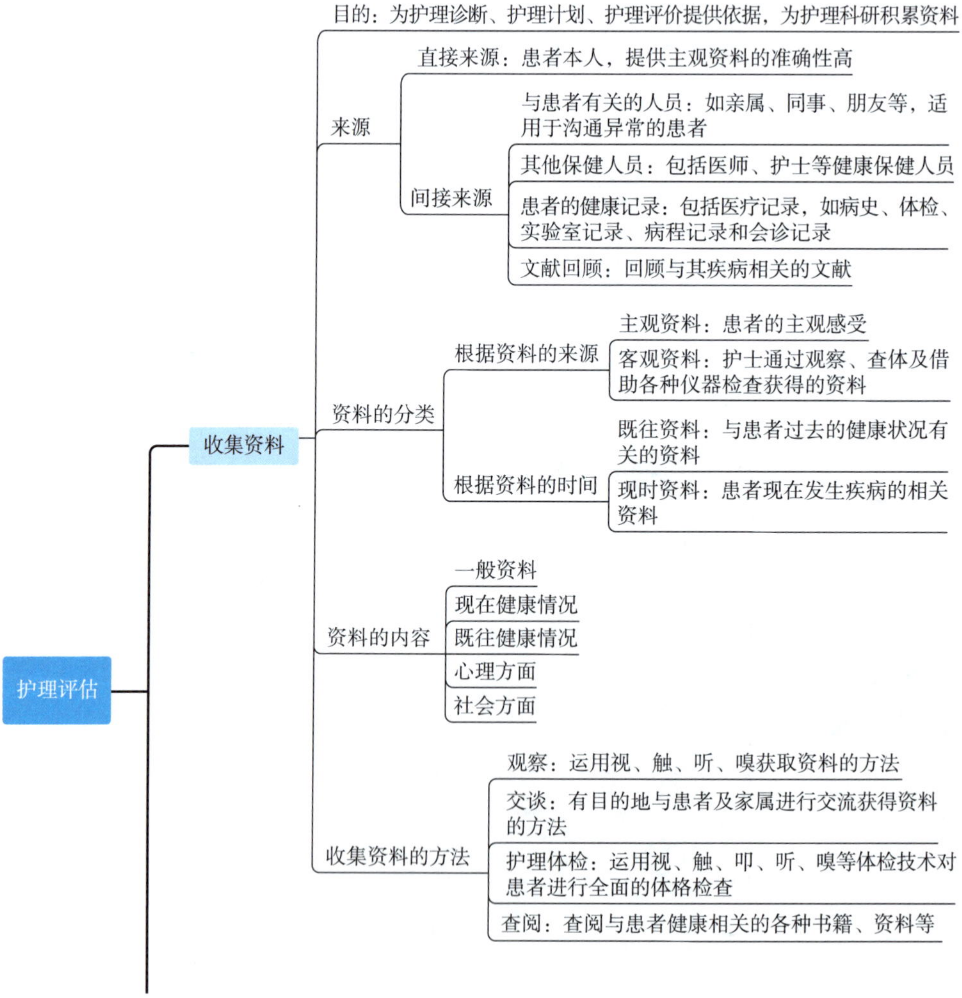

图1-2-2-1　护理评估

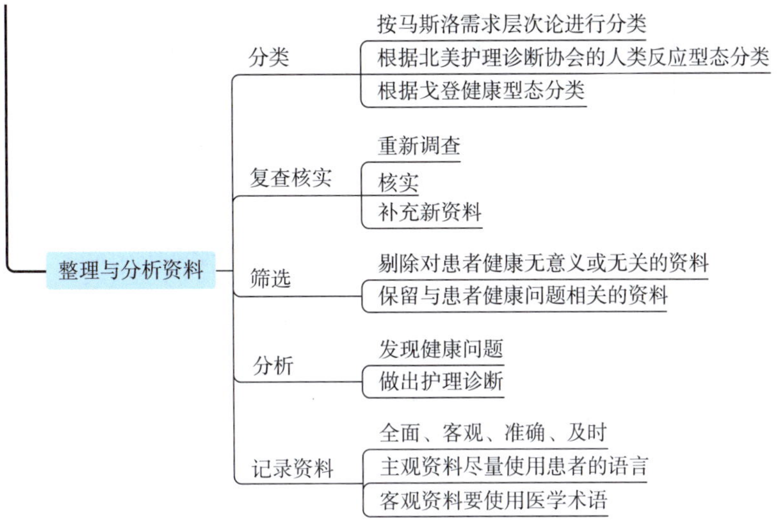

图 1-2-2-1　护理评估（续）

三 护理诊断的定义

护理诊断是关于个人、家庭或社区现存的、潜在的健康问题或生命过程反应的一种临床判断，是护士为达到预期目标选择护理措施的基础，这些预期目标应由护士负责制定。

四 护理诊断

护理诊断的组成、护理诊断的陈述，护理诊断的类型及书写护理诊断时的注意事项见图 1-2-2-2。

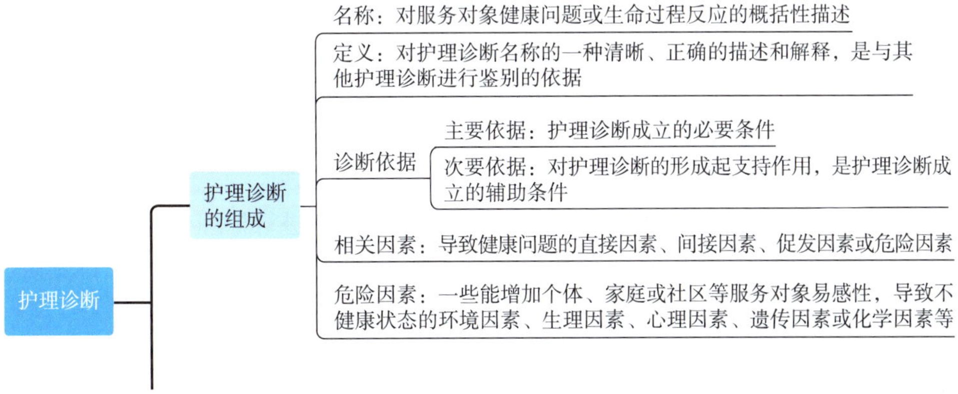

图 1-2-2-2　护理诊断

- 护理诊断的陈述
  - 护理诊断陈述的3个要素
    - 健康问题（problem，P）
    - 相关因素（etiology，E）
    - 症状与体征（signs and symptoms，S）
  - 护理诊断的陈述方式
    - PES 公式，一般用于现存的护理诊断
    - PE 或 SE 方式陈述，目前常用，用于现存或潜在的护理诊断
    - P 陈述，用于健康的护理诊断
- 护理诊断的类型
  - 现存的护理诊断：目前存在的健康问题或生命过程反应的描述
  - 潜在的护理诊断：可能出现的健康问题或生命过程反应的描述
  - 健康的护理诊断：服务对象从特定的健康水平向更高层次健康水平发展的护理诊断
  - 综合的护理诊断：由特定情境或事件引起的一组现存的或有危险的护理诊断
- 书写护理诊断时的注意事项
  - 尽量使用规范的护理诊断名称，书写规范、明确、简单
  - 一项护理诊断只针对一个健康问题，一个患者可以有多个护理诊断
  - 避免与护理目标、措施、医疗诊断相混淆
  - 护理诊断应该以所收集到的资料作为诊断依据
  - 患者的健康问题应该是用护理措施能解决的或部分解决的问题
  - 避免使用引起法律纠纷的描述
  - 护理诊断不是反映护理人员所遇到的困难，而是对服务对象的健康问题的描述
  - 明确找出每个护理诊断的相关因素

图 1-2-2-2　护理诊断（续）

五　合作性问题

1．通常为生理上的并发症。

2．护理人员的职责是监测并发症的发生和病情的变化。

3．与其他医务人员共同处理可以减少其发生的问题才属于合作性问题。

六　护理计划的定义

护理计划是针对护理诊断制定的具体护理措施，是进行护理行动的指南，是护士与服务对象合作，以护理诊断为依据，制定预期目标和护理措施，以预防、缓解和解决护理诊断中确定的健康问题，是护理过程中的具体决策过程。

七 护理计划

护理计划的特点、护理诊断排序、确定预期目标、制定护理措施及书写护理计划的内容见图1-2-2-3。

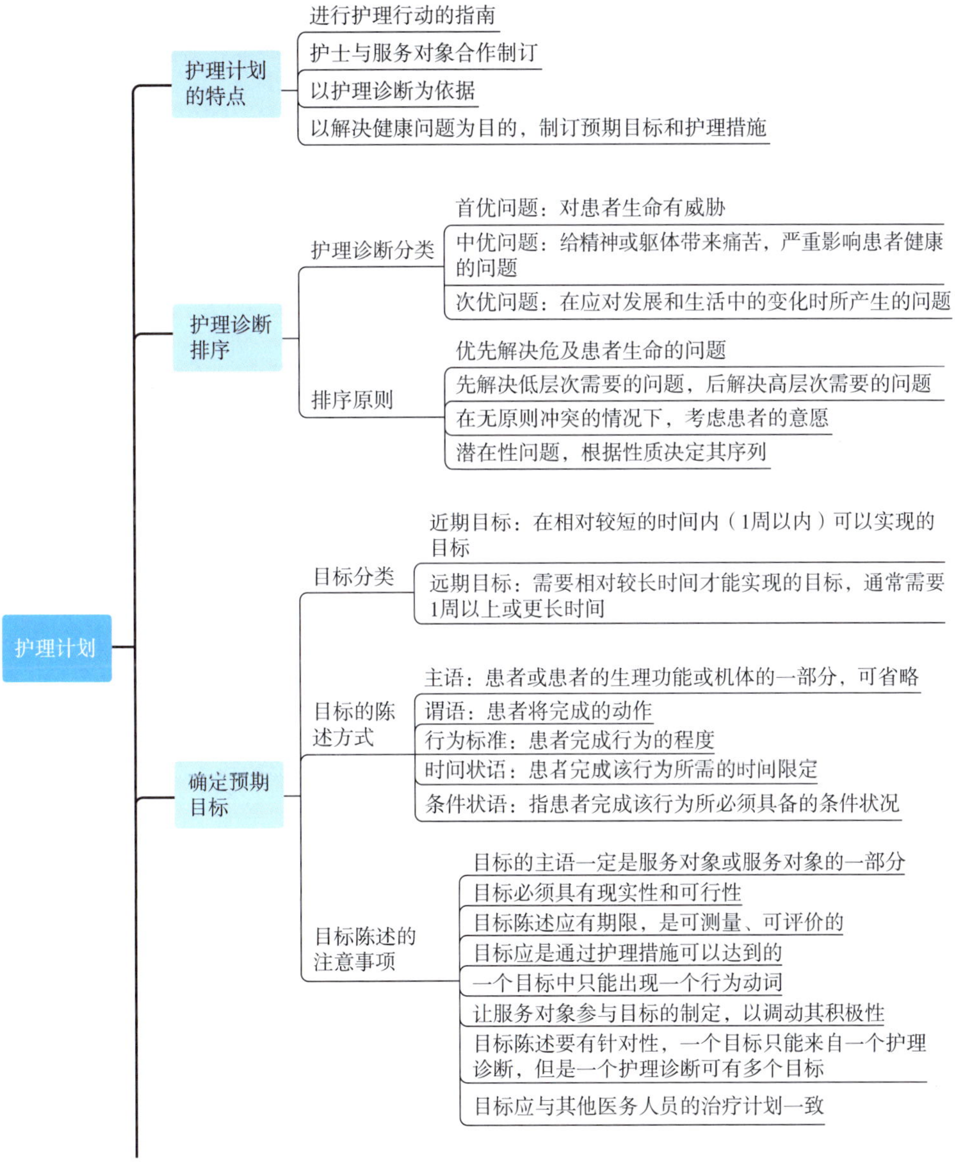

图 1-2-2-3　护理计划

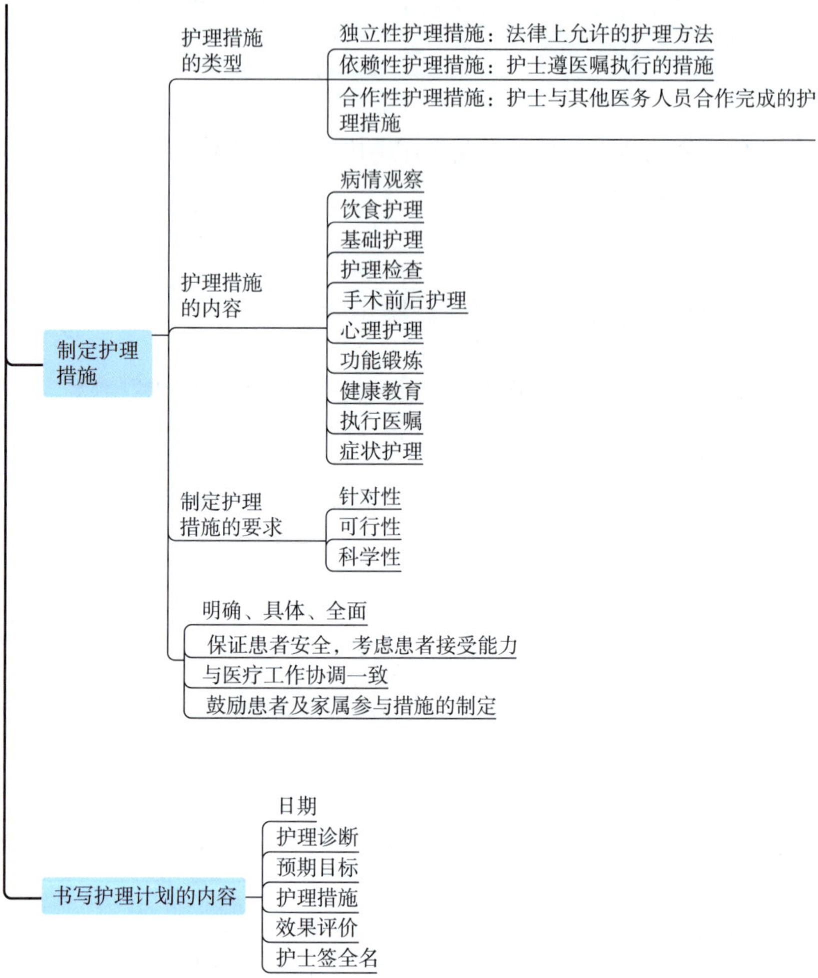

图 1-2-2-3　护理计划（续）

八 实施的定义

实施是将护理计划付诸行动，实现预期目标的过程。

九 实施

实施的内容、方法、步骤及实施过程中的注意事项见图 1-2-2-4。

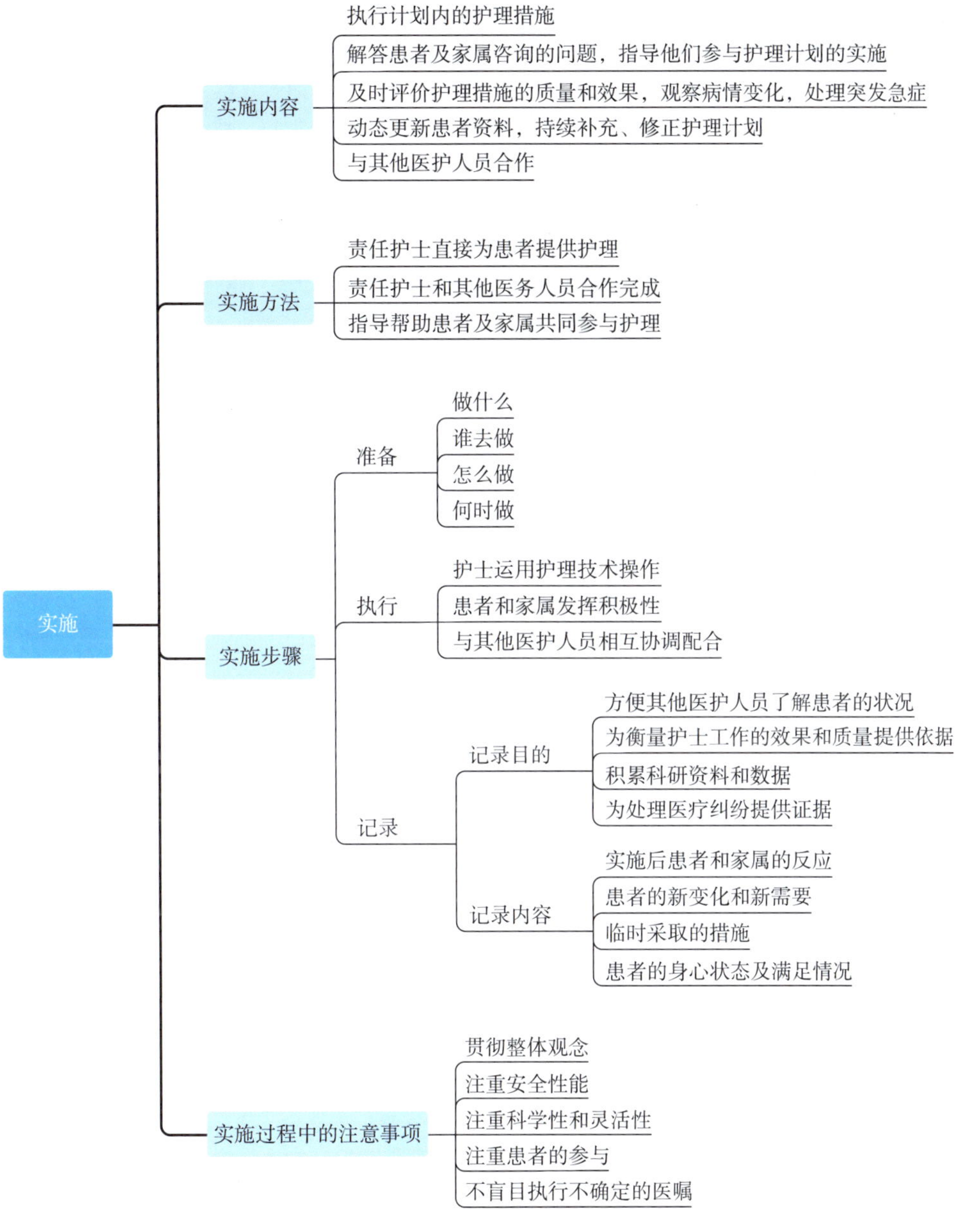

图 1-2-2-4 实施

十 护理评价的定义

护理评价是将患者的健康状况与预期目标进行有计划、系统地比较并做出客观评价的过程。

十一 护理评价

护理评价的方式、内容及步骤见图1-2-2-5。

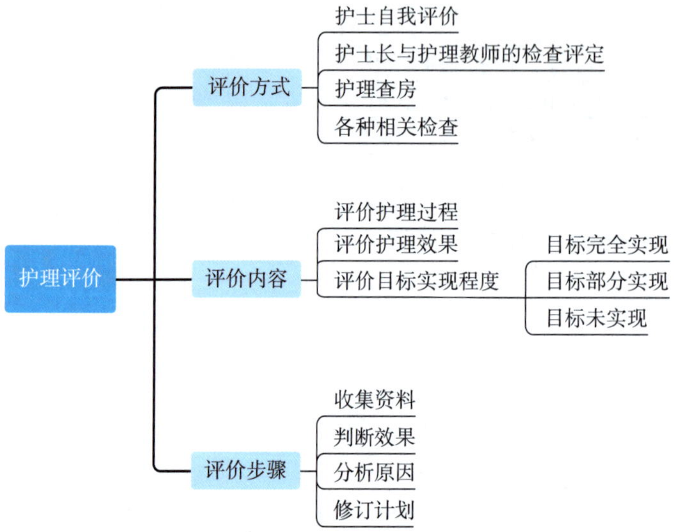

图1-2-2-5 护理评价

（苏伟才）

第三章 医院和住院环境

第一节 医 院

一 医院的性质与任务

（一）医院的性质

医院是治病、防病，保障人民健康的社会主义卫生事业单位，必须贯彻国家的卫生工作方针、政策，遵守政府法令，为社会主义现代化建设服务。

（二）医院的任务

1. 医疗。
2. 教学。
3. 科学研究。
4. 预防和社区卫生服务。

二 医院工作的特点

1. 以患者为中心。
2. 科学性和技术性。
3. 时效性和连续性。
4. 随机性和规范性。
5. 社会性和群众性。
6. 医院工作是复合型劳动。

三 医院的类型和分级

（一）医院的类型

根据医院的收治范围、特定任务和服务对象、所在地、所有制及国家卫生健康委员会分级管理制度等，可将医院分为不同类型（表1-3-1-1）。

表1-3-1-1 医院的类型

划分方法	医院类型
收治范围	综合性医院、专科医院、康复医院、职业病医院
特定任务和服务对象	部队医院、企业医院、医学院校附属医院
所在地	城市医院、农村医院
所有制	全民所有制医院、集体所有制医院、个体所有制医院、中外合资医院
分级管理制度	一级医院、二级医院、三级医院

（二）医院的分级

1. 一级医院。
2. 二级医院。
3. 三级医院。

四 医院的组织结构

医院的组织结构分为医院的行政管理机构和医院的业务组织机构。

第二节　门急诊护理工作

一　门诊的护理工作

门诊的护理工作见图1-3-2-1。

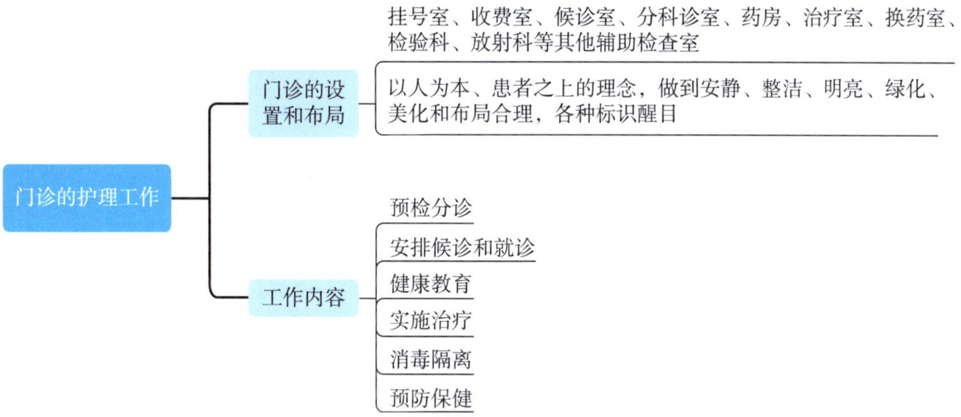

图1-3-2-1　门诊的护理工作

二　急诊的护理工作

急诊的护理工作见图1-3-2-2。

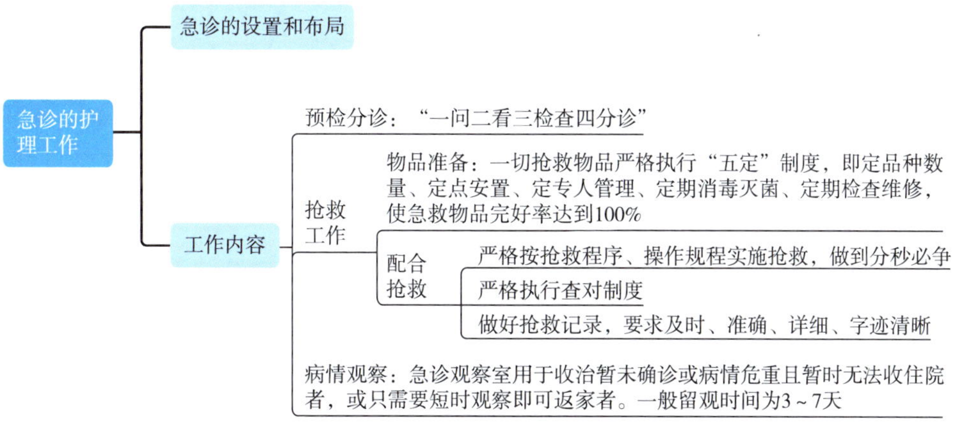

图1-3-2-2　急诊的护理工作

第三节　医院环境

一　病区的设置和布局

每个病区设有病室、治疗室、抢救室、重危病室、护士站、医生办公室、配膳室、库房、污物处置室、医护值班室等。

每个病区设30～40张病床，每间病室设1～6张病床，并配备相应数量的床旁桌椅及医疗基础设施和生活设施。

二　病区的环境管理

（一）物理环境的调节与控制

物理环境的调节与控制见图1-3-3-1。

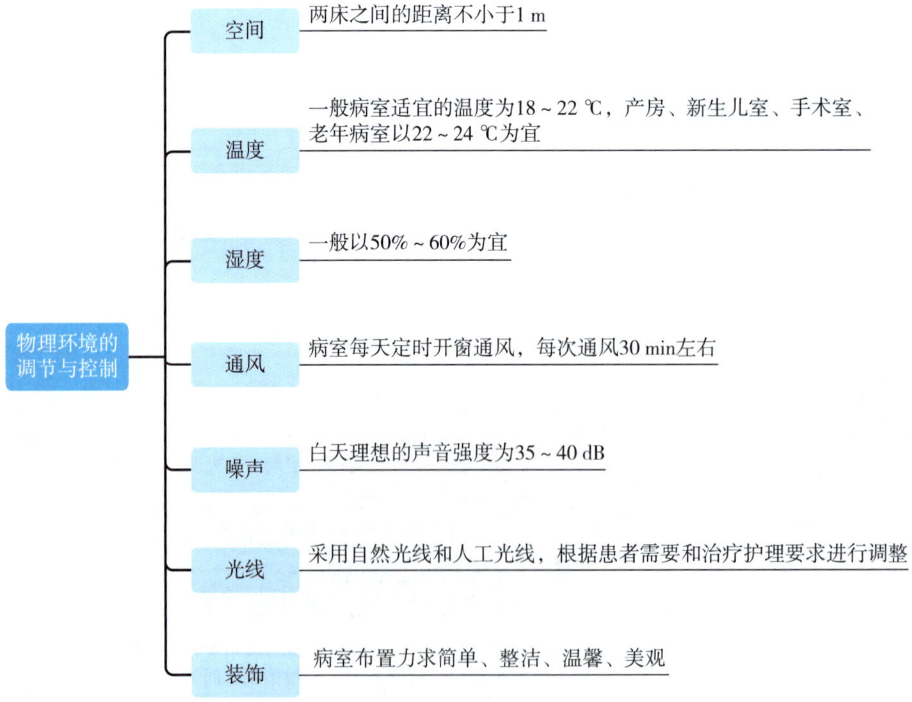

图1-3-3-1　物理环境的调节与控制

（二）社会环境的调节与控制

社会环境的调节与控制见图 1-3-3-2。

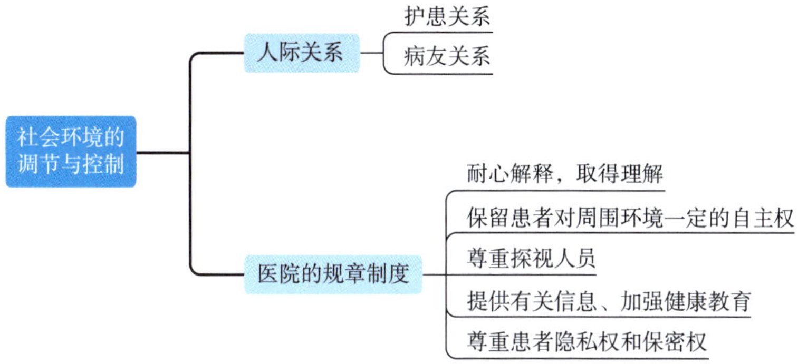

图 1-3-3-2　社会环境的调节与控制

（王国芳）

第四章　入院和出院患者的护理

第一节　入院患者的护理

一　患者入院的心理状况

1. 焦虑和紧张。
2. 孤独和愧疚。
3. 自卑和失去自主心理。
4. 择优心理。

二　入院的护理程序

入院的护理程序包括收治入院和住院处护理（图 1-4-1-1）。

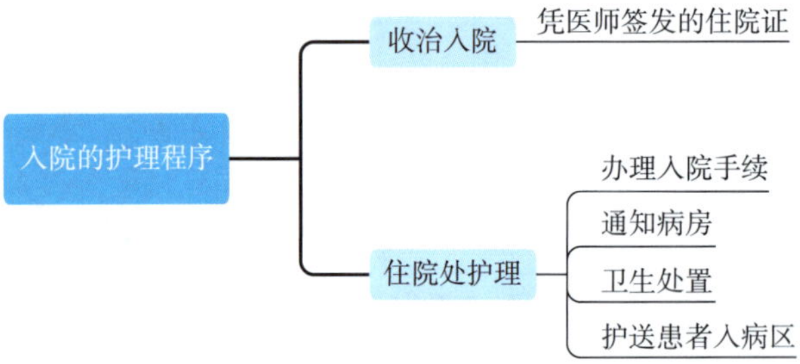

图 1-4-1-1　入院的护理程序

三 患者入病区后的初步护理

（一）一般患者入病区后的护理

一般患者入病区后的护理见图1-4-1-2。

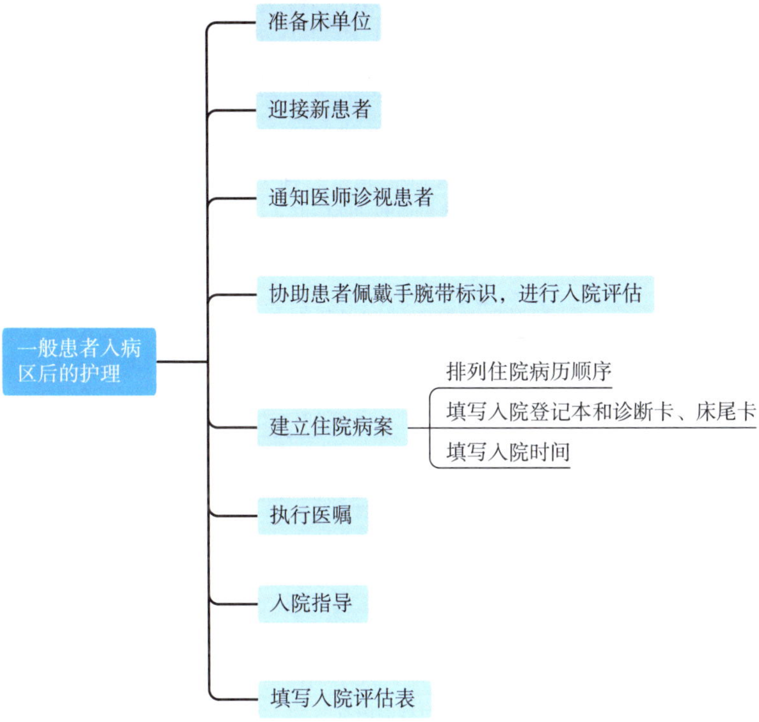

图1-4-1-2 一般患者入病区后的护理

（二）急诊患者入病区后的护理

急诊患者入病区后的护理见图1-4-1-3。

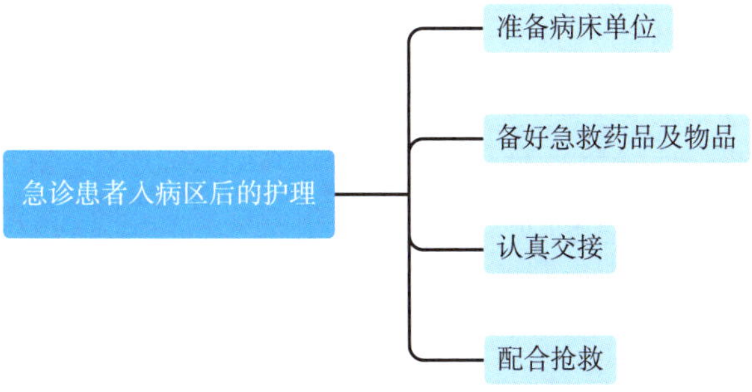

图1-4-1-3 急诊患者入病区后的护理

四 分级护理

根据患者病情轻、重、缓、急和生活自理能力的不同确定相应的护理级别（图 1-4-1-4）。

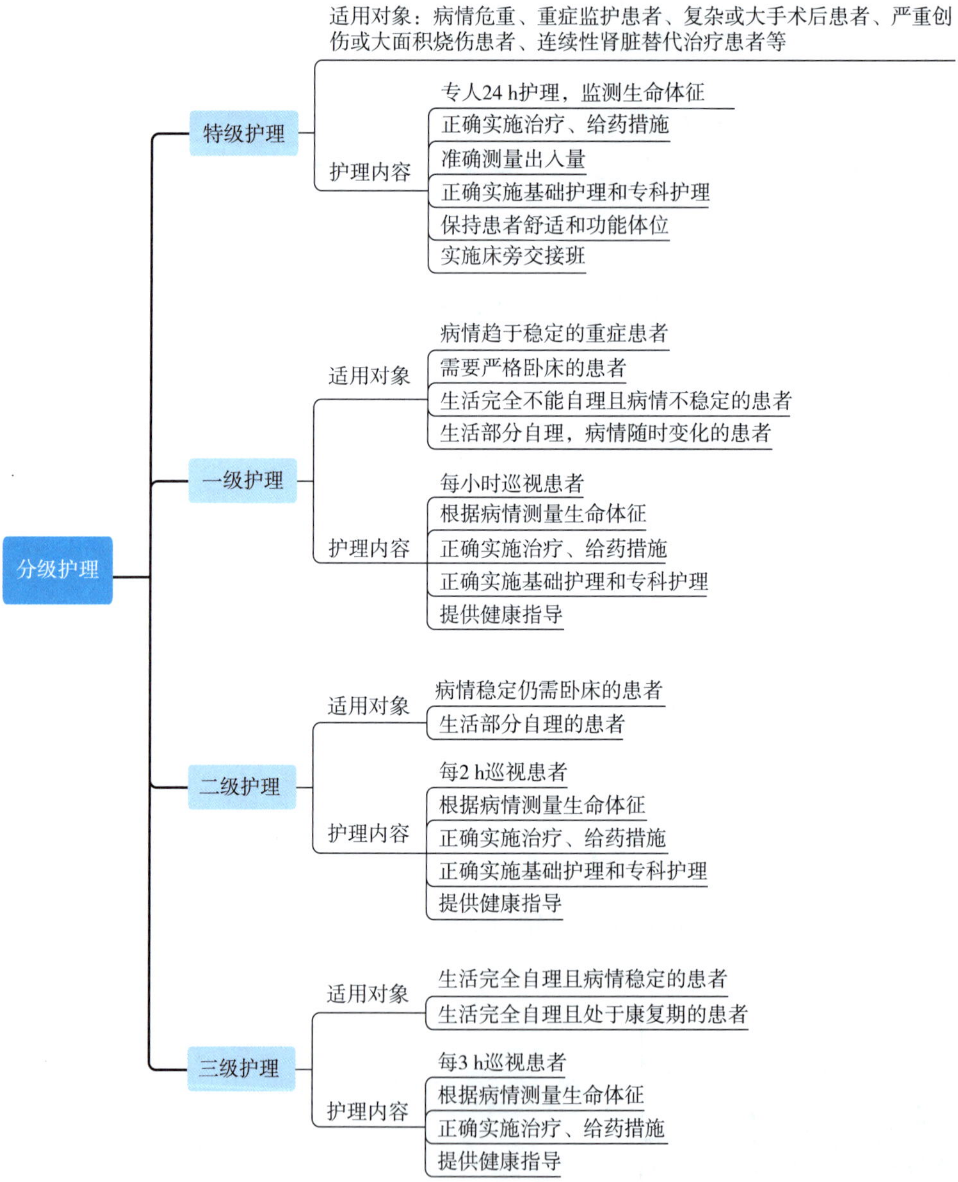

图 1-4-1-4　分级护理

五 铺床法

（一）备用床

备用床的目的、评估、计划、操作要点、注意事项及评价见图1-4-1-5。

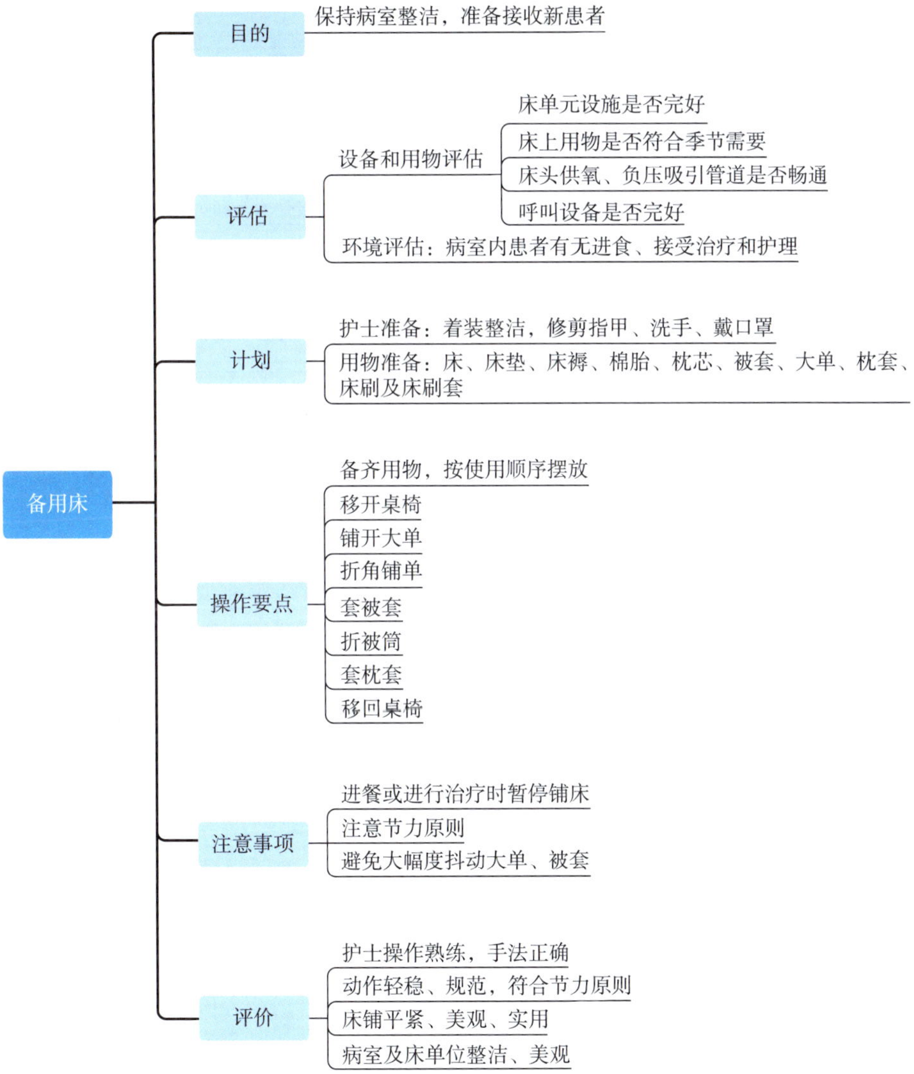

图1-4-1-5　备用床

（二）暂空床

暂空床的目的、评估、计划、操作要点、注意事项及评价见图1-4-1-6。

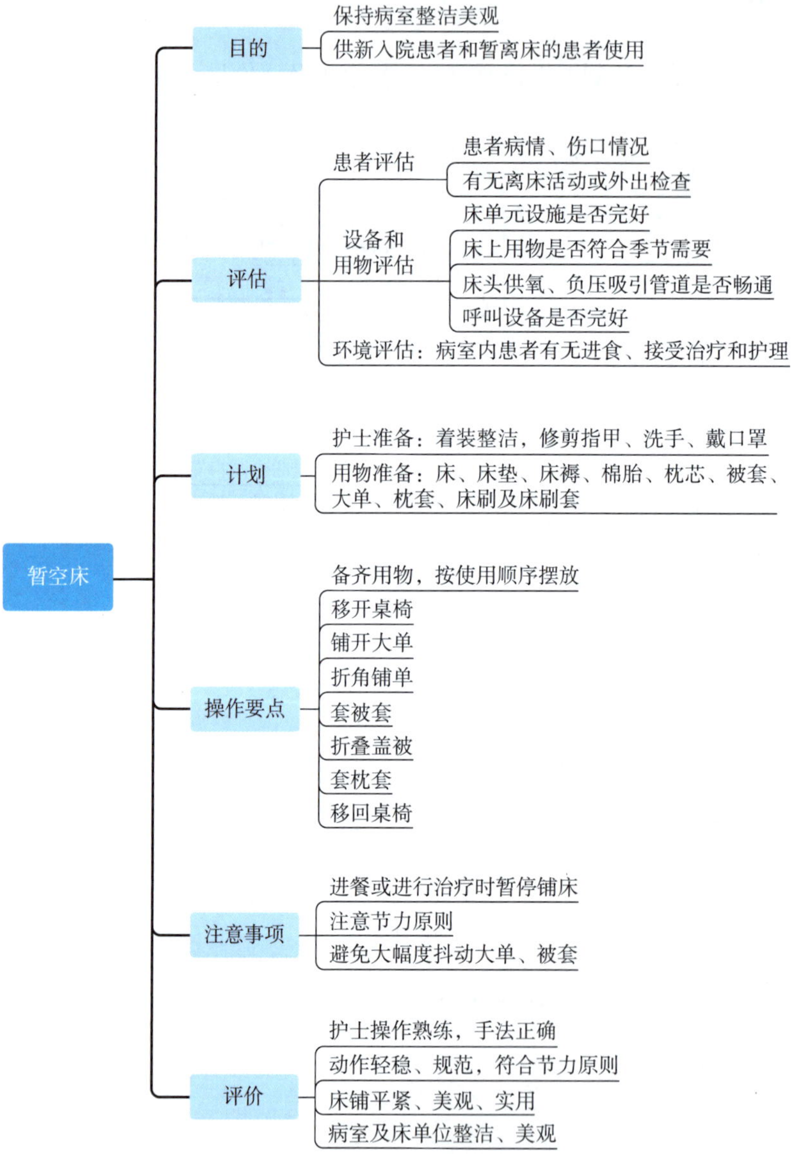

图1-4-1-6 暂空床

（三）麻醉床

麻醉床的目的、评估、计划、操作要点、注意事项及评价见图1-4-1-7。

- 麻醉床
  - 目的
    - 接收和护理麻醉手术后的患者
    - 保护患者安全，舒适，预防并发症
    - 保护床单位不被血液、呕吐物等污染，或者便于更换
  - 评估
    - 医嘱评估：了解患者的诊断、病情、手术名称、部位和麻醉方式等
    - 设备和用物评估
      - 床单元设施是否完好
      - 床上用物是否符合季节需要
      - 床头供氧、负压吸引管道是否畅通
      - 呼叫设备是否完好
    - 环境评估：病室内患者有无进食、治疗和护理
  - 计划
    - 护士准备：着装整洁，修剪指甲、洗手、戴口罩
    - 用物准备
      - 床、床垫、床褥、棉胎、枕芯、被套、大单、枕套、床刷及床刷套、橡胶单和中单各2条
      - 麻醉护理盘
        - 无菌包内：治疗碗、弯盘、开口器、舌钳、牙垫、压舌板、镊子、输氧管、吸痰管、通气管、纱布等
        - 无菌包外：血压计、听诊器、弯盘、棉签、胶布、手电筒、别针、治疗巾、护理记录单、笔等
  - 操作要点
    - 备齐用物，按使用顺序摆放
    - 移开桌椅
    - 铺开大单
    - 折角铺单
    - 铺橡胶单和中单
    - 套被套
    - 折叠盖被
    - 套枕套
    - 移回桌椅
    - 备麻醉护理盘置于床旁桌，输液架置于床尾
  - 注意事项
    - 进餐或进行治疗时暂停铺床
    - 注意节力原则
    - 避免大幅度抖动大单、被套
    - 中单要完全遮盖橡胶单
  - 评价
    - 护士操作熟练，手法正确
    - 动作轻稳、规范，符合节力原则
    - 床铺平紧、美观、实用
    - 病室及床单位整洁、美观
    - 麻醉护理盘及其他用物能满足抢救和护理的需要

图 1-4-1-7 麻醉床

第二节　出院患者的护理

一 出院前的护理

1. 通知患者和家属。
2. 办理出院手续。
3. 填写出院护理评估单。
4. 征求意见。
5. 协助整理用物。
6. 护送患者出院。

二 有关文件的处理

1. 在体温单上填写出院时间。
2. 注销各种卡片。
3. 在出院登记本上填写出院时间。
4. 整理出院病历。

三 床单位的处理

1. 撤下污被服。
2. 应用紫外线灯照射消毒床垫、床褥、枕芯、棉胎。
3. 消毒液擦拭病床、床旁桌、床旁椅和地面。
4. 病室开窗通风。
5. 铺好备用床。

第三节 搬运和护送患者的技术

一 人体力学在护理工作中的应用

人体力学在护理工作中的应用见图1-4-3-1。

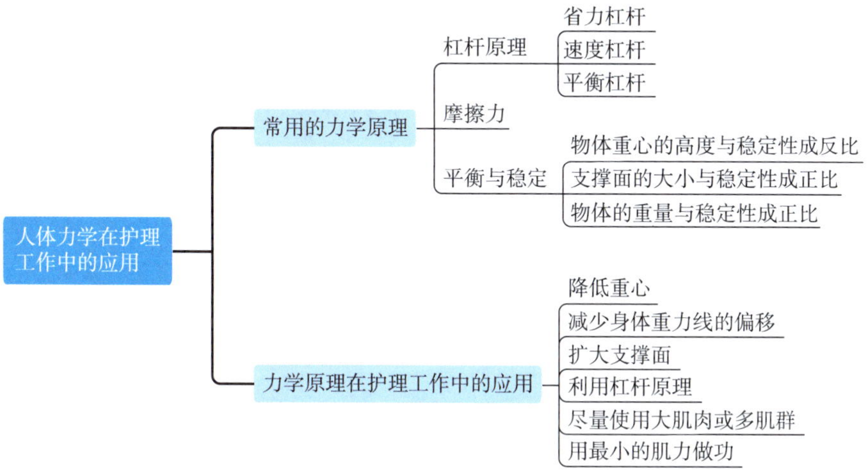

图1-4-3-1　人体力学在护理工作中的应用

二 轮椅运送法

轮椅运送法见图1-4-3 2。

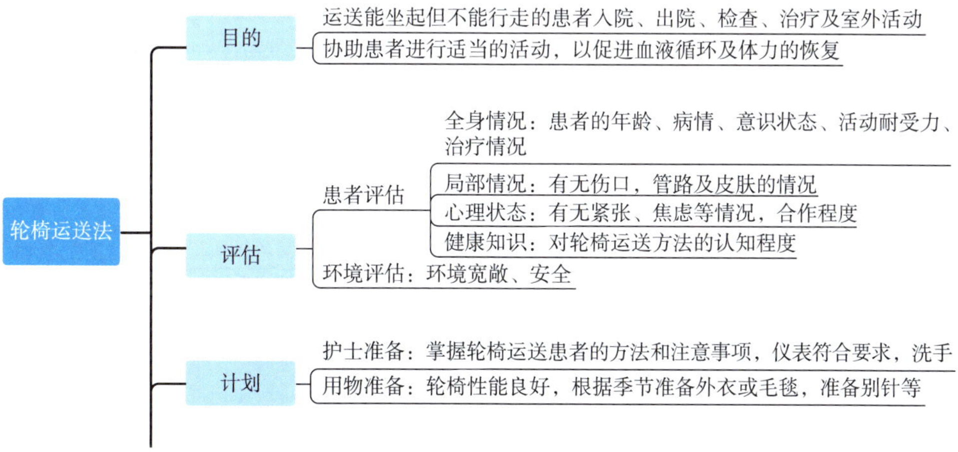

图1-4-3-2　轮椅运送法

- 实施
  - 上轮椅
    - 查对解释
    - 安置轮椅：轮椅椅背与床尾平齐，面向床头。翻起脚踏板，固定车闸
    - 扶助起床
    - 协助坐椅
    - 安置患者
    - 运送患者
  - 下轮椅
    - 固定轮椅
    - 扶助回床
    - 安置用物
- 注意事项
  - 使用轮椅前认真检查轮椅的各部件功能是否完好
  - 推轮椅时速度要慢，下坡时嘱患者抓紧扶手，尽量靠后坐，避免不适或发生意外
  - 运送过程中，护士随时观察患者病情，询问患者的感觉，如有不适及时处理
- 评价
  - 患者主动配合，无疲劳及不适，感觉舒适
  - 护士动作协调、轻稳，搬运顺利、安全

图1-4-3-2　轮椅运送法（续）

三 平车运送法

平车运送法见图1-4-3-3。

- 平车运送法
  - 目的
    - 运送不能起床的患者入院、检查、治疗、手术、转院或出院
  - 评估
    - 患者评估
      - 全身情况：患者年龄、病情、体重、意识状态、活动耐受力、治疗情况
      - 局部情况：有无伤口，管路及皮肤的情况
      - 心理状态：有无紧张、焦虑等情况，合作程度
      - 健康知识：对平车运送方法的认知程度
    - 环境准备：环境宽敞、安全
  - 计划
    - 护士准备：掌握搬运的方法和注意事项，仪表符合要求，洗手
    - 用物准备：平车性能良好，根据季节准备棉被或毛毯，根据病情准备帆布兜或木板

图1-4-3-3　平车运送法

- 实施
  - 核对解释
  - 安置导管
  - 搬运患者
    - 挪动法
      - 适用对象：适用于病情许可、有一定活动能力和合作能力的患者
      - 方法
        - 移开床旁桌椅，松开盖被，协助患者移至床边
        - 平车紧靠床边，轮椅与病床平齐，车闸制动，抵住平车
        - 协助患者按上半身、臀部、下半身的顺序向平车移动
        - 松开车闸，运送患者
        - 自平车回床时，平车头端与病床平齐，车闸制动，抵住平车
        - 协助患者按下半身、臀部、上半身的顺序移回病床
    - 单人搬运法
      - 适用对象：适用于体重较轻的患者或患儿，且病情允许
      - 方法
        - 移床旁椅至对侧床尾，松开被尾
        - 推平车至床尾，平车头端与床尾呈钝角，车闸制动
        - 搬运者立于床边，两脚前后分开，稍屈膝
        - 搬运者一手臂自患者腋下伸至对侧肩部外侧，另一手臂伸至患者大腿下
        - 嘱患者双臂在搬运者颈后交叉
        - 抱起患者移步转向平车放于中央
        - 松开车闸，运送患者，搬运者站在患者头侧
    - 两人或三人搬运法
      - 适用对象：适用于病情较轻、体重较重且无法活动的患者
      - 方法
        - 移床旁椅至对侧床尾，松开被尾
        - 推平车至床尾，平车头端与床尾呈钝角，车闸制动
        - 搬运者立于床边，将患者双手交叉置于腹部，协助患者移至床边
        - 两人搬运时，甲一手臂托住患者头、颈、肩部，另一手臂托住患者腰部；乙一手臂托住患者臀部，另一手臂托住患者腘窝处
        - 三人搬运时，甲托住患者头、颈、肩和背部；乙托住患者腰部和臀部，丙托住患者腘窝和小腿
        - 两人或三人同时抬起患者并使患者的身体向护士倾斜，同时移步转向平车，同时屈膝将患者放置于平车中央
    - 四人搬运法
      - 适用对象：适用于颈椎、腰椎骨折或病情危重的患者
      - 方法
        - 移开床旁桌椅，松开盖被
        - 平车紧靠床边，轮椅与病床平齐，车闸制动
        - 在患者腰臀下铺帆布兜或中单
        - 甲站在床头托住患者头、颈、肩部；乙站在床尾托住患者双腿；丙和丁分别站在病床和平车的两侧，紧抓住帆布兜或中单的四角
        - 一人喊口令，四人合力抬起，将患者轻稳放于平车中央

图1-4-3-3　平车运送法（续1）

- 安置患者
- 整理床铺
- 运送患者

- 注意事项
  - 使用前认真检查平车各部件的功能是否完好，保证患者安全
  - 搬运时动作应轻稳、协调一致，尽量将患者身体靠近搬运者
  - 如平车一端为大轮，另一端为小轮，应将患者头端置于大轮端。搬运时车速要适宜，护士应位于患者头侧，以便于观察病情，注意患者面色、呼吸情况
  - 上、下坡时，始终保持患者头部位于高端；搬运骨折患者时，车上需垫木板并固定好骨折部位；有各种导管时，应保持管路通畅；推车进出门时，应先将门打开，不可用车撞门
  - 对颈椎损伤或怀疑颈椎损伤患者，应保持其头部处于中立位。搬运颅脑手术或损伤患者时，避免剧烈翻动，以免发生脑疝
  - 冬季注意保暖，以免受凉
- 评价
  - 运送中患者感觉平稳、舒适、安全，无并发症
  - 护士搬运患者动作正确、轻稳、省力。配合协调，患者持续性治疗不受影响
  - 护患沟通有效，患者愿意配合

图1-4-3-3 平车运送法（续2）

（王国芳）

第五章 舒适与安全

第一节 概　　述

一、舒适与不舒适概述

舒适与不舒适概述见图 1-5-1-1。

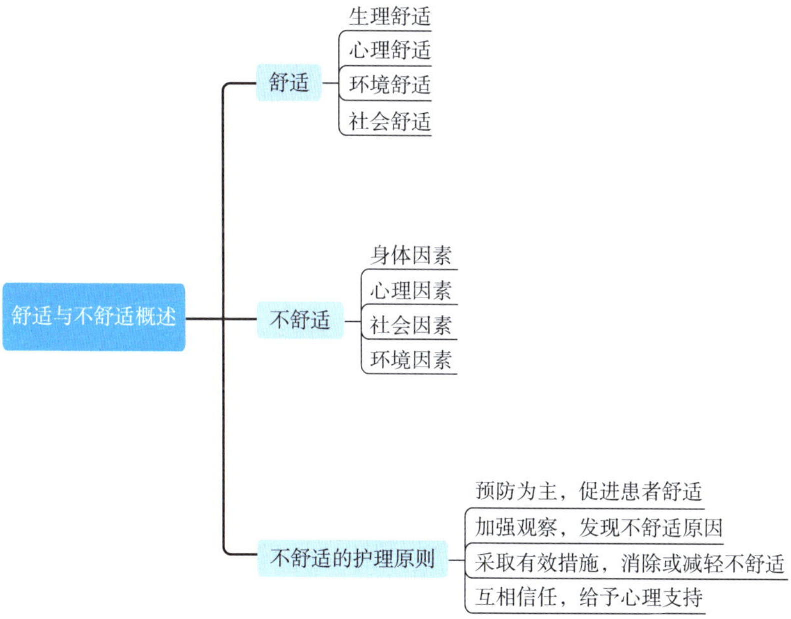

图 1-5-1-1　舒适与不舒适概述

第二节 卧 位

一 卧位的分类

卧位的分类见图1-5-2-1。

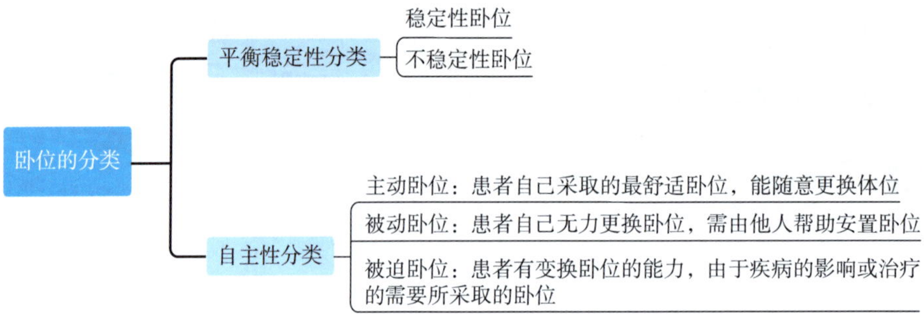

图1-5-2-1 卧位的分类

二 舒适卧位的基本要求

舒适卧位的基本要求见图1-5-2-2。

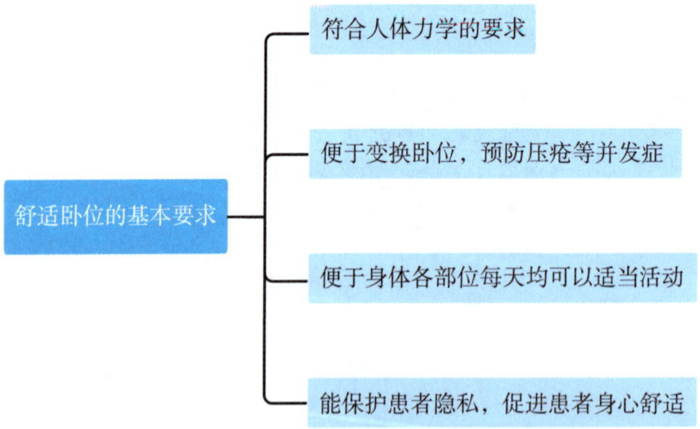

图1-5-2-2 舒适卧位的基本要求

三 常用卧位

常用卧位见图 1-5-2-3。

- 常用卧位
  - 仰卧位
    - 去枕仰卧位
      - 安置要点
        - 去枕仰卧
        - 枕头横立于床头
        - 头偏向一侧
        - 两臂放于身体两侧
        - 两腿自然放平
      - 适用范围
        - 全身麻醉未清醒或昏迷患者
        - 椎管内麻醉或脊髓腔穿刺术后6～8 h的患者
    - 中凹卧位（休克卧位）
      - 安置要点
        - 头胸部抬高10°～20°
        - 下肢抬高20°～30°
      - 适用范围：休克患者
    - 屈膝仰卧位
      - 安置要点
        - 患者平卧
        - 头下垫枕
        - 两臂放于身体两侧
        - 两膝屈曲，稍向外分开
      - 适用范围
        - 胸腹部检查
        - 行导尿术或会阴冲洗
  - 侧卧位
    - 安置要点
      - 患者侧卧
      - 臀部稍后移
      - 两臂屈肘，一手放于胸前，一手放于枕旁
      - 小腿稍伸直，大腿弯曲，必要时在两膝之间、后背和胸腹前放置软枕
    - 适用范围
      - 灌肠、肛门检查及配合胃镜、肠镜检查等
      - 臀部肌内注射
      - 与仰卧位交替，预防压疮
      - 单侧肺部病变者采取患侧卧位
  - 半坐卧位
    - 安置要点
      - 患者仰卧
      - 先摇床头支架或垫靠背架成30°～50°
      - 摇高膝下支架
      - 放平时，先放平膝下支架，后放平床头支架
      - 根据病情放置海绵软垫或使用气垫床
    - 适用范围
      - 某些面部及颈部手术后的患者
      - 胸腔疾病、胸部创伤或心脏病患者
      - 腹腔、盆腔手术后或有炎症的患者
      - 疾病恢复期体质虚弱的患者

图 1-5-2-3 常用卧位

- 端坐卧位
  - 安置要点
    - 患者坐起
    - 摇高床头支架或靠背架成70°～80°
    - 患者身体稍向前倾
    - 床上放一跨床桌，桌上放一软枕
    - 患者背后可放置一软枕
    - 膝下支架成15°～20°
    - 必要时加床档
  - 适用范围
    - 急性肺水肿患者
    - 心包积液患者
    - 支气管哮喘发作患者
- 俯卧位
  - 安置要点
    - 患者俯卧
    - 头偏向一侧
    - 两臂曲肘放于头部两侧
    - 两腿伸直，胸、腹、髋部及踝部下各放一软枕
  - 适用范围
    - 腰、背部检查或配合胰、胆管造影检查等
    - 脊椎手术后
    - 腰、背、臀部有伤口，不能平卧或侧卧的患者
- 头低足高位
  - 安置要点
    - 患者仰卧
    - 头偏向一侧
    - 枕头横置于床头
    - 床尾用支托物垫高15～30 cm
  - 适用范围
    - 肺部分泌物引流，使痰易于咳出
    - 妊娠时胎膜早破，以防止脐带脱垂
    - 十二指肠引流，有利于胆汁引流
    - 跟骨、胫骨结节牵引
- 头高足低位
  - 安置要点
    - 患者仰卧
    - 床头用支托物垫高15～30 cm或根据病情而定
    - 枕头横立于床尾
  - 适用范围
    - 颈椎骨折进行颅骨牵引
    - 预防脑水肿，降低颅内压
    - 开颅手术后患者
- 膝胸卧位
  - 安置要点
    - 患者跪于床上
    - 两小腿平放，稍分开，大腿和床面垂直
    - 胸部贴床面
    - 腹部悬空
    - 臀部抬起
    - 头转向一侧
    - 两臂屈肘放于头的两侧
  - 适用范围
    - 肛门、直肠、乙状结肠的检查或治疗
    - 纠正子宫后倾
    - 胎位不正，如臀先露
    - 产后促进子宫复原

图1-5-2-3　常用卧位（续1）

- 截石位
  - 安置要点
    - 患者仰卧于检查台上
    - 两腿分开，放于支腿架上
    - 臀部齐台边
    - 两手放于身体两侧或胸前
  - 适用范围
    - 会阴、肛门部位的检查、治疗或手术
    - 产妇分娩时

图 1-5-2-3　常用卧位（续2）

四 更换卧位的方法

更换卧位的方法见图 1-5-2-4。

- 更换卧位的方法
  - 协助患者移向床头
    - 目的
      - 帮助不能移动的患者移向床头
      - 提供安全舒适的卧位，满足患者身心需要
    - 评估
      - 患者评估
        - 年龄、健康状况、体重、治疗及护理情况等
        - 神志、生命体征、躯体及四肢活动情况等
      - 环境评估：环境整洁、安全，温湿度适宜，光线充足
    - 计划
      - 护士准备：着装整洁，洗手，合理安排人力
      - 用物准备：根据需要准备软枕等
    - 操作要点
      - 单人法要点
        - 患者生活能部分自理
        - 护士托住患者肩背部和膝部
        - 患者双脚蹬床
        - 患者双手抓住床头
      - 双人法要点
        - 患者生活不能自理
        - 护士同侧或两侧站立
        - 同侧站立时，一人托患者颈肩和腰部，另一人托患者臀部及患者腘窝处
        - 两侧站立时，两人分别托住患者颈肩部和臀部
    - 注意事项
      - 操作轻稳、省力、安全、协调
      - 不可做拖、拉、推等动作
      - 枕头横立于床头
    - 评价
      - 患者能配合操作，感觉安全舒适
      - 护士动作协调，轻、稳
      - 护患能有效沟通

图 1-5-2-4　更换卧位的方法

- 协助患者翻身侧卧
  - 目的
    - 变换姿势，增进舒适感
    - 满足治疗及护理需要
    - 预防压疮、坠积性肺炎等并发症的发生
  - 评估
    - 患者评估
      - 年龄、健康状况、体重、治疗及护理情况等
      - 神志、生命体征，躯体及四肢活动情况等
    - 环境评估：环境整洁、安全，温湿度适宜，光线充足
  - 准备
    - 护士准备：着装整洁，洗手，人力安排合适
    - 用物准备：根据需要准备软枕、床档等
  - 操作要点
    - 一人协助
      - 患者体重较轻
      - 患者移向护士一侧
      - 患者屈膝仰卧
      - 护士一手扶肩，一手扶膝，使患者背向护士
      - 妥善安置肢体功能位
    - 两人协助
      - 患者体重较重或病情较重
      - 护士站在同侧
      - 一名护士托住患者颈肩部和腰部，另一名护士托住患者臀部和腘窝处
      - 移动患者身体靠近护士侧
      - 将患者身体转向对侧
      - 妥善安置肢体功能位
  - 注意事项
    - 省力原则
    - 动作轻柔
    - 根据病情决定翻身次数
    - 妥善固定各种导管
    - 特殊患者结合患者情况进行个性化处理
    - 防止坠床
  - 评价
    - 患者能配合操作，感觉安全舒适
    - 护士动作协调、轻、稳
    - 护患能有效沟通

图 1-5-2-4　更换卧位的方法（续）

第三节　安全的护理

一　影响患者安全的因素

影响患者安全的因素见图 1-5-3-1。

- 影响患者安全的因素
  - 患者个体因素
    - 感觉障碍：无法辨清现存的或潜在的危险因素
    - 目前健康状态：免疫力下降、虚弱、行动不便、意识障碍及情绪障碍等使人容易发生意外和受伤害
    - 年龄
      - 新生儿、婴幼儿需依赖他人保护
      - 由于儿童喜欢探索新鲜事物，因此容易发生意外伤害
      - 老年人各个器官的功能逐渐减退，感觉功能减退，易发生意外伤害
  - 医务人员因素
    - 医务人员的素质：医务人员思想政治素质、职业素质和业务素质会影响患者安全
    - 人力资源配备：人员配置是否充足、合理，是否影响患者安全
  - 医院环境因素
    - 医院硬件设施：医院基础设施，设备性能及物品配置
    - 医院安全文化：医院形成的患者安全文化是保障患者安全的重要力量
    - 患者对环境的熟悉程度：不熟悉的环境易使人产生陌生、恐惧、焦虑等心理反应，因而缺乏安全感
  - 诊疗因素
    - 一些侵入性的诊断检查、治疗手段及外科手术有可能会导致皮肤损伤及潜在的感染等

图 1-5-3-1 影响患者安全的因素

二 医院常见的不安全性损伤及其预防措施

医院常见的不安全性损伤及其预防措施见图 1-5-3-2。

- 医院常见的不安全性损伤及其预防措施
  - 物理性损伤及其预防措施
    - 机械性损伤
      - 常见的损伤类型
        - 跌倒
        - 撞伤
        - 坠床
        - 气道阻塞等
      - 防范措施
        - 对意识不清、烦躁不安、偏瘫患者及婴幼儿使用床档或约束带等保护具进行保护，以防坠床
        - 对年老体弱、活动不便或长期卧床、初次下床活动的患者注意搀扶
        - 拐杖或助行器的底端加上防滑垫
        - 保持地面干燥、整洁，浴室内置防滑垫
        - 通道、楼梯等进出口处避免堆放杂物，防止发生撞伤、跌倒
        - 走廊、浴室、厕所应设置扶手，供患者活动不便时使用
        - 浴室和厕所应设置呼叫系统，以利患者必要时使用
        - 在精神科病房，应注意将水果刀、剪刀等锐器、钝器收藏好，不让患者接触到

图 1-5-3-2 医院常见的不安全性损伤及其预防措施

- 温度性损伤
  - 常见的损伤类型
    - 用热、冷所致的损伤，如应用热水袋、冰袋所致的烫伤、冻伤
    - 易燃易爆物品，如氧气、酒精、煤气、汽油等所致的烧伤
    - 各种电器如烤灯、高频电刀等所致的灼伤
  - 防范措施
    - 护理人员在应用冷、热治疗时，应严格规范操作，注意观察局部皮肤的变化，鼓励患者及时反映不适，做好交接班，如有不适及时处理
    - 对于小儿或容易受伤的患者（如意识不清或使用镇静剂者），在做热疗期间应有专人陪伴
    - 对易燃易爆物品应妥善保管，并设有防火措施，护理人员应熟练掌握各类灭火器的使用方法
    - 对医院内各种电器设备应经常检查，及时维修
- 压力性损伤
  - 常见的损伤类型
    - 因长期受压所致的压疮
    - 因石膏固定或用夹板固定过紧形成的局部压疮
    - 因高压氧舱治疗不当所致气压伤等
  - 防范措施
    - 加强对危重患者或长期卧床患者的护理，定时翻身、按摩，以促进受压部位的血液循环
    - 注意观察用石膏夹板固定患者局部皮肤的变化，如皮温、皮肤颜色等有无异常
    - 应用高压氧舱治疗时，应掌握适应证，治疗时逐渐加压或减压，并注意观察不良反应
- 放射性损伤的防范措施
  - 在使用X线及其他放射性物质进行诊断或治疗时，工作人员应穿铅衣外套、戴手套等进行保护
  - 尽量减少患者身体不必要的暴露，保持照射野的标记，正确掌握照射剂量和时间
  - 教育患者要保持接受放射部位皮肤的清洁、干燥，避免搔抓、用力擦拭和用肥皂擦洗皮肤等

化学性损伤及其预防

- 原因
  - 化学药物剂量过大或浓度过高
  - 用药次数过多
  - 用药配伍不当
  - 用药错误
- 防范措施
  - 护理人员具备一定的药理知识，掌握常用药物的保管原则和药疗原则
  - 药物治疗时，严格执行“三查八对”，注意所用药物有无配伍禁忌和观察患者用药后的反应

生物性损伤及其预防

- 原因：微生物及昆虫等对患者所造成的伤害
- 防范措施
  - 护理人员严格执行消毒隔离制度，遵守无菌技术操作原则
  - 采取有力措施防范和消灭昆虫
  - 加强对危重患者的护理，增强患者的抵抗力

图1-5-3-2 医院常见的不安全性损伤及其预防措施（续1）

- 心理性损伤及其预防
  - 原因：患者对疾病的认识、态度及医护人员对患者的行为、态度
  - 防范措施
    - 护士以规范的护理行为取得患者的信任，建立良好的护患关系
    - 注意对患者进行有关疾病知识的健康教育，引导患者对疾病采取正确乐观的态度
    - 协助患者与周围人群建立和谐的人际关系，维护患者的心理健康
- 医源性损伤及其预防
  - 定义：由于医务人员言谈及行为上的不慎或操作上的失误而造成患者生理或心理上的损伤均称为“医源性损伤”
  - 原因或表现
    - 医务人员言语或行动上对患者不够尊重或缺乏耐心，造成患者心理上的痛苦
    - 个别医务人员责任心差，工作疏忽，导致医疗事故的发生，给患者带来生理和心理上的损害
  - 防范措施
    - 医院应加强对医务人员的思想道德教育
    - 提高医务人员的素质
    - 制定并严格执行各项规章制度和操作规程

图1-5-3-2 医院常见的不安全性损伤及其预防措施（续2）

三 保护具的应用

（一）适用范围

1. 儿科患者 因其认知及自我保护能力尚未发展完善，尤其是未满6岁的儿童，易发生坠床、撞伤、抓伤等意外或不配合治疗等行为。

2. 坠床高危患者 如麻醉后未清醒者、意识不清者、躁动不安者、痉挛或年老体弱者等。

3. 某些术后患者 如白内障摘除术、虹膜牵张术后患者等。

4. 皮肤瘙痒患者 包括全身或局部瘙痒难忍的患者。

5. 精神疾病患者 如躁狂症患者、自我伤害者。

6. 其他 长期卧床、极度消瘦、虚弱及其他易发生压疮者。

（二）使用原则

1. 知情同意原则 使用前应向患者及家属说明所使用保护具的原因、目的和使用方法，取得患者和/或家属的同意后方可使用。

2. 短期使用原则 如为约束器具，只可以短期使用，使用时必须保持患者肢体关节处于功能位，同时要保证患者的舒适和安全。

3. 随时评价原则 应用约束器具时，应随时评价使用效果，了解并发症的发生情况。

（1）观察约束部位的皮肤有无破损。

（2）血液循环有无障碍。

（3）有无意外伤害的发生。

（4）患者的心理状况等。

4. 记录原则　记录使用保护具的原因、目的、时间、每次观察结果、护理措施及解除约束的时间。

（三）常用保护具的使用方法

1. 床栏　也称床档，主要用于保护儿童、全身麻醉未清醒者、躁动不安、意识不清、年老者，防止其发生坠床。

2. 约束带　主要用于保护躁动的患者，限制患者身体及某一部位的活动，使患者免于伤害自己或他人。

（1）宽绷带的使用方法

1）用长150 cm，宽10 cm的绷带打“8”字双套结。

2）用棉垫包裹患者腕或踝部，将双套结对折套在棉垫外，稍拉紧，松紧以不影响肢体血液循环为宜。

3）将绷带固定于床缘。

（2）肩部约束带的使用方法

1）专用肩部约束带固定法：①用布制成，宽8 cm，长120 cm，一端制成袖筒；②使用时，患者腋窝衬棉垫，两侧肩部套上袖筒，两袖筒上的细带在胸前打结固定，将两条长带子系于床头。

2）大单固定法：①将大单斜折成长条；②枕横立于床头，将折好的大单横放在患者肩背部下；③大单的两端从患者腋下经肩前绕至肩后，穿过横在肩下的单子，两端系于床头横栏上。

（3）膝部约束带的使用方法　用于固定膝部，限制患者下肢活动。

1）专用膝部约束带固定法：①用布制成，宽10 cm，长250 cm，宽带中部相距15 cm分别钉2条两头带；②使用时，两膝、腘窝衬棉垫，将约束带横放于两膝上，宽带下的两头带各固定一侧膝关节，再将宽带固定于床缘。

2）大单固定法：①将大单斜折成长条；②横放于患者双膝下；③两端向内侧压盖在膝上，穿过膝下的横带，拉向外侧使之压住膝部，将两端系于床缘。

（4）尼龙褡扣约束带

1）尼龙褡扣约束带可用于固定手腕、上臂、膝部、踝部。

2）将约束带置约束部位，衬棉垫后，选好适宜松紧度，对合尼龙褡扣，将带固定于床缘。

3. 支被架 主要用于肢体瘫痪的患者，防止盖被压迫肢体而造成足下垂、足尖压疮和不适等，也可用于烧伤患者暴露疗法需保暖时。

（四）注意事项

1. 严格掌握保护具的应用指征，注意维护患者自尊。

2. 向患者及家属说明使用保护具的目的、方法和注意事项，以取得理解和配合。

3. 床档必须两侧同时使用。治疗或护理时，可暂时拆除床档，操作完毕后，应随即将床档安置稳妥，确保患者安全。

4. 保护具只能短期使用，定时松解约束带（每2 h松解1次），使用时肢体处于功能位置，协助患者定时更换体位，保证患者安全和舒适。

5. 使用约束带时，带下必须垫衬垫，松紧适宜，以能伸入1～2指为宜。密切观察受约束肢体的皮肤颜色，发现异常及时处理，必要时进行局部按摩，促进血液循环。

6. 确保患者可随时与医护人员联系，将呼叫器放在患者手部可及之处，或有专门陪护人员，保障患者的安全。

7. 记录使用保护具的原因、开始使用和解除的时间、观察结果、护理措施。

（苏伟才　程　芳）

第六章　医院内感染的预防与控制

第一节　医院内感染

一　医院内感染的概念及其分类

医院内感染的概念及其分类见图1-6-1-1。

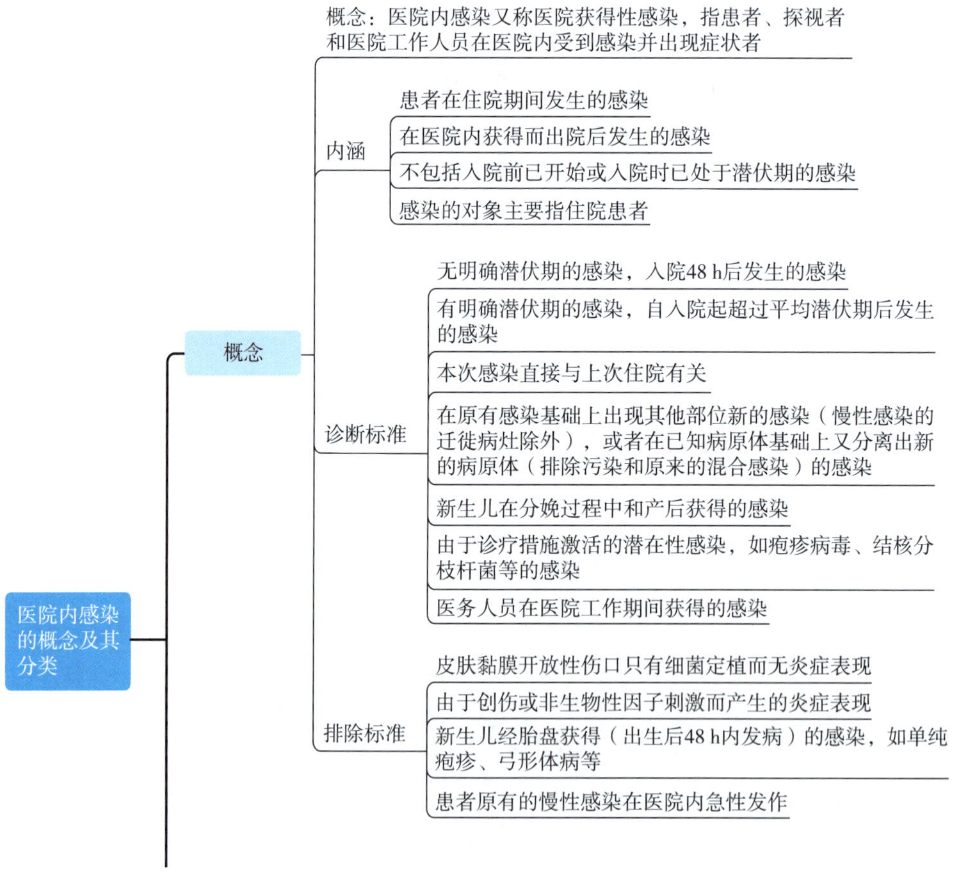

图1-6-1-1　医院内感染的概念及其分类

- 分类
  - 按病原体来源
    - 外源性感染（交叉感染）
    - 内源性感染（自身感染）
  - 按感染部位
    - 呼吸道
    - 泌尿道
    - 消化道等
  - 按病原体种类
    - 细菌感染：最常见
    - 病毒感染
    - 真菌感染
    - 衣原体感染
    - 支原体感染
    - 原虫感染等

图 1-6-1-1　医院内感染的概念及其分类（续）

二 医院内感染的形成

医院内感染的形成见图 1-6-1-2。

- 医院内感染的形成
  - 感染源
    - 已感染的患者：最重要的感染源
    - 病原携带者：另一主要的感染源
    - 患者自身：体内寄生的正常菌群，在一定条件下可引起感染
    - 医院环境：环境、设施、食物、垃圾、器械、用物等
  - 传播途径
    - 接触传播：医院内感染的主要传播途径
      - 直接接触传播：如母婴间疱疹病毒、沙眼衣原体等的感染
      - 间接接触传播：通过传播媒介，如医护人员的手、医疗器械、水和食物等
    - 空气传播
    - 消化道传播：通过水源或食物
    - 生物传播：通过动物或昆虫
    - 注射、输液、输血传播
  - 易感宿主
    - 对感染性疾病缺乏免疫力而易感染的人
    - 医院内常见的易感宿主
      - 婴幼儿及老年人
      - 机体免疫功能严重受损者
      - 接受各种免疫抑制剂治疗者
      - 不合理使用抗生素者
      - 接受各种侵入性诊疗操作者
      - 营养不良者
      - 住院时间长或手术时间长者
      - 精神状态差者

图 1-6-1-2　医院内感染的形成

三 医院内感染发生的原因

医院内感染发生的原因见图1-6-1-3。

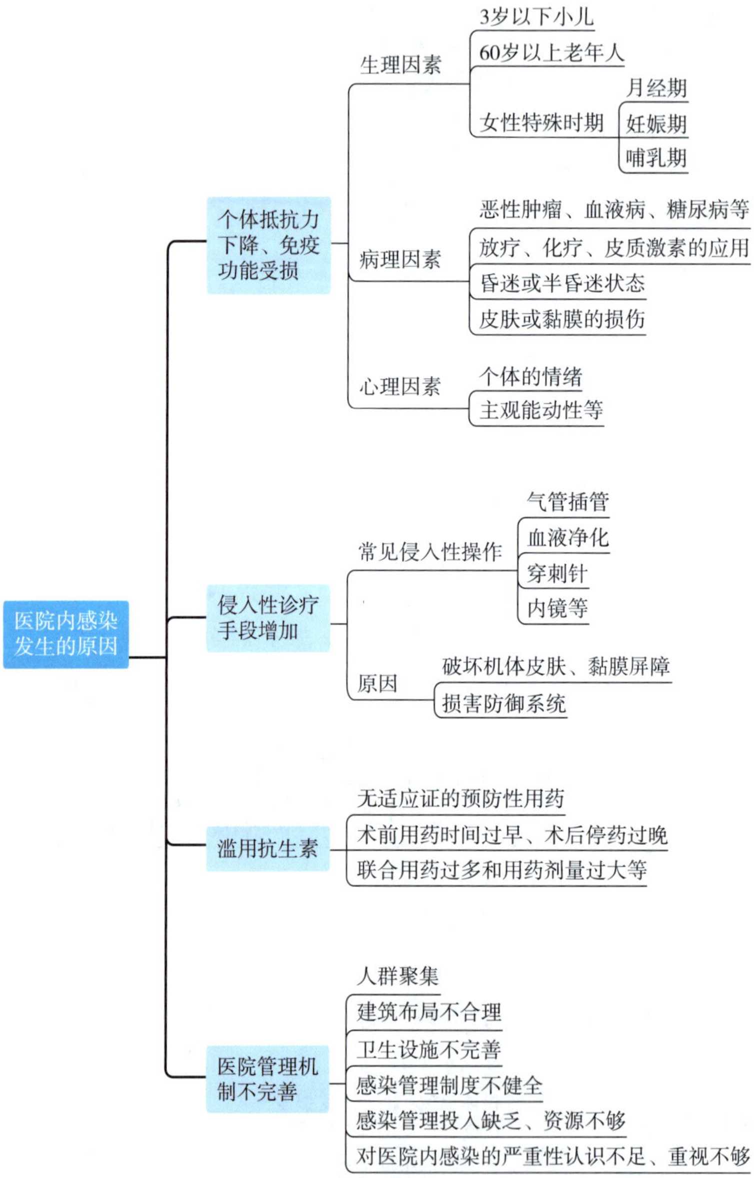

图1-6-1-3 医院内感染发生的原因

四 医院内感染的预防与控制措施

1. 建立和完善医院内感染管理体系。
2. 健全各项规章制度，依法管理医院内感染。
3. 建立完整的监控体系和有效控制措施。
4. 合理使用抗生素。
5. 医院布局、设施合理。
6. 加强医院内感染知识的教育。

第二节 清洁、消毒、灭菌

一 清洁、消毒、灭菌的概念

（一）清洁

1. **概念** 指用物理方法清除物体表面的污垢、尘埃和有机物的过程，同时达到去除和减少病原微生物的目的。

2. **方法**

（1）水洗。

（2）机械去污。

（3）去污剂去污等。

（二）消毒

1. **概念** 指用物理、化学、生物的方法消除或杀灭环境中的病原微生物，使之达到无害化。

2. **分类**

（1）高水平消毒法：杀灭一切细菌繁殖体（包括结核分枝杆菌）、病毒、真菌及其孢子和绝大多数细菌芽孢。

（2）中水平消毒法：杀灭和去除细菌芽孢以外的各种病原微生物。

（3）低水平消毒法：杀灭细菌繁殖体（分枝杆菌除外）和亲脂病毒。

（三）灭菌

灭菌是指用物理或化学的方法杀灭或消除传播媒介上的所有微生物，包括致病性微生物和非致病性微生物，以及细菌芽孢和真菌孢子，使之达到无菌程度。

二 消毒、灭菌的种类和方法

消毒、灭菌的种类和方法见图1-6-2-1。

- 消毒、灭菌的种类和方法
  - 物理消毒灭菌法：热力消毒灭菌
    - 干热消毒灭菌法
      - 焚烧法
        - 适用范围：常用于无保留价值的污染物品
        - 举例：污纸、特殊感染（如破伤风、气性坏疽、铜绿假单胞菌感染）的敷料
      - 烧灼法
        - 适用范围：某些金属器械、搪瓷类物品在急用时可采用
        - 举例及方法
          - 培养用的试管或烧瓶：当开启或关闭塞子时，将试管（瓶）口和塞子，在火焰上来回旋转2～3次，避免污染
          - 金属器械：放在火焰上烧灼20 s
          - 搪瓷容器：倒入少量95%～100%乙醇后慢慢转动，使乙醇分布均匀，然后点火燃烧至熄灭
        - 注意事项
          - 远离易燃、易爆物品，如氧气、乙醚、汽油等
          - 在燃烧中途不得添加乙醇，以免火焰上蹿而致烧伤或火灾
          - 贵重器械及锐利刀剪禁用此法灭菌，以免损坏器械或使刀刃变钝
      - 热空气加热（干烤）
        - 原理：利用特制的烤箱，通电升温后进行灭菌，其热力传播与穿透主要靠空气对流与介质的传导，灭菌效果可靠
        - 适用范围：高温下不损坏、不变质、不蒸发的物品，如玻璃、金属、搪瓷类物品、油脂及各种粉剂等
        - 方法
          - 消毒：箱温达120～140 ℃，持续10～20 min
          - 灭菌：箱温达160 ℃持续2 h、170 ℃持续1 h，180 ℃持续30 min
        - 注意事项
          - 器械应洗净、擦干后再干烤
          - 玻璃器皿灭菌时，勿与烤箱壁直接接触；灭菌结束后应等烤箱内部温度降至40 ℃以下再打开，以防玻璃器皿炸裂
          - 物品摆放高度切勿超过烤箱内部高度的2/3，各物品之间留空隙
          - 粉剂和油剂的包装也不宜太厚
          - 灭菌时不宜中途打开或中途添加新灭菌物品
          - 合成纤维、棉织品、塑料制品、橡胶制品、导热性差的物品及其他高温下容易损坏的物品，不可采用干烤法消毒灭菌
          - 时间应从烤箱内温度达到要求时算起

图1-6-2-1　消毒、灭菌的种类和方法

- 消毒、灭菌的种类和方法
  - 物理消毒灭菌法：热力消毒灭菌
    - 湿热消毒灭菌法
      - 压力蒸汽灭菌法
        - 原理：利用高压下的高温饱和蒸汽所释放的热能（指1 g 100 ℃水蒸汽变成1 g 100 ℃水时，释放出2255 J的热能）杀灭所有微生物及其芽孢。目前为止最安全、最有效、最广泛使用的灭菌方法
        - 适用范围：耐高温、耐高压、耐潮湿物品，如各类器械、敷料、搪瓷、橡胶、耐高温玻璃用品及某些药品、溶液、细菌培养基等的灭菌
        - 方法
          - 手提式压力蒸汽灭菌器
            - 隔层内加适量的水，在消毒桶内放入需要灭菌的物品，加盖旋紧，直接加热或通电
            - 打开放气阀排尽锅内冷空气后关闭放气阀
            - 压力达103 ~ 137 kPa时，温度可达121 ~ 126 ℃，保持20 ~ 30 min可达到灭菌目的
            - 关闭热源，打开排气阀，待压力降至“0”时，再慢慢打开盖子，取出物品
          - 下排式压力蒸汽灭菌器
            - 原理：利用重力置换原理，使热蒸汽在灭菌器中自上而下，将冷空气由下排气孔排出，当压力达103 ~ 137 kPa时，温度可达121 ~ 126 ℃，保持20 ~ 30 min可达灭菌目的
            - 空间较大，可一次性灭菌较大量物品
            - 操作人员要求经过专业培训，持证上岗。空气由饱和蒸汽取代，利用饱和蒸汽释放的热能使物品灭菌
          - 预真空压力蒸汽灭菌器
            - 原理：配有真空泵，在通入蒸汽前先将内部抽成真空，形成2 ~ 2.6 kPa的负压，饱和蒸汽可迅速穿透物品进行灭菌
            - 205 kPa时，温度达132 ℃，保持4 ~ 5 min
        - 注意事项
          - 物品灭菌前需洗净擦干或晾干
          - 灭菌包不宜过大、过紧：卧式压力蒸汽灭菌器物品包体积不大于30 cm × 30 cm × 25 cm，灭菌器内物品放置总量不应超过灭菌器柜室容积的80%；预真空灭菌器物品包体积不超过30 cm × 30 cm × 50 cm，总量亦不得超过90%
          - 灭菌物品放置合理
          - 各灭菌包之间留有空隙
          - 灭菌包重量器械包不宜超过7 kg，敷料包重量不宜超过5 kg
          - 布类物品放在金属、搪瓷类物品之上
          - 装物品的容器应有孔，灭菌前将孔打开，灭菌后关上
          - 灭菌时随时观察压力及温度情况
          - 灭菌物品干燥后方可取出备用
          - 定期监测灭菌的效果

图1-6-2-1　消毒、灭菌的种类和方法（续1）

- 灭菌效果的监测
  - 物理监测法：将温度计放入包裹内，检查其读数是否达到灭菌温度
  - 化学监测法 简便、应用广泛
    - 化学指示胶带，粘贴在需灭菌物品包装外面
    - 化学指示卡，放在灭菌包中央部位
  - 生物监测法：最可靠
- 煮沸消毒法
  - 适用范围：适用于耐湿、耐高温物品的消毒，如金属、搪瓷、玻璃、橡胶类等物品。用于家庭和某些基层单位，不能用于外科手术器械的灭菌
  - 方法
    - 刷净，完全浸没，水沸后计时，持续5 ~ 10 min可杀灭细菌繁殖体，持续15 min可将多数细菌芽孢杀灭，热抗力极强，如破伤风梭状杆菌芽孢需煮沸60 min才可杀灭
    - 在水中加入碳酸氢钠，配成浓度为1% ~ 2%的溶液，可使沸点达到105 ℃，既可增强杀菌效果，又有去污防锈的作用
  - 注意事项
    - 先刷净，完全浸没
    - 空腔导管须先在腔内灌水，器械轴节及容器盖要打开，大小相同的碗、盆不能重叠
    - 橡胶类物品用纱布包裹，待水沸后放入，3 ~ 5 min取出
    - 玻璃类物品用纱布包裹，冷水或温水时放入
    - 物品不宜超过消毒容器容量的3/4
    - 中途加入物品，则在第二次水沸后重新计时
    - 海拔每增高300 m，需延长煮沸时间2 min
- 低温蒸汽消毒法
  - 适用范围：用于不耐高热的物品，如内镜、塑料制品和麻醉面罩等的消毒
  - 方法：将蒸汽输入预先抽空的压力蒸汽灭菌锅内，并控制温度在73 ~ 80 ℃，持续10 ~ 15 min，能杀灭细菌繁殖体，但不能杀死芽孢

- 消毒、灭菌的种类和方法
  - 物理消毒灭菌法
    - 辐射消毒灭菌法
      - 暴晒法
        - 适用范围：用于床垫、床褥、被服、书籍等物品的消毒
        - 方法：将物品放在直射日光下暴晒6 h，每2 h翻动一次，使物体各面均受到日光照射，可达消毒效果
      - 紫外线消毒
        - 方法
          - 空气消毒：每10 m^3安装30 W紫外线灯管一支，有效距离不超过2 m，照射时间为30 ~ 60 min
          - 物品消毒：30 W紫外线灯管，有效距离为25 ~ 60 cm，每面照射时间为20 ~ 30 min
        - 注意事项
          - 保持灯管清洁，酒精擦拭
          - 消毒物品时应定时翻动
          - 照射时嘱患者离开照射房间或双眼戴墨镜，暴露的肢体用被单遮盖
          - 消毒时适宜温度为20 ~ 40 ℃，相对湿度为40% ~ 60%，从灯亮5 ~ 7 min后开始计时
          - 照射后病室应通风换气
          - 如灯管照射强度低于70 μW/cm^2 时或使用时间超过1000 h，需更换灯管
          - 定期进行空气培养，以监测灭菌效果

图 1-6-2-1　消毒、灭菌的种类和方法（续2）

- 电离辐射灭菌（又称冷灭菌）
- 微波消毒灭菌
- 过氧化氢等离子灭菌
- 机械除菌法：冲洗、刷、擦、扫、抹、通风和过滤等。此法虽不能杀灭微生物，但可去除传播媒介上的微生物，达到消毒甚至灭菌的作用，如过滤除菌

- 消毒、灭菌的种类和方法
  - 化学消毒灭菌法
    - 原理
      - 通过药物渗透到细菌体内，使菌体蛋白凝固变性，酶蛋白失去活性，导致微生物代谢障碍而死亡
      - 破坏细菌细胞膜的结构，改变其通透性，使细胞膜破裂、溶解，从而达到消毒灭菌的目的
    - 化学消毒剂的种类
      - 灭菌剂
        - 概念：能杀灭一切微生物（包括细菌芽孢），达到灭菌效果的化学制剂
        - 举例：环氧乙烷、戊二醛、过氧乙酸、甲醛（37%～40%）等
      - 高效消毒剂
        - 概念：能杀灭一切细菌繁殖体（包括分枝杆菌）、病毒、真菌及其孢子等，对细菌芽孢也有一定的杀灭作用的化学制剂
        - 举例：过氧化氢、部分含氯消毒剂、碘酊
      - 中效消毒剂
        - 概念：能杀灭分枝杆菌、真菌、病毒及细菌繁殖体等微生物的化学制剂
        - 举例：碘伏、醇类、部分含氯消毒剂
      - 低效消毒剂
        - 概念：能杀灭细菌繁殖体和亲脂病毒的化学制剂
        - 举例：氯己定、苯扎溴铵
    - 使用原则
      - 根据物品的性能及不同微生物的特性选择合适的消毒剂
      - 待消毒的物品要洗净、擦干
      - 严格掌握消毒剂的有效浓度、消毒时间及使用方法。消毒剂要现配现用，定期更换，易挥发的应加盖并定期检测，以保持有效浓度
      - 消毒液中一般不放置纱布、棉花等物，因这类物品可吸附消毒剂而降低消毒效力
      - 消毒物品应全部浸没在消毒液内，器械轴节应打开，套盖应掀开，管腔内要灌满消毒液，如中途添加物品，需重新计时
      - 浸泡消毒后的物品，使用前应用无菌0.9%氯化钠溶液或无菌蒸馏水冲洗
      - 气体消毒后的物品，应待气体散发后再使用
      - 要定期测定消毒液中的有效成分，确认浓度符合规定
      - 使用中的消毒液含菌量≤100 CFU/ml，不得检出致病性微生物

图1-6-2-1　消毒、灭菌的种类和方法（续3）

- 使用方法
  - 浸泡法
    - 方法：将洗净、擦干需消毒的物品完全浸没在消毒液中，在标准浓度和有效时间内即可达到消毒、灭菌的效果
    - 适用范围：耐湿、不耐热的物品，如锐利器械、精密器材等
  - 擦拭法
    - 方法：用标准浓度的消毒剂擦拭物体表面以达到消毒的目的
    - 适用范围：常用于皮肤、黏膜、地面、墙壁、家具等的消毒
  - 喷雾法
    - 方法：用喷雾器将标准浓度的消毒剂均匀喷洒在空气中和物体表面，在有效时间内达到消毒的目的
    - 适用范围：空气和物品表面（如墙壁、地面）的消毒
  - 熏蒸法
    - 方法：将消毒剂加热或加入氧化剂使之汽化，在标准浓度和有效时间内达到消毒的目的
    - 适用范围
      - 换药室、病室的空气消毒
      - 在消毒间或密闭的容器内对被污染的物品进行消毒灭菌，如环氧乙烷气体密闭消毒灭菌

图1-6-2-1　消毒、灭菌的种类和方法（续4）

三 选择消毒、灭菌方法的原则

（一）根据物品污染后的危害程度选择

1. 高度危险性物品

（1）概念：①是指穿过皮肤或黏膜而进入无菌组织或器官内部的器材和用品；②与破损的组织、皮肤或黏膜密切接触的器材和用品。

（2）举例：手术器械、穿刺针、腹腔镜、注射器、血液和血液制品、活检钳、脏器移植物等。

（3）消毒灭菌要求：使用前必须进行灭菌，以达到无菌状态，不得检出任何微生物。

2. 中度危险性物品

（1）概念：指仅和完整的黏膜相接触，而不进入无菌组织内、器官或血流，也不接触破损皮肤或黏膜的物品。

（2）举例：胃肠道内镜、气管镜、喉镜、呼吸机管道、压舌板等。

（3）消毒灭菌要求：使用前应选择中、高水平消毒方法进行消毒，菌落总数每件≤20 CFU，不得检出致病性微生物。

3. 低度危险性物品

（1）概念：仅与无损的皮肤接触，而不与黏膜相接触的一类物品。

（2）举例：血压计、听诊器、衣被、床头柜、便器等。

（3）消毒灭菌要求：使用前可选择中低效水平消毒方法进行消毒或保持清洁。菌落总数每件≤200 CFU，不得检出致病性微生物。

（二）根据污染微生物的种类和数量选择

1. 对于受到致病性芽孢、真菌芽孢和抵抗力强、危险程度大的病毒污染的物品，选用灭菌剂或高效消毒剂。

2. 对于受到致病性细菌、真菌、亲水病毒、螺旋体、支原体、衣原体污染的物品，选用中效以上的消毒剂。

3. 对于受到一般细菌和亲脂病毒污染的物品，选用中效或低效消毒剂。

（三）根据消毒物品的性质选择

1. 耐高温、耐湿物品和器材，首选压力蒸汽灭菌法。
2. 忌湿物品和贵重物品，应选择甲醛或环氧乙烷气体消毒、灭菌。
3. 金属器械的浸泡灭菌，应选择腐蚀性小的灭菌剂。
4. 多孔材料表面可选择喷雾消毒法。

（四）根据是否有明确感染源选择

1. **预防性消毒** 指在未发现感染性疾病的情况下，对可能被病原微生物污染的环境、物品、人体等进行消毒及对粪便和污染物的无害化处理。例如，医院的医疗器械灭菌，诊疗用品的消毒，餐具的消毒，一般患者出院期间或出院后的消毒工作。

2. **疫源性消毒** 指在有感染源的情况下进行的消毒，其消毒措施包括随时消毒和终末消毒。

（1）随时消毒：指疫源地内有感染源存在时进行的消毒，目的是及时杀灭或去除传染源所排出的病原微生物。应根据现场情况随时进行。

（2）终末消毒：指感染源离开疫源地后进行的彻底消毒，包括传染病患者住院、转移或死亡后，对其住所及污染物品进行的消毒。

（五）严格遵守消毒程序

被感染患者排泄物、分泌物、血液污染的器械和物品，应先预消毒，再清洗，再进行消毒或灭菌。

四 医院日常的清洁、消毒、灭菌工作

（一）医院环境消毒

1. 环境空气 从空气消毒的角度将医院环境分为4类，需根据不同类别采用相应的消毒方法（表1-6-2-1）。

表1-6-2-1 各类环境空气及物品表面菌落总数卫生标准及消毒要求

环境类别	举例	空气平均菌落数/（CFU/皿）	物品表面平均菌落数/（CFU/cm^3）	消毒要求
Ⅰ类环境	洁净手术室	符合GB50333要求[a]	≤5.0	安装置有空气净化消毒装置的集中空调通风系统、空气洁净技术、循环紫外线空气消毒器等
	其他洁净场所（如洁净骨髓移植病房）	≤4.0（平板暴露时间30 min）	≤5.0	
Ⅱ类环境	非洁净手术部（室）、产房、导管室、血液病病区、烧伤病区等保护性隔离病区、重症监护病区、新生儿室等	≤4.0（平板暴露时间15 min）	≤5.0	通风，Ⅰ类环境净化空气的方法，其他达到Ⅱ类环境空气菌落数要求的方法
Ⅲ类环境	母婴同室、消毒供应中心的检查、包装、灭菌区和无菌物品存放区、血液透析中心（室）、其他普通住院病区等	≤4.0（平板暴露时间5 min）	≤10.0	Ⅰ类环境净化空气的方法，化学消毒，其他达到Ⅲ类环境空气菌落数要求的方法
Ⅳ类环境	普通门（急）诊及其检查、治疗室，感染性疾病科门诊和病区	≤4.0（平板暴露时间5 min）	≤10.0	可采用Ⅲ类环境空气消毒的方法

注：ⓐ.《医院洁净手术部建筑技术规范》(GB50333—2013)，2014年6月1日实施，其中规定，洁净手术部用房等级为四级，其菌落要求根据手术区和周边区而不相同。

2. 环境表面消毒 不得检出任何致病性微生物。

（1）对治疗车、床栏、床头柜、门把手、灯开关、水龙头等频繁接触的物体表面应每天清洁、消毒。

（2）被患者血液、呕吐物、排泄物或病原微生物污染时，根据具体情况采用中水平及以上的消毒方法。少量(＜10 ml)的溅污，可先清洁再消毒；大量(≥10 ml)的溅污，先用吸湿材料去除可见污染，再清洁和消毒。

（3）人员流动频繁、拥挤的场所应在每天工作结束后进行清洁、消毒。

（4）感染高风险的部门如Ⅰ类环境、Ⅱ类环境中的科室及感染性疾病科、检验科、耐药菌和多重耐药菌污染的诊疗场所，应保持清洁、干燥，做好随时消毒和终末消毒。地面消毒用含400～700 mg/L有效氯的消毒液擦拭，作用30 min。物体表面消毒方法同地面，或者用1000～2000 mg/L季铵盐类消毒液擦拭。

（5）对被朊病毒、气性坏疽及突发不明原因的传染病病原体污染的环境表面或物品表面应做好随时消毒和终末消毒。

（二）被服类消毒

被服类清洁、消毒包括全院患者病号服、床单、被罩、枕套，医务人员的工作服帽和值班被服的清洗消毒，主要在洗衣房进行。间接接触患者的被芯、枕芯、被褥、床垫、病床围帘等，应定期清洗和消毒；遇污染应及时更换、清洗与消毒。直接接触患者衣服和床单、被套、枕套等，应一人一更换。住院时间长者应每周更换，遇污染应及时更换。更换后的用品应及时清洗和消毒。

（三）器械物品的清洁、消毒、灭菌

医疗器械及其他物品是导致医院感染的重要途径之一，必须严格执行医疗器械、器具的消毒技术规范，并遵循消毒、灭菌方法的选择原则。

1. 进入人体组织、无菌器官的医疗器械、器具和物品必须达到灭菌水平。

2. 接触皮肤、黏膜的医疗器械、器具和物品必须达到消毒水平。

3. 各种用于注射、穿刺、采血等有创操作的医疗器具必须“一用一灭菌”。

4. 灭菌后的器械物品不得检出任何微生物。

5. 使用化学消毒剂消毒灭菌，应定期检测消毒液中的有效成分，使用中的消毒液染菌量≤100 CFU/ml，不得检出致病性微生物。

6. 可重复使用的被污染器械、器具及物品由消毒供应中心统一按要求回收并处置。

（四）皮肤和黏膜的消毒

1. 完整皮肤的常用消毒剂 醇类、碘类、季铵盐类、酚类、过氧化物类。

2. 破损皮肤的常用消毒剂 消毒剂应无菌。常用季铵盐类、胍类及过氧化氢、碘伏等。

3. 黏膜常用消毒剂 碘伏、氯己定与乙醇的复合制剂、季铵盐类、过氧化物类等。

五 医院废物的处理

医院废物的处理见图1-6-2-2。

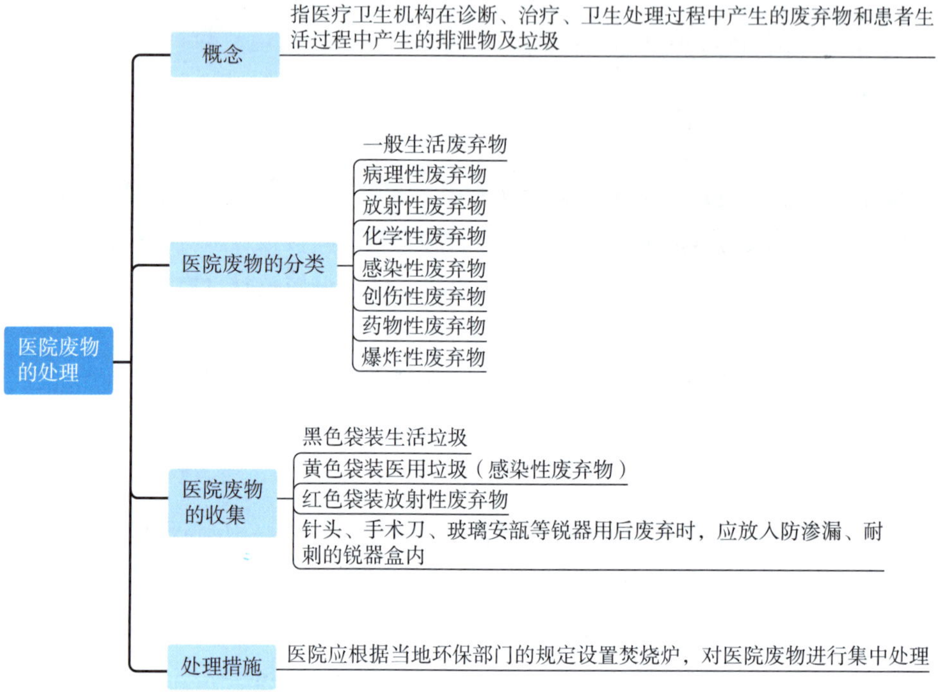

图1-6-2-2　医疗废物的处理

第三节　医务人员的手卫生

一 概述

（一）相关术语及定义

1. **手卫生**　为医务人员在从事职业活动过程中的洗手、卫生手消毒和外科手消毒的总称。

2. **洗手**　是医务人员用流动水和洗手液（肥皂）揉搓冲洗双手，去除手部皮肤污垢、碎屑和部分微生物的过程。

3. **卫生手消毒**　是医务人员用手消毒剂揉搓双手，以减少手部暂居菌的过程。

4. **外科手消毒**　外科手术前医护人员用流动水和洗手液揉搓冲洗双手、前臂至上臂下1/3，再用手消毒剂清除或杀灭手部、前臂至上臂下1/3暂居菌和减少常居菌的过程。

5. 常居菌 能从大部分人体皮肤上分离出来的微生物，是皮肤上持久的固有寄居菌，不易被机械摩擦清除，如凝固酶阴性葡萄球菌、棒状杆菌属、丙酸菌属、不动杆菌属等。一般情况下不致病，在一定条件下能引起导管相关性感染和手术部位感染等。

6. 暂居菌 寄居在皮肤表层，常规洗手容易被清除的微生物。直接接触患者或被污染的物体表面时可获得，可通过手传播，与医院感染密切相关。

7. 手消毒剂 应用于手消毒的化学制剂

（1）速干手消毒剂：含有醇类和护肤成分的手消毒剂。

（2）免冲洗手消毒剂：主要用于外科手部皮肤消毒，使用后不需用水冲洗。

8. 手卫生设施 用于洗手与手消毒的设施设备，包括洗手池、水龙头、流动水、洗手液（肥皂）、干手用品、手消毒剂等。

（二）手卫生管理与基本要求

1. 配备手卫生设施 手卫生设施是手卫生措施实施的物质基础，有效、便捷的手卫生设施可以有效提高手卫生的依从性。医疗机构应在财力、物力上大力支持手卫生工作，建设或改善手卫生设施，尽量在病房、治疗室等设置洗手设施，以方便医务人员使用，提高手卫生的依从性。

2. 制定手卫生管理制度，定期开展培训 手卫生是预防和控制院内感染的重要手段，医疗机构应根据《医务人员手卫生规范》制定相关的手卫生管理制度。应明确医院感染管理、医疗管理、护理管理及后勤保障等部门在手卫生管理工作中的职责，加强对手卫生行为的指导和管理，将手卫生纳入医疗质量考核，提高医务人员手卫生的依从性。定期开展广泛的手卫生培训，使广大医务人员掌握必要的手卫生知识和正确的手卫生方法，提高其无菌观念和自我保护意识，保证手卫生的效果。

3. 加强监督指导 医疗机构应加强对临床、医技部门及其他部门人员的手卫生监督，包括对手卫生设施的管理。对照世界卫生组织（World Health Organization，WHO）提出的“手卫生的五个重要时刻”，即接触患者前、进行无菌操作前、接触体液后、接触患者后和接触患者周围环境后，对医务人员手卫生进行指导和监督，提高对手卫生的依从性。

4. 开展效果监测 应加强手卫生效果的监测，每季度对手术室、产房、导管室、层流洁净病房、骨髓移植病房、器官移植病房、重症监护病房、新生儿室、母婴室、血液透析病房、烧伤病房、感染性疾病科、口腔科（门诊及病房）等的医务人员进行手消毒效果的监测。手卫生消毒效果应达到如下要求。

（1）卫生手消毒：监测的细菌菌落总数≤10 CFU/cm^2。

（2）外科手消毒：监测的细菌菌落总数应≤5 CFU/cm^2。

（三）手卫生设施

1. 洗手设施

（1）流动水洗手设施：洗手应采用流动水，水龙头应位于洗手池的适当位置。

1）手术部（室）、产房、导管室、洁净层流病区、骨髓移植病区、器官移植病区、新生儿室、母婴同室、血液透析中心（室）、烧伤病区、感染性疾病科、口腔科、消毒供应中心、检验科、内镜中心（室）等感染高风险部门和治疗室、换药室、注射室应配备非手触式水龙头。

2）有条件的医疗机构在诊疗区域均应配备非手触式水龙头。

（2）清洁剂：洗手的清洁剂可为肥皂、皂液或含杀菌成分的洗手液。

（3）干手设施：洗手后需正确进行手的干燥。

1）干手设施最好为一次性使用的纸巾。

2）也可使用纯棉小毛巾，“一用一消毒”。

3）还可使用干手机等其他可以避免手再次污染的方法。另外，准备盛放擦手纸或小毛巾的容器。

2. 卫生手消毒设施 医院需配备合格的速干手消毒剂，最常应用于手部皮肤消毒的消毒剂有乙醇、异丙醇、氯己定、碘伏、乙醇与氯己定的复合制剂等。剂型包括水剂、凝胶和泡沫型。手消毒剂应为符合国家有关规定的产品，医务人员有良好的接受性，宜使用一次性包装，并且无异味、无刺激性。

3. 外科手消毒设施

（1）手术室（部）洗手设施：应采用流动水洗手，洗手池设置在手术间附近，水池大小、高度适宜，能防止冲洗水溅出，池面光滑无死角易于清洁，洗手池应每天清洁与消毒。洗手池及水龙头的数量应根据手术间的数量设置，每2～4间手术间宜独立设置1个洗手池，水龙头数量不少于手术间的数量，水龙头开关应为非手触式水龙头。

（2）清洁用品：包括清洁剂、清洁指甲用物、手卫生的揉搓用品等。手刷的大小、刷毛的软硬度要合适。定期检查手刷的质量，发现不合格及时更换。刷手工具应方便取用，“一用一消毒”，消毒前必须先用清水冲洗干净并干燥。

（3）外科手消毒剂：常用外科手消毒剂有氯己定与醇类的复合制剂、碘伏和4%氯己定等。以免冲洗手消毒剂为主，消毒后不需用水冲洗。消毒剂宜采用一次性包装，放在非手触式的出液器中。重复使用的消毒剂容器应每周清洁和消毒。

（4）干手物品：清洁毛巾、无菌巾。均应一人一用，用后清洁、灭菌；盛装毛巾的容器应每次清洗、灭菌；包装开启后使用不得超过24 h。

4. 其他 应配备计时装置、手卫生流程图。

（四）手卫生指征

1. 手卫生时机

（1）直接接触每位患者前后，从同一患者身体的污染部位移动到清洁部位时。

（2）接触患者黏膜、破损皮肤或伤口前后，接触患者的血液、体液、分泌物、排泄物、伤口敷料等之后。

（3）穿、脱隔离衣前后，摘手套后。

（4）进行无菌操作，接触清洁、无菌物品之前。

（5）接触患者周围环境后，包括接触患者周围的医疗相关器械、用具等物体表面后。

（6）处理药物或配餐前。

（7）接触被传染性致病性微生物污染的物品后。

（8）直接为传染病患者进行检查、治疗、护理或处理传染病患者污物之后。

（9）外科手术前后。

2. 下列情况时医务人员应先洗手，然后进行卫生手消毒

（1）接触传染病患者的血液、体液和分泌物，以及被传染性病原微生物污染的物品后。

（2）直接为传染病患者进行检查、治疗、护理或处理传染患者污物之后。

二 洗手

洗手的目的、评估、计划、操作要点、注意事项及评价见图1-6-3-1。

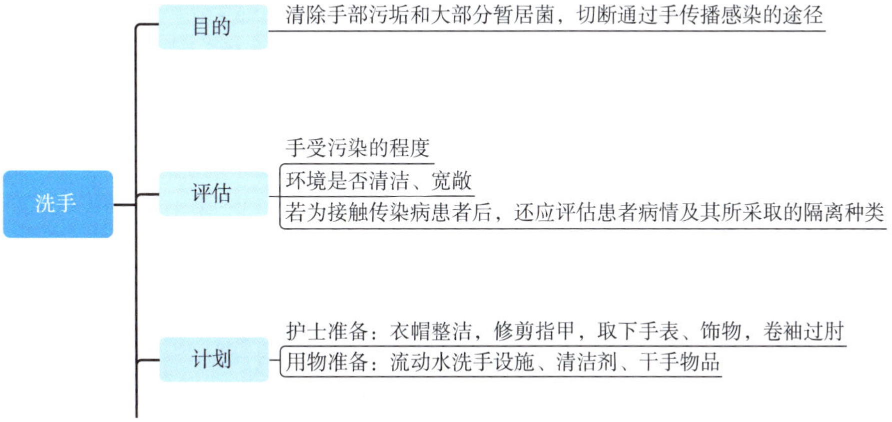

图1-6-3-1 洗手

- 操作要点
  - 准备：打开水龙头，调整合适的水流量和水温
  - 湿手：在流动水下，淋湿双手
  - 涂剂：取适量洗手液（肥皂），均匀涂抹至整个手掌、手背、手指和指缝
  - 揉搓：认真揉搓双手至少15 s，注意清洗双手所有皮肤，包括指背、指尖和指缝，具体揉搓步骤为（步骤不分先后），总结为“内—外—夹—攻（弓）—大—力（立）—丸（腕）”
    - 掌心相对，手指并拢，相互揉搓
    - 手心对手背沿指缝相互揉搓，交换进行
    - 掌心相对，双手五指指缝交叉相互揉搓
    - 弯曲手指使关节在另一手掌心旋转揉搓，交换进行
    - 右手握住左手大拇指旋转揉搓，交换进行
    - 将5个手指尖并拢放在另一手掌心旋转揉搓，交换进行
    - 握住手腕，旋转揉搓，交换进行
  - 冲洗：在流动水下彻底冲净双手
  - 干手：利用干手设施擦干双手或烘干双手
- 注意事项
  - 牢记洗手时机，掌握洗手指征
  - 根据手污染的程度选择正确的洗手方式
    - 当手部有血液或其他体液等肉眼可见的污染时，应该应用清洁剂和流动水洗手
    - 当手部没有肉眼可见污染时，可用速干手消毒剂消毒双手代替洗手，揉搓方法与洗手方法相同
  - 严格遵守洗手流程，揉搓应面面俱到
    - 揉搓双手力度适宜，各个部位均需洗到、冲净
    - 冲洗双手时，指尖朝下
    - 尽量使用非接触式水龙头
    - 注意水流适宜，身体勿靠近水池，避免溅湿衣服
- 评价
  - 洗手方法正确，冲洗彻底
  - 工作服未被溅湿
  - 卫生学检测达标

图1-6-3-1　洗手（续）

三 卫生手消毒

卫生手消毒见图1-6-3-2。

- 卫生手消毒
  - 目的
    - 清除致病性微生物，避免污染无菌物品和清洁物品，预防感染与交叉感染
  - 评估
    - 手受污染的程度
    - 环境清洁、宽敞
    - 若为接触传染病患者后，还应评估患者病情及其所采取的隔离种类
  - 计划
    - 护士准备：衣帽整洁，修剪指甲，取下手表、饰物，卷袖过肘
    - 用物准备：流动水洗手设备，洗手液，速干手消毒剂
  - 操作要点
    - 洗手：按洗手步骤洗手并保持手干燥
    - 涂剂：取适量的速干手消毒剂于掌心，均匀涂抹双手
    - 揉搓：按洗手法的步骤揉搓，直至手部干燥
  - 注意事项
    - 医务人员接触污染物品或感染患者后，手常被大量细菌污染，仅一般洗手尚不能达到预防交叉感染的要求，必须在洗手后再进行卫生手消毒
    - 手消毒前先洗手并保持手的干燥
  - 评价
    - 手消毒前已经洗手并保持手的干燥
    - 卫生学检测达标

图1-6-3-2 卫生手消毒

四 外科手消毒

外科手消毒见图 1-6-3-3。

- 外科手消毒
  - 目的
    - 清除指甲、手部、前臂的污垢和暂居菌，将常居菌减少到最低程度，抑制微生物的快速再生，保证手术效果，减少医院内感染
  - 评估
    - 环境清洁、宽敞，物品齐全，摆放合理
  - 计划
    - 护士准备：衣帽整洁，修剪指甲，取下手表、饰物，卷袖过肘
    - 用物准备：洗手池、清洁用品、手消毒剂、干手物品、计时装置等
  - 操作要点
    - 准备：洗手之前应先摘除手部饰物，修剪指甲，指甲长度不超过指尖
    - 洗手：取适量的洗手液清洗双手、前臂和上臂下1/3，并认真揉搓。清洁双手时，可使用清洁指甲用品清洁指甲下的污垢和使用揉搓用品清洁手部皮肤的皱褶处
    - 冲洗：流动水冲洗双手、前臂和上臂下 1/3
    - 干手：使用干手用品擦干双手、前臂和上臂下1/3
    - 消毒
      - 外科冲洗手消毒
        - 取适量的手消毒剂涂抹至双手的每个部位、前臂和上臂下 1/3，并认真揉搓3～5 min
        - 在流动水下，从指尖向手肘单一方向地冲净双手、前臂和上臂下 1/3，用已灭菌的布巾彻底擦干
        - 手消毒剂的取液量、揉搓时间及使用方法遵循产品的使用说明
      - 外科免冲洗手消毒
        - 取适量的手消毒剂放置在左手掌上
        - 将右手手指尖浸泡在手消毒剂中（≥5 s）
        - 将手消毒剂涂抹在右手、前臂直至上臂下1/3，确保通过环形运动环绕前臂至上臂下1/3，将手消毒剂完全覆盖皮肤区域，持续揉搓10～15 s，直至消毒剂干燥
        - 取适量的手消毒剂放置在右手掌上
        - 在左手重复前面的步骤
        - 取适量的手消毒剂放置在手掌上
        - 揉搓双手直至手腕，揉搓方法洗手法的步骤进行，揉搓至手部干燥
  - 注意事项
    - 遵循先洗手、后消毒的原则
    - 不同患者手术之间、手套破损或手被污染时，应重新进行外科手消毒
    - 洗手前，应先摘除手部饰物（包括假指甲）和手表，修剪指甲时要求长度不超过指尖，保持指甲周围组织的清洁
    - 在整个在外科手消毒过程中始终保持双手位于胸前并高于肘部，使水由手部流向肘部
    - 涂抹消毒剂并揉搓、流水冲洗、无菌巾擦干等都应从手部开始，然后再向前臂、上臂下1/3进行
    - 用后的清洁指甲用品、揉搓用品如海绵、手刷等放到指定的容器中；揉搓用品、清洁指甲用品应"一人一用一消毒"或一次性使用
    - 术后摘除手套后，应用洗手液清洁双手
  - 评价
    - 严格遵循操作流程
    - 洗手过程中未溅湿工作服
    - 卫生学检测达标

图 1-6-3-3 外科手消毒

第四节 无 菌 技 术

一 概念

（一）无菌技术

无菌技术是指在医疗护理操作过程中，保持无菌物品、无菌区域不被污染，防止一切微生物侵入或传播给他人的一系列操作技术和管理办法。

（二）无菌物品

无菌物品是指经过灭菌处理后未被污染的物品，包括进入血液、组织、体腔的医疗器材和用品，如手术器械、注射用具、一切置入体腔的引流管等，要求绝对无菌。

（三）无菌区域

无菌区域是指经过灭菌处理后未被污染的区域。

（四）非无菌物品或非无菌区域

非无菌物品或非无菌区域是指未经过灭菌处理或经过灭菌处理后被污染的物品或区域。

二 无菌技术原则

无菌技术原则见图1-6-4-1。

- 无菌技术原则
  - 操作前准备
    - 操作环境要清洁、宽敞，操作前30 min停止清扫活动，减少人员走动，避免尘土飞扬，定期进行消毒。操作台面清洁、干燥、平坦，物品摆放合理
    - 操作者衣帽整洁，修剪指甲，洗手，戴口罩。必要时佩戴无菌手套，穿无菌衣
  - 操作中保持无菌
    - 首先明确划分无菌区和非无菌区
    - 操作者应面向无菌区域，身体与无菌区保持一定距离
    - 手臂须保持在腰部水平以上或操作台面以上
    - 不可跨越无菌区域
    - 不可触及无菌物品
    - 不可面对无菌区讲话、咳嗽、打喷嚏
    - 取用无菌物品须使用无菌持物钳（镊），无菌物品一经取出，即使未使用，也不可放回无菌容器内
    - 无菌物品不可在空气中暴露时间过久
    - 无菌物品疑有污染或已被污染时，不可再用，应更换或重新灭菌
    - 一套无菌物品，仅供一位患者使用，以防止交叉感染
  - 物品保管
    - 无菌物品和非无菌物品应分别放置，并有明显标识
    - 无菌物品必须存放在无菌包或无菌容器内，无菌包或无菌容器外要注明物品名称、灭菌日期，按有效期先后顺序排放在清洁、干燥、固定的地方
    - 定期检查无菌物品保存情况，无菌包在干燥、未污染的情况下，有效期为7天，过期或受潮均须重新灭菌

图1-6-4-1　无菌操技术原则

三 无菌技术基本操作法

（一）使用无菌持物钳法

使用无菌持物钳法见图1-6-4-2。

- 使用无菌持物钳法
  - 目的
    - 取用或传递无菌物品
  - 评估
    - 操作环境是否整洁、宽敞、安全，符合无菌操作要求
    - 操作台是否清洁、干燥、平坦
  - 计划
    - 护士准备：着装整洁，修剪指甲，洗手，戴口罩，熟悉操作方法
    - 用物准备
      - 无菌持物钳、盛放无菌持物钳的容器
      - 无菌持物钳的种类
        - 卵圆钳：可夹取刀、剪、镊、治疗碗、弯盘等
        - 三叉钳：常用于夹取较大或较重物品，如瓶、罐、盆、骨科器械等
        - 镊子：分长、短两种，适用于夹取针头、棉球、纱布等
      - 无菌持物钳的存放方法
        - 湿式保存法
        - 干燥保存法
  - 操作要点
    - 查对：检查、核对灭菌日期，化学指示胶带符合使用要求
    - 取钳：手持无菌持物钳或无菌持物镊上1/3，钳端闭合，移钳至容器中央，垂直取出
    - 使用：始终保持钳端向下，在肩以下、腰以上视线范围内活动
    - 放钳：闭合钳端，垂直放入容器内，打开轴节
  - 注意事项
    - 严格遵循无菌操作原则
    - 无菌持物钳只能用于夹取无菌物品，不能夹取油纱布，以免油沾于钳端，影响消毒效果
    - 取放无菌持物钳时，手指不可触及无菌罐内面及边缘
    - 使用过程中，保持钳端向下，不可触及非无菌物品
    - 使用无菌持物钳后，应立即将其放回容器内，防止持物钳在空气中暴露过久而污染
    - 持物钳污染或疑有污染时，应重新消毒灭菌
    - 无菌持物钳和存放容器应定期消毒灭菌
  - 评价
    - 取放无菌持物钳时，未触及无菌罐内面及边缘
    - 使用时钳端始终向下，无污染发生

图1-6-4-2　使用无菌持物钳法

（二）使用无菌容器法

使用无菌容器法见图1-6-4-3。

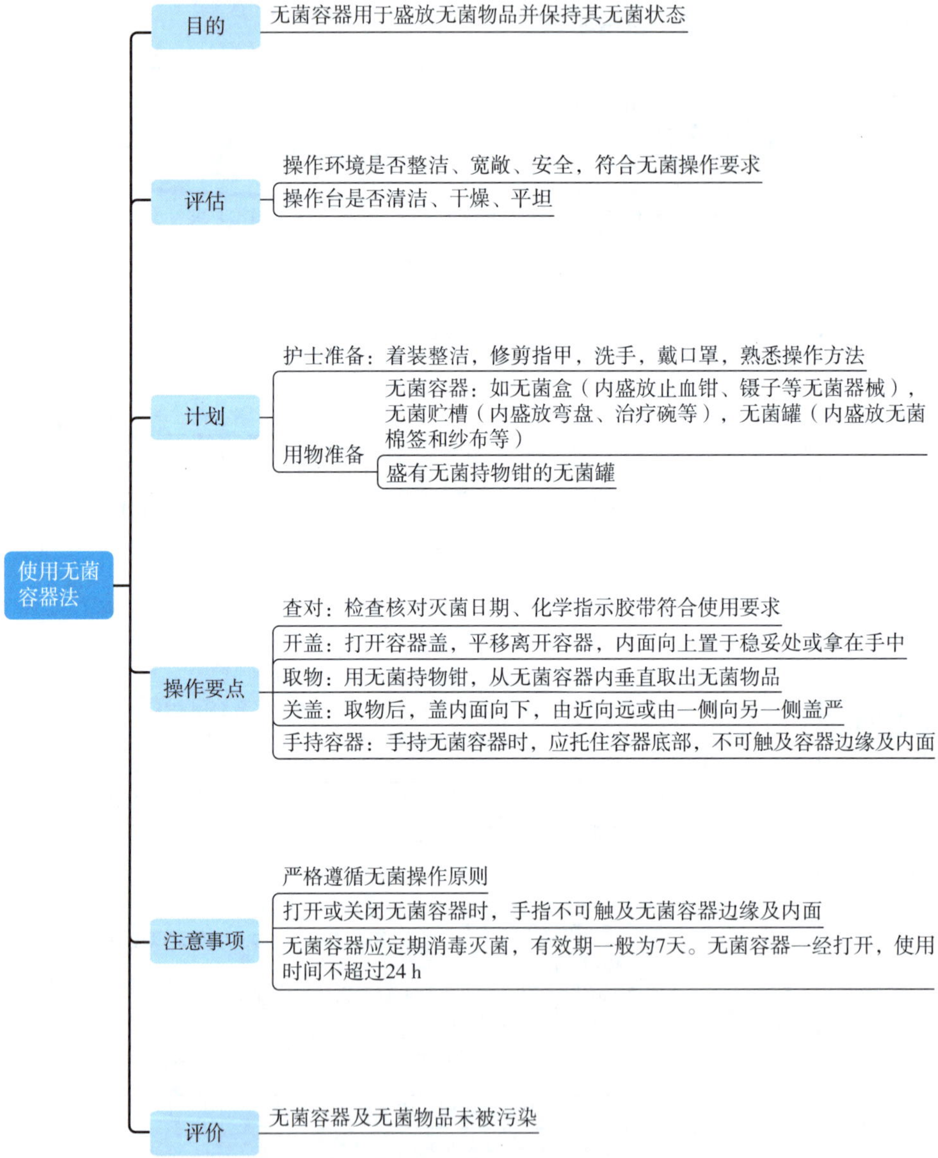

图1-6-4-3　使用无菌容器法

（三）使用无菌包法

使用无菌包法见图1-6-4-4。

- 使用无菌包法
  - 目的
    - 用无菌包布包裹无菌物品进行灭菌处理，保持物品处于无菌状态
    - 从无菌包内取出无菌物品，供无菌操作使用
  - 评估
    - 操作环境是否整洁、宽敞、安全，符合无菌操作的要求
    - 操作台是否清洁、干燥、平坦
  - 计划
    - 护士准备：着装整洁，修剪指甲，洗手，戴口罩，熟悉操作方法
    - 用物准备
      - 盛有无菌持物钳的无菌罐
      - 无菌包内放无菌治疗巾、敷料、器械等
      - 其他非无菌物品：标签、化学指示胶带、化学指示卡、签字笔
  - 操作要点
    - 包无菌包
      - 整齐放物：将物品放在包布中央，玻璃物品用棉垫包裹，包内放置化学指示卡
      - 包扎系带：包布近侧一角向上折叠盖住物品，折左右两角（角尖端向外翻折），最后一角折盖后，用系带“十”字形扎好或用化学指示胶带粘贴封包
      - 标记灭菌：注明物品名称、灭菌日期和准备者姓名。粘贴化学指示胶带，进行灭菌处理
    - 使用无菌包
      - 查对：检查核对无菌包名称、灭菌日期、化学指示胶带符合使用要求
      - 开包
        - 在操作台面开包法：无菌包放置清洁、干燥处，撕开粘贴或解开系带，卷放于包布角下，用拇指和示指揭开包布外角，再揭开左右两角，最后揭开内角
        - 手上开包法：需将小包内物品一次性全部取出使用时，可将无菌包托在手上打开，另一手抓住包布四角，稳妥地将包内物品放入无菌区域内
      - 取物：查看化学指示卡是否达到灭菌要求，用无菌持物钳取出所需物品，放于事先备好的无菌区内
      - 还原：如包内物品未用完，按原折包好，“一”字形系带包扎，注明开包日期及时间
    - 一次性物品取用法
      - 查对：查看核对无菌物品的名称、灭菌有效期，包装有无破损
      - 开包
        - 一次性无菌注射器或输液器：在包装上特制标记处用手撕开，暴露物品后，可用洁净干燥的手取用
        - 一次性无菌敷料或导管：用拇指和示指揭开双面黏合封边的上下两层，暴露物品后，用无菌持物钳夹取
  - 注意事项
    - 严格遵循无菌操作原则
    - 打开无菌包时，手不可触及包布内面及包内无菌物品，不可跨越无菌区域
    - 无菌包的有效期为7天，过期或潮湿时，应重新灭菌
    - 开无菌包时应选择清洁、干燥处。包内物品被污染或无菌包潮湿，需重新灭菌
    - 若取出无菌包部分物品，剩余物品要按无菌操作原则按原折痕包好，“一”字形系带包扎，注明开包日期和时间，有效期为24 h
  - 评价
    - 无菌包准备方法正确，松紧适宜
    - 打开或还原无菌包时，手未触及包布内面及无菌物品
    - 操作时，手臂未跨越无菌区
    - 开包日期及时间记录准确

图1-6-4-4　使用无菌包法

（四）铺无菌盘法

铺无菌盘法见图1-6-4-5。

- 铺无菌盘法
  - 目的
    - 将无菌治疗巾铺在清洁干燥的治疗盘内，形成一个无菌区，放置无菌物品，以供检查、治疗、护理使用
  - 评估
    - 操作环境是否整洁、宽敞、安全，符合无菌操作要求
    - 操作台是否清洁、干燥、平坦
  - 计划
    - 护士准备：着装整洁，修剪指甲，洗手，戴口罩，熟悉操作方法
    - 用物准备
      - 盛有无菌持物钳的无菌罐
      - 无菌包：内放无菌治疗巾、敷料、器械等
      - 无菌容器、如无菌盒（内盛放止血钳、镊子等无菌器械）、无菌贮槽（内盛放弯盘、治疗碗等）、无菌罐（内盛放无菌棉签和纱布等）
    - 其他非无菌物品准备：治疗盘、标签、签字笔等
  - 操作要点（以铺无菌盘法为例）
    - 查对：检查核对无菌物品名称，灭菌日期，化学指示胶带符合使用要求，无菌包包布紧实，无潮湿、松散及破损
    - 取巾：按无菌包的使用法取出治疗巾，如包内治疗巾未用完则按原折包好，“一”字形系带包扎，注明开包日期和时间
    - 铺巾
      - 单层底铺法
        - 铺巾：双手捏住上层外面两角将其双折平铺于治疗盘上，将上层扇形折叠至对侧，开口向外，手不可触及治疗巾内面
        - 放物：放入无菌物品
        - 盖巾：上层盖上，上下层边缘对齐。开口处向上翻折两次，两侧边缘分别向下折一次，露出治疗盘边缘
      - 双层底铺法
        - 铺巾：双手捏住无菌巾一边外面两角，轻轻抖开，从远到近折成双层底，将上层扇形折叠，开口边向外
        - 放物：放入无菌物品
        - 盖巾：拉平扇形折叠层，盖于物品上，边缘对齐
      - 双巾铺盘法
        - 铺巾：夹取无菌巾一块，双手捏住无菌巾近侧一面的两角，由对侧向近侧平铺在治疗盘上，无菌面向上
        - 放物：放入无菌物品
        - 盖巾：夹取另一无菌巾，同法由近侧至对侧覆盖于治疗盘上，无菌面朝下，两巾边缘对齐，四周向上反折一次
    - 记录：记录时间、盘内物品、铺盘人的姓名
  - 注意事项
    - 严格遵循无菌操作原则
    - 铺无菌盘的区域必须清洁、干燥，无菌巾避免潮湿
    - 操作时，非无菌物品和身体应与无菌盘保持适当距离，手不可触及无菌巾内面及无菌物品，身体部位不可跨越无菌区
    - 铺好的无菌盘应尽快使用，有效期不得超过4 h
  - 评价
    - 无菌物品及无菌区域未被污染
    - 无菌巾上物品放置有序，使用方便

图1-6-4-5　铺无菌盘法

（五）倒取无菌溶液法

倒取无菌溶液法见图1-6-4-6。

- 倒取无菌溶液法
  - 目的
    - 保持无菌溶液的无菌状态，供治疗护理使用
  - 评估
    - 操作环境是否整洁、宽敞、安全，符合无菌操作要求
    - 操作台是否清洁、干燥、平坦
  - 计划
    - 护士准备：着装整洁，修剪指甲，洗手，戴口罩，熟悉操作方法
    - 用物准备：无菌溶液、无菌容器、弯盘、无菌持物钳、消毒液（75%乙醇或安尔碘）、棉签、启瓶器、签字笔
  - 实施
    - 清洁：取盛有无菌溶液的密封瓶，擦净瓶身外灰尘
    - 查对
      - 检查核对瓶签上的名称、浓度、剂量、有效期
      - 检查瓶盖有无松动，瓶身有无裂痕
      - 对光检查溶液有无浑浊、变色、沉淀、絮状物等
    - 开瓶
      - 去外盖：拉开拉环或用启瓶器去除密封瓶外盖，完全暴露出橡胶瓶塞
      - 消毒：用棉签蘸取消毒液从瓶口螺旋向上消毒至瓶塞中央2遍，再从瓶口螺旋向下消毒至瓶颈
      - 开瓶：用无菌短镊打开瓶塞
    - 冲洗瓶口：手握溶液瓶标签面，倒出少量溶液冲洗瓶口
    - 倒液：由原处倒出无菌溶液
    - 盖塞：倒液后立即盖好瓶塞
    - 记录：注明开瓶日期、时间，剩余的无菌溶液有效期为24 h
  - 注意事项
    - 严格遵循无菌操作原则
    - 倒溶液时，瓶口不可触及无菌容器或无菌物品，亦不能将无菌敷料堵塞瓶口或伸入瓶内蘸取溶液
    - 已倒出的溶液，虽未使用也不可倒回瓶内
    - 已开启的无菌溶液，有效期为24 h，余液只作为清洁液作用
  - 评价
    - 无菌溶液未被污染
    - 瓶签未浸湿，瓶口未污染，液体未溅到台面

图1-6-4-6　倒取无菌溶液法

（六）戴、脱无菌手套法

戴、脱无菌手套法见图1-6-4-7。

- 戴、脱无菌手套法
  - 目的
    - 在某些医疗护理操作时，为确保无菌效果，戴无菌手套，防止病原微生物通过污染医务人员的手传播疾病或污染环境、物品
  - 评估
    - 操作环境是否整洁、宽敞、安全，符合无菌操作要求
    - 操作台是否清洁、干燥、平坦
  - 计划
    - 护士准备：着装整洁，修剪指甲，洗手，戴口罩，熟悉操作方法
    - 用物准备：无菌手套
  - 操作要点
    - 查对：核对无菌手套号码、灭菌日期，检查包装有无破损
    - 打开手套袋，手套袋平放于清洁、干燥的台面上打开
    - 戴手套
      - 分次取戴手套法
        - 取手套：一手掀起手套袋开口处外层，另一手捏住手套翻折部分（即手套内面），取出手套
        - 戴手套：对准五指戴上，未戴无菌手套的手掀起另一袋口，已戴无菌手套的手指插入另一手套的翻折内面（即手套外面），取出手套，同法戴好
      - 一次取戴手套法
        - 取手套：两手同时掀起手套袋开口处外层，分别捏住两只手套的反折部分，取出手套
        - 戴手套：将两手套五指对准，先戴一只手，再以戴好手套的手指插入另一只手套翻折部分，同法戴好
    - 检查：调整双手对合交叉检查是否漏气，并调整手套位置
    - 脱手套：操作完毕，一手捏住另一手套口外面翻转脱下，再以脱下手套的手指插入另一手套内将其翻转脱下
    - 处理：将用过的手套放入医用垃圾袋内，洗手
  - 注意事项
    - 严格遵循无菌操作原则
    - 戴手套时，手套的外面为无菌面，未戴手套的手不可触及手套的外面及翻折的内面
    - 已戴手套的手不可触及未戴手套的手和另一手套的内面及翻折的外面
    - 戴手套后，手臂不可下垂，应保持在腰以上、肩以下范围内活动。如发现破损或不慎污染，应立即更换
    - 戴手套时防止手套外面（无菌面）触及任何非无菌的物品
    - 着长袖工作服，应将无菌手套包裹住袖口
    - 脱手套时，应翻转脱下，不可强拉，以免损坏。脱手套后要洗手
    - 戴手套不可代替洗手，护理不同患者时，应更换手套
  - 评价
    - 无菌手套未被污染
    - 戴、脱手套时未强行拉扯手套

图1-6-4-7　戴、脱无菌手套法

（七）无菌技术操作法的综合运用

以铺无菌换药盘为例（图1-6-4-8）。

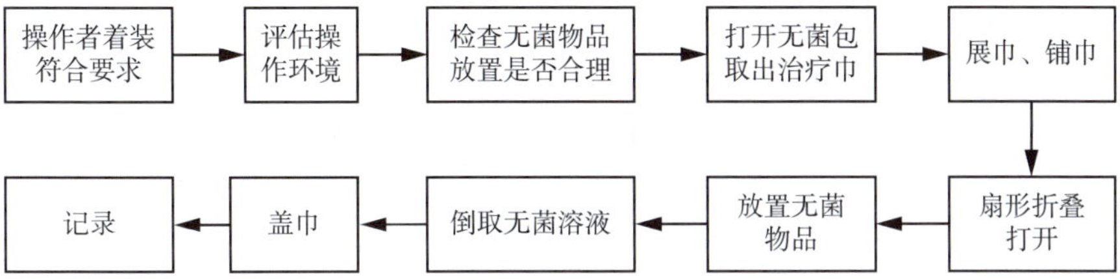

图1-6-4-8　铺无菌换药盘流程图

第五节　隔 离 技 术

一　隔离技术基础知识

（一）隔离的概念

隔离是将传染源和高度易感人群安置在指定的地点和特殊环境中，暂时避免与周围人群接触；对传染源采取传染源隔离，防止传染病病原体向外传播；对易感人群采取保护性隔离，保护其免受感染。隔离是预防院内感染的重要措施之一。

（二）隔离区域的划分

1. 清洁区

（1）概念：病区中不易受到患者血液、体液和病原微生物等物质污染及传染病患者不应进入的区域。

（2）举例：医务人员的值班室、卫生间、男女更衣室、浴室、储物间及配餐间等。

2. 潜在污染区

（1）概念：潜在污染区称半污染区，位于清洁区与污染区之间，有可能被患者的血液、体液和病原微生物等物质污染的区域。

（2）举例：医务人员的办公室、治疗室、护士站、患者用后的物品及医疗器械等的处理室、内走廊等。

3. 污染区

（1）概念：传染病患者和疑似传染病患者接受诊疗的区域。

（2）举例：病室、处置室、污物间及患者入院、出院处理室等。

4. 两通道

（1）医务人员通道：设在清洁区一端。

（2）患者通道：设在污染区一端。

5. 缓冲间 进行呼吸道传染病诊治的病区中清洁区与潜在污染区之间、潜在污染区与污染区之间设立的两侧均有门的小室，为医务人员的准备间。

6. 负压病区（房） 通过特殊通风装置，使病区(病房）的空气由清洁区向污染区流动，使病区(病房)内的压力低于室外压力。负压病区(病房)排出的空气需经处理，以确保对环境无害。经空气传播疾病的隔离病区，应设置负压病室。

（三）隔离区域的设置

1. 建筑与布局

（1）隔离病区与普通病区分开，并远离食堂、水源和其他公共场所，相邻病区楼房相隔大约30 m，侧面距离为10 m，以防止空气对流传播。

（2）综合医院要设置隔离门诊、发热门诊、隔离留观室。对指定收治严重急性呼吸综合征（severe acute respiratory syndrome，SARS）、甲型H1N1流感患者的医疗机构要设立相对独立的专门病区或病房。

（3）感染性疾病的病区：应设在医院相对独立的区域，远离儿科病房、重症监护病房和生活区。设有多个出入口，以方便工作人员和患者分道进出。可为患者设单独入、出口和入、出院处理室。

（4）经呼吸道传播疾病患者的隔离病区：应设立两通道和三区之间的缓冲间，缓冲间两侧的门不应同时开启，以减少区域之间的空气流通。

2. 隔离要求

（1）病室内应有良好的通风设施，通风系统应区域化，防止区域间空气交叉感染。

（2）按《医务人员手卫生规范》（WS/T 313—2019）的要求配备合适的手卫生设施。

（3）严格服务流程和“三区”（清洁区、潜在污染区、污染区）管理：各区之间界线清楚，标识明显。不同种类的疾病患者应分室安置。受条件限制的医院，同种疾病患者可安置于一个病室，每间病室不超过4人，两床之间的距离不少于1.1 m。

（4）建立预检分诊制度，发现传染病患者或疑似传染病患者，应到专门隔离诊室或引导至感染性疾病科门诊诊治，可能污染的区域要及时消毒。

（5）感染性疾病科门诊应与普通门诊、儿科门诊分开挂号候诊。

二 隔离消毒原则

隔离消毒原则见图1-6-5-1。

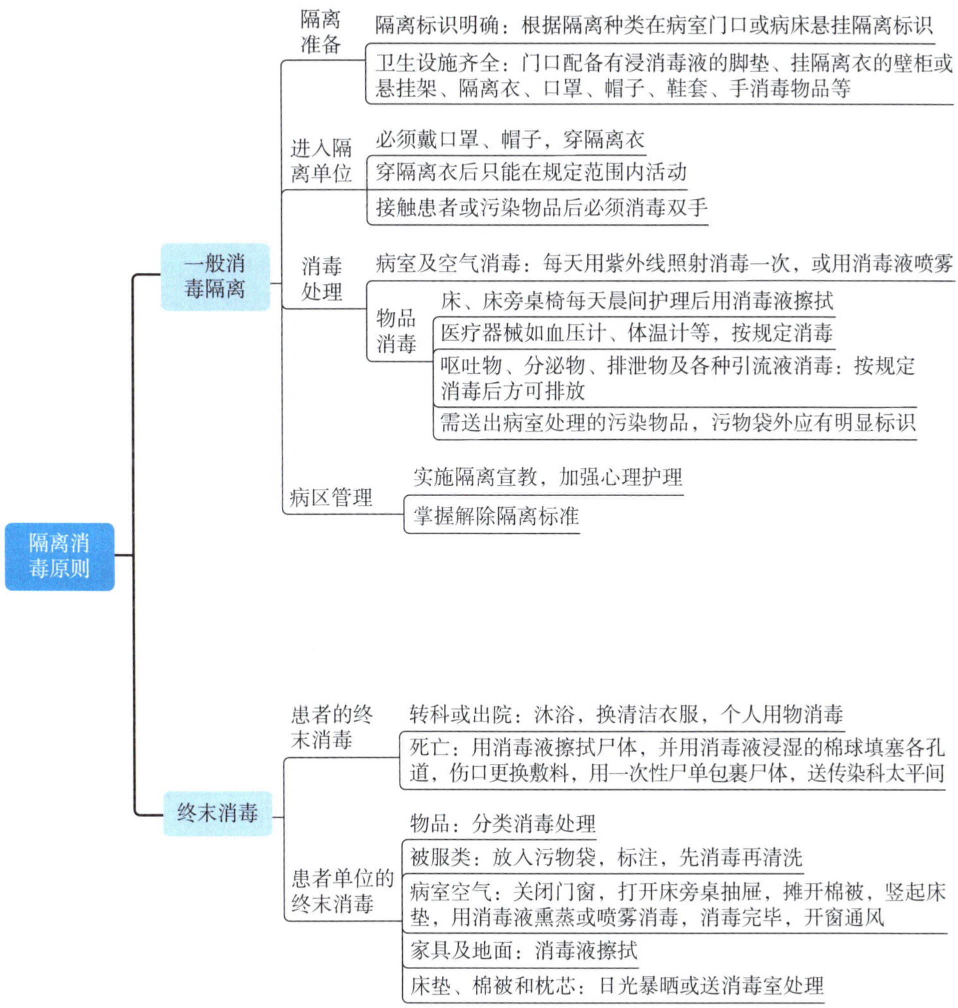

图1-6-5-1 隔离消毒原则

三 隔离种类及措施

隔离种类及措施见图1-6-5-2。

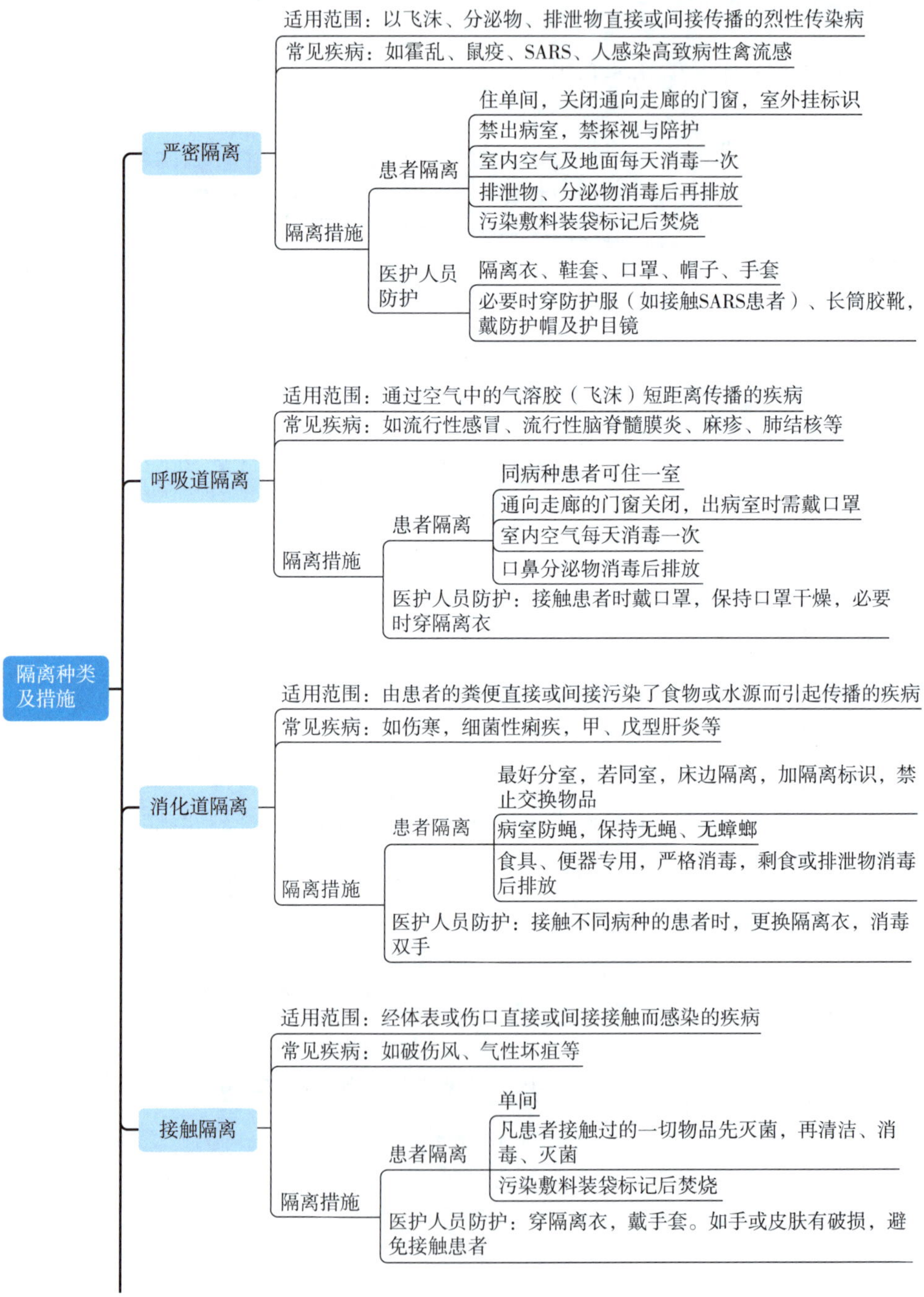

图1-6-5-2 隔离种类及措施

- 血液、体液隔离
  - 适用范围：直接或间接接触传染性血液或体液传播的疾病
  - 常见疾病：如乙型肝炎、丙型肝炎、丁型肝炎、获得性免疫缺陷综合征（简称“艾滋病”）、梅毒等
  - 隔离措施
    - 患者隔离
      - 同种病原体可同室
      - 被血液或体液污染的物品，装袋标记后消毒或焚烧
      - 针头应放入防水、防刺破并有标记的容器内，直接送焚烧处理
      - 被血液或体液污染的室内物品表面，用5.25%氯酸钠溶液消毒（含有效氯5000 ~ 10 000 mg/L）
    - 医护人员防护
      - 为防止血溅，戴口罩及护目镜
      - 若血液或体液可能污染工作服时，穿隔离衣
      - 接触血液或体液时戴手套
      - 注意洗手，若手被血液、体液污染或可能被污染，应立即用消毒液洗手
- 昆虫隔离
  - 适用范围：由昆虫传播的疾病
  - 常见疾病：如流行性乙型脑炎、疟疾、流行性出血热、斑疹伤寒等
  - 隔离措施：患者隔离
    - 病室应有蚊帐及其他防蚊设施
    - 斑疹伤寒患者入院应经灭虱后，才能住进同种病室
- 保护性隔离（反向隔离）
  - 适用范围：抵抗力低或极易感染的患者
  - 常见疾病：如严重烧伤、早产儿、白血病及脏器移植患者等
  - 隔离措施
    - 患者隔离
      - 单间，禁止探视
      - 病室内空气、地面、家具等均严格消毒
      - 患呼吸道疾病或咽部带病原菌者，避免接触患者
    - 医护人员防护：接触患者前，戴帽子、口罩，穿隔离衣，接触或护理患者前、后均洗手

图 1-6-5-2 隔离种类及措施（续）

注：SARS. 严重急性呼吸综合征。

四 隔离技术基本操作

（一）口罩、帽子的使用方法

口罩、帽子的使用方法见图1-6-5-3。

- 口罩、帽子的使用方法
  - 目的
    - 帽子可防止工作人员的头发、头屑散落或被污染
    - 使用口罩可保护患者和工作人员，避免互相传染，防止飞沫污染无菌物品、伤口或清洁物品
  - 评估
    - 评估患者病情及目前采取的隔离种类
    - 操作环境是否整洁、宽敞、安全，符合操作要求
  - 计划
    - 护士准备：着装整洁，修剪指甲，洗手，熟悉操作方法
    - 用物准备
      - 准备合适的口罩
        - 纱布口罩：能保护呼吸道免受灰尘、有害粉尘、气溶胶及微生物的伤害，普通脱脂纱布口罩长18 cm左右，宽14 cm左右，应不少于12层，纱布要求密度适当，经纬纱均不得少于9根
        - 外科口罩：在医务人员有创操作过程中，阻止血液、体液和分泌物喷溅导致的病原体传播，通常为一次性使用的无纺布口罩，有可弯折鼻夹，多为夹层，外层有防水作用，中间夹层有过滤作用，能阻隔空气中90%以上的5 μm颗粒，内层有吸湿作用
        - 医用防护口罩：能阻止经空气传播的直径≤5 μm感染因子或近距离<1 m经飞沫传播的疾病传染，要求配有不小于8.5 cm的可弯折鼻夹，长方形口罩展开后中心部分尺寸长和宽均不小于17 cm，密合型拱形口罩纵、横径均不小于14 cm，口罩滤料的颗粒过滤效率应不小于95%
      - 准备合适的帽子
  - 环境准备
    - 整洁、宽敞
  - 操作要点
    - 口罩的使用
      - 戴前洗手，脱前、后洗手
      - 罩住口、鼻、下颌
      - 塑形：双手指尖放在鼻夹上，从中间位置开始，向内按压两边金属软条，并逐步向两侧移动，根据鼻梁形状塑形按压
      - 系带口罩：戴时先戴头（上带），后戴颈后（下带）；脱时先解下带，后解上带
      - 戴医用防护口罩，要进行密合性检查
    - 帽子的使用
      - 戴前洗手，脱前、后洗手
      - 应遮住全部头发
      - 有松紧带的为后面

图1-6-5-3 口罩、帽子的使用方法

- 注意事项
  - 口罩的使用
    - 4 h更换一次，若潮湿、污染或接触严密隔离患者，立即更换
    - 不可用污染的手触摸口罩
  - 帽子的使用
    - 进入污染区和洁净环境前、进行无菌操作前，均应戴帽子
    - 被血液或体液污染后应及时更换
    - 离开污染区前将帽子放入特定污物袋内，以便集中处理
- 评价
  - 帽子、口罩佩戴正确
  - 帽子、口罩保持清洁、干燥

图 1-6-5-3　口罩、帽子的使用方法（续）

（二）手的消毒

手的消毒见图 1-6-5-4。

- 手的消毒
  - 目的
    - 除去手上的污垢及沾染的致病菌
    - 避免污染无菌物品或清洁物品，防止感染和交叉感染
  - 评估
    - 评估手污染的程度
    - 评估患者病情及其采取的隔离种类
    - 评估操作环境是否整洁、宽敞、安全，符合操作要求
  - 准备
    - 护士准备：着装整洁，修剪指甲，洗手，熟悉操作方法
    - 用物准备：流动洗手池设备（无此设备的可备消毒液、清水各一盆）、消毒刷、洗手液、干手器或纸巾、清洁小毛巾
  - 操作要点
    - 涂擦消毒法
      - 涂擦：用消毒剂依次涂擦双手，即手掌对手掌、手背对手掌、指尖对手掌、两手指缝相对互擦，每个步骤进行3次。涂擦时间2 min
      - 干手：自然干燥或用避污纸或干手小毛巾，自上而下擦干双手，或用烘干设备烘干双手
    - 浸泡消毒法
      - 浸泡：双手及肘部完全浸入消毒液的液面以下，双手在消毒液中互相揉搓2 min，揉搓方法同涂擦消毒法
      - 干手：用避污纸或干手小毛巾，自上而下擦干双手，或用烘干设备烘干双手
    - 刷手法
      - 准备：打开水龙头，调整合适的水流量和水温
      - 湿手：在流动水下，淋湿双手
      - 刷洗：用刷子蘸取刷手液，按前臂→腕部→手背→手掌→手指→指缝→指甲的顺序进行彻底刷洗
      - 冲洗：刷30 s，在流动水下彻底冲净，使污水从前臂流向指尖；换刷另一手，反复两次（共刷2 min）
      - 干手：用避污纸或干手小毛巾，自上而下擦干双手，或用烘干设备烘干双手

图 1-6-5-4　手的消毒

- 注意事项
  - 消毒手之前要先洗手（按本章第三节手卫生中的洗手法洗手），范围应超过被污染范围
  - 消毒手过程中，不可污染水龙头、洗手液或消毒液等，不可溅湿工作服
- 评价
  - 消毒手前已经洗手并保持手的干燥
  - 卫生学检测达标

图1-6-5-4　手的消毒（续）

（三）避污纸的使用

1. 操作要点　常用避污纸垫着拿取物品或做简单操作，保持双手或物品不被污染以省略消毒程序。

2. 注意事项　取避污纸要从页面抓取，不可掀页撕取。

（四）穿脱隔离衣

穿脱隔离衣见图1-6-5-5。

- 穿脱隔离衣
  - 目的
    - 保护患者和工作人员，免受病原体的侵袭
    - 防止病原体的传播，避免交叉传染
  - 评估
    - 核对医嘱：操作前认真核对医嘱，明确采取的隔离种类及治疗、护理措施
    - 评估患者
      - 全身状况：患者的病情，生命体征、意识状态、自理能力等情况
      - 心理状态：心理反应及合作程度
      - 健康知识：患者对隔离的重要性和有关护理知识的认知情况
    - 评估环境
      - 操作环境是否整洁、宽敞、安全，符合操作要求
      - 用物备齐，摆放合理
  - 准备
    - 护士准备：穿好工作服，洗手，戴帽子、口罩，取下手表，卷袖过肘（冬季卷过前臂中部），熟悉操作方法
    - 用物准备：隔离衣、挂衣架、刷手及洗手设备、污物袋。隔离衣大小合适，无破洞、潮湿，挂放得当，洗手液浓度合适，依据治疗护理项目备齐一切物品
  - 取隔离衣
    - 手持衣领，清洁面朝向自己，露出肩袖内口
    - 检查隔离衣大小型号是否合适（大小应能全部遮盖工作服），有无潮湿、破损
  - 穿衣袖
  - 系领口
    - 两手持衣领，由领子中央顺着边缘由前向后理顺衣领
    - 系好衣领
    - 系衣领时，避免袖口触及衣领、面部和帽子

图1-6-5-5　穿脱隔离衣

- 穿脱隔离衣操作要点
  - 系腰带
    - 找衣边：自一侧衣缝将隔离衣后身向前拉，触到衣边则捏住边缘，再依法捏住另一侧边缘
    - 对齐衣边：两手在背后将边缘对齐，向一侧折叠
    - 打活结：一手按住折叠处，另一手将腰带拉至背后左右交换，拉回到前面打活结
  - 脱隔离衣
    - 解腰带：注意勿低头找腰带，避免隔离衣污染面污染口罩
    - 解袖口
      - 解开一侧袖口和肩扣，在肘部将部分衣袖塞入工作衣袖内
      - 同法解开另一侧
  - 消毒手
    - 按手消毒法消毒双手
    - 用避污纸擦干双手
  - 解领口：注意避免清洁的手、前臂触碰隔离衣外面
  - 脱衣袖
    - 一手伸入另一侧袖口内，拉下衣袖过手（遮住手）
    - 再用衣袖遮住的手在外面拉下另一衣袖，两手在袖内使袖子对齐
    - 双臂逐渐退出
  - 挂衣
    - 做马蹄形：双手持衣领，将隔离衣两边对齐，做成马蹄形
    - 挂于衣钩上
- 注意事项
  - 穿隔离衣
    - 分清隔离衣的清洁面与污染面：已经穿过的隔离衣，内面及衣领是清洁面，外面是污染面
    - 污染面与清洁面不能相互接触
      - 清洁的手不能触及隔离衣的污染面
      - 系衣领时污染的袖口不可触及衣领、面部和帽子
    - 活动范围
      - 穿好隔离衣后，双臂保持在腰部以上视线范围内
      - 不得进入清洁区，只能在规定区域内活动
  - 脱隔离衣
    - 刷手时，不得沾湿隔离衣，隔离衣不得污染洗手设备
    - 更换要求
      - 隔离衣每天更换一次，如有潮湿或污染，应立即更换
      - 接触严密隔离患者，应每次更换
  - 悬挂要求
    - 挂于潜在污染区（半污染区）时，清洁面向外，不得露出污染面
    - 挂在污染区时，则污染面向外，不得露出清洁面
- 评价
  - 操作者、环境、物品无污染

图 1-6-5-5　穿脱隔离衣（续）

（五）护目镜、防护面罩的使用方法

1. 操作要点

（1）检查有无破损，佩戴装置有无松脱。

（2）根据自身情况调节舒适度。

（3）摘除及处理：应捏住靠头或耳朵的一边摘掉；放入医疗垃圾袋内，若重复使用，需放入回收器内，进行清洁、消毒。

2. 注意事项　以下情况要佩戴护目镜、防护面罩：①在进行诊疗、护理操作时可能发生患者血液、体液、分泌物等喷溅的情况；②近距离接触经飞沫传播的传染病患者时。

第六节　护理职业暴露与防护

一　护理职业暴露与防护相关概念及意义

（一）职业暴露与防护相关概念

1. 职业暴露　是指由于职业关系而暴露在危险因素中，从而有可能损害健康或危及生命的一种状态。

2. 护理职业暴露　是指护理人员在从事诊疗、护理活动过程中，经常暴露于感染患者的血液、体液及排泄物污染的环境之中，以及受到心理、社会等因素的影响而损害健康或危及生命的职业暴露。

3. 职业防护　是指针对可能造成机体损伤的各种职业性危险因素，采取有效措施，以避免职业性危害的发生，或将危害降低到最低程度。

4. 护理职业防护　是指在护理工作中针对各种职业性危险因素采取有效措施，以保护护士免受职业性损伤因素的危害，或将危害降至最低程度。

5. 标准预防　是指认为患者的血液、体液、分泌物、排泄物均具有传染性，需进行隔离，不论是否有明显的血迹、污染，是否接触非完整的皮肤与黏膜，接触上述物质者，必须采取预防措施。标准预防是预防医院内感染的有效措施。

（二）护理职业防护的意义

1. 提高护士职业生命质量。
2. 规避护理职业风险。
3. 营造和谐的工作氛围。

二 护理职业暴露的分类

护理职业暴露的分类见图 1-6-6-1。

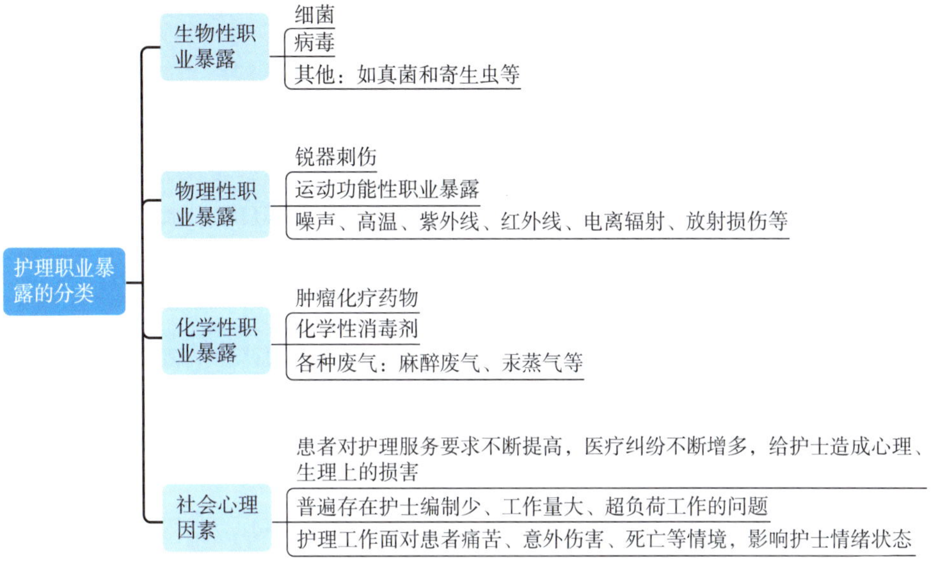

图 1-6-6-1　护理职业暴露的分类

三 护理职业防护措施

护理职业防护措施见图 1-6-6-2。

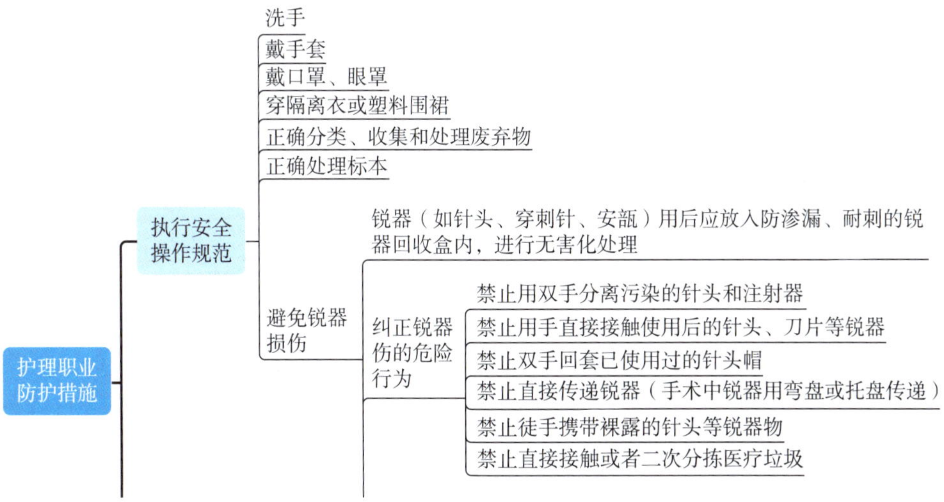

图 1-6-6-2　护理职业防护措施

- 锐器伤的紧急处理方法
  - 立即用健侧手从近心端向远心端挤压，排出伤口部位的血液
  - 用肥皂水彻底清洗伤口并用流动净水冲洗伤口 5 min
  - 用0.5%碘伏或2%碘酊、75%乙醇消毒伤口
  - 向主管部门汇报并填写锐器伤登记表，进行血源性传播疾病的检查和随访
  - 请有关专家评估锐器伤并指导处理
- **执行标准预防措施**
- **环境防护**
  - 对护理单元进行通风及空气净化消毒
  - 对怀疑有传染病的患者进行相应等级隔离，尽量使用一次性器械物品，患者出院后进行终末消毒
- **加强防护知识教育，提高自我防护意识**
  - 职业安全知识的培训与考核：各级卫生行政管理部门要高度重视护士职业防护工作，提供一定的人力、物力、政策及技术支持，做好职业安全相关知识岗前培训和定期在职培训与考核
  - 增强护士职业防护意识：护士应该充分认识到职业暴露的危害性和职业防护的重要性，从思想上重视，并加强学习，丰富自己的专业知识和技能，以增强自我职业防护意识
- **改进护理防护设备**
  - 防护设备及用品
    - 配备常用的防护设施及设备：如层流净化设施、感应洗手设施、生物安全柜等
    - 配备充足的个人防护用品：如医用防护口罩、面罩、护目镜、一次性隔离衣、鞋套及人工呼吸专用防护面罩等
    - 配备安全用品：如安全注射装置、安全型留置针、符合国际标准的一次性锐器回收盒等
  - 建立静脉药物配制中心：建立符合国际标准的操作环境，并配备经过严格培训的药剂师和护士。根据药物特性，严格按照操作程序配制全静脉营养液、化疗药物及抗生素等药物，以保证临床用药的安全性和合理性，减少药物对护士的危害

图 1-6-6-2　护理职业防护措施（续）

（程　芳）

第七章　患者的清洁护理

第一节　口 腔 护 理

一　口腔的组成

口腔的组成见图 1-7-1-1。

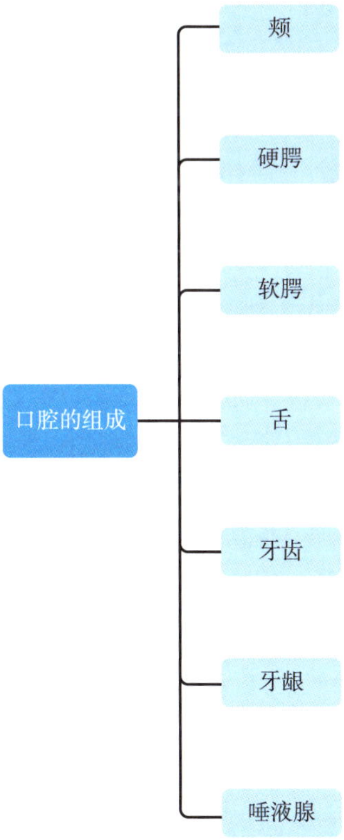

图 1-7-1-1　口腔的组成

二 一般口腔护理

一般口腔护理见图1-7-1-2。

- 一般口腔护理
  - 口腔卫生指导
    - 每天晨起、临睡前刷牙
    - 餐后漱口
  - 刷牙用具的选择
    - 牙刷的选择
      - 刷头小
      - 刷毛柔软
      - 表面光滑
      - 每隔3个月更换一次
    - 牙膏的选择
      - 不具腐蚀性
      - 有防护性的牙膏
  - 正确的刷牙方法
    - 刷头置于牙颈部
    - 刷毛指向牙根方向，与牙长轴成45°角
    - 从后牙颊侧2～3颗牙为一组，短距离水平颤动，往返数次
    - 同法刷后牙的舌面
    - 刷上前牙舌面，刷头竖放于牙面上，自上而下
    - 刷下前牙舌面，刷头竖放于牙面上，自下而上
    - 刷咬合面，刷毛指向咬合面，前后来回刷
  - 牙线剔牙法
    - 牙线两端分别缠在左右手中指上
    - 用示指与另一只手的拇指绷紧牙线，两指间的距离约5 cm
    - 用缓和的拉锯样的动作，将牙线拉入两牙之间，紧贴牙面成“C”字形
    - 漱口，以去除遗留下来的菌斑和食物残渣
  - 义齿的清洁与护理
    - 牙刷刷洗各面
    - 冷水冲洗干净
    - 浸泡在贴有标签的冷水杯中保存，每天换水一次
    - 禁止用酒精或热水浸泡

图1-7-1-2 一般口腔护理

三 常用漱口液的选择

常用漱口液的选择见图 1-7-1-3。

- 常用漱口液的选择
  - 口腔pH为中性时
    - 0.9%氯化钠溶液：清洁口腔，预防感染
    - 朵贝儿溶液（复方硼酸溶液）：抑菌，除口臭
    - 0.02%呋喃西林溶液：清洁口腔，广谱抗菌
  - 口腔pH偏酸性时
    - 1%～3%过氧化氢：抗菌防臭，用于口腔有溃烂、坏死组织者
    - 1%～4%碳酸氢钠溶液：碱性溶液，适用于真菌感染
  - 口腔pH偏碱性时
    - 2%～3%硼酸溶液：抑菌，清洁口腔
    - 0.1%醋酸溶液：用于铜绿假单胞菌感染
    - 0.08%甲硝唑溶液：用于厌氧菌感染

图 1-7-1-3 常用漱口液的选择

四 特殊口腔护理

特殊口腔护理见图 1-7-1-4。

- 特殊口腔护理
  - 目的
    - 保持口腔清洁、湿润、舒适，预防口腔感染等并发症
    - 去除口臭、牙垢，增进食欲
    - 观察口腔黏膜和舌苔变化，提供疾病相关信息
  - 评估
    - 患者评估
      - 口腔状况
        - 口唇：颜色，湿润度，有无干裂、出血、疱疹等
        - 口腔黏膜：颜色，有无出血、溃疡、感染、疱疹等
        - 牙和牙龈：牙的数量，颜色，有无义齿、龋齿，牙龈有无出血及萎缩等
        - 舌和舌苔：颜色，厚薄，有无溃疡、肿胀，腭部、扁桃体有无异常等
        - 口腔有无异味
      - 患者疾病情况及自理能力
      - 患者卫生习惯
      - 患者心理反应和合作程度
      - 患者所具备的口腔护理的知识情况
    - 环境评估：病室整洁，光线适宜
  - 计划
    - 护士准备：着装整洁，洗手，戴口罩
    - 用物准备：一次性口腔护理包、压舌板、漱口水（根据患者口腔情况选择）、漱口杯、吸管、棉签、治疗巾，必要时备开口器。手电筒、手消液、口腔外用药，必要时备pH试纸

图 1-7-1-4 特殊口腔护理

- 操作要点
  - 核对解释
  - 体位为侧卧或仰卧，头偏向一侧
  - 妥善安置用物
  - 漱口（昏迷患者禁忌）
  - 评估、观察口腔
  - 按照从臼齿到门齿，由外到内，先上后下的顺序清洗口腔
  - 协助漱口（昏迷患者禁忌）
  - 涂药观察
  - 清洁整理
  - 洗手记录
- 注意事项
  - 擦洗时夹紧棉球，棉球应包裹钳端，每次只夹一个，动作要轻柔
  - 昏迷患者禁忌漱口
  - 需用张口器时，应从臼齿处放入
  - 操作前和操作后均应清点棉球数
  - 如有活动义齿，应取下清洗、浸泡，放置在冷水中保存
  - 传染病患者用过的物品按隔离消毒原则处理
  - 气管插管患者须及时吸引漱口液
- 评价
  - 患者口腔清洁、满意
  - 口腔感染减轻或痊愈
  - 患者及家属掌握了口腔护理的相关知识

图 1-7-1-4　特殊口腔护理（续）

第二节　头 发 护 理

床上洗发见图 1-7-2-1。

- 床上洗发
  - 目的
    - 去除头皮屑及污垢，使头发清洁，减少感染机会
    - 按摩头皮，刺激头部血液循环，促进头发的生长和代谢
    - 患者舒适，促进身心健康，建立良好的护患关系
  - 评估
    - 患者评估
      - 全身情况：患者目前的病情、生命体征、意识状态及自理能力等情况
      - 局部情况：患者头部卫生情况，观察有无头皮损伤
      - 心理状态：心理反应及合作程度
      - 健康知识：对保持头发清洁的重要性和有关护理知识的认知情况
    - 环境评估：酌情关闭门窗、屏风遮挡，调节适宜的室温
  - 计划
    - 护士准备：护士仪表着装整洁，修剪指甲，洗手、戴口罩
    - 用物准备：洗头器、脸盆、污物桶、大小橡胶单、浴巾、毛巾、纱布、棉球、量杯、水壶内盛有40～45 ℃热水、洗发液、梳子、电吹风

图 1-7-2-1　床上洗发

- 操作要点
  - 核对解释
  - 安置体位：仰卧位，上半身斜向床边，移枕于肩下
  - 铺巾固定：毛巾围于颈下，用棉球塞住双外耳道，纱布遮盖双眼。将洗头盆置于患者后颈下
  - 床上洗发：淋湿头发，涂上洗发液。由发际至脑后用指腹轻轻地按摩头皮，用温水冲净
  - 擦干梳理：解下颈部毛巾，擦干面部，取下纱布和棉球，用毛巾包好头发。擦干或吹干头发并梳理，协助患者取舒适卧位
  - 整理记录
- 注意事项
  - 操作中动作轻柔，力度适中，不可用指甲抓洗
  - 随时观察患者的病情变化，身体极度虚弱的患者不宜在床上洗发
  - 注意调节室温和水温，及时擦干头发，防止患者受凉
  - 洗发过程中防止污水溅入眼及耳内，并避免沾湿衣服和床单
  - 洗发时间不宜过长，以免引起头部充血、疲劳或造成患者不适
  - 保持与患者沟通，及时了解其感受并酌情处理
- 评价
  - 操作时动作轻、稳，保证患者安全，正确运用节力原则
  - 洗发过程中患者无不适，无病情改变
  - 洗发后患者感到清洁舒适

图 1-7-2-1　床上洗发（续）

第三节　皮 肤 护 理

一　床上擦浴

床上擦浴见图 1-7-3-1。

- 床上擦浴
  - 目的
    - 去除污垢，保持皮肤清洁干燥，促进患者舒适
    - 促进皮肤血液循环，预防皮肤感染及压疮等并发症的发生
    - 活动肢体使肌肉放松，防止肌肉挛缩和关节僵硬
    - 观察患者皮肤有无异常，为临床诊治提供依据
  - 评估
    - 患者评估
      - 全身情况：患者的病情、意识状态、肢体活动能力、自理能力等
      - 局部情况：患者的皮肤卫生状况，有无破损及伤口等情况
      - 心理状态：心理反应及合作程度
      - 健康知识：患者的清洁习惯及对皮肤清洁卫生知识的了解程度
    - 环境评估：酌情关闭门窗、屏风遮挡，调节适宜的室温
  - 计划
    - 护士准备：护士仪表着装整洁，修剪指甲，洗手、戴口罩
    - 用物准备：脸盆、肥皂、浴巾、2条毛巾、水桶（水温50～52 ℃）、污水桶、清洁衣裤、50%乙醇、屏风、便盆等

图 1-7-3-1　床上擦浴

- 操作要点
  - 核对解释
  - 安置体位
  - 调床备水
  - 擦洗面、颈部顺序：眼（由内眦向外眦）、额部、颊部、鼻翼、人中、耳后、下颌直到颈部
  - 擦洗上身：脱下上衣（先协助患者脱下近侧或健侧的衣袖，再脱另一侧衣袖）。按顺序擦洗双上肢、胸腹部
  - 擦背按摩：擦洗后颈、背、臀部，用50%乙醇按摩背部。先协助患者穿远侧或患侧的衣袖，再穿另一侧衣袖
  - 擦洗下肢、泡脚
  - 清洁会阴
  - 换清洁衣裤
  - 安置患者
  - 清理用物
  - 洗手记录
- 注意事项
  - 护士应遵循省力原则，及时换水，水温要适宜
  - 腋窝、腹股沟等皮肤褶皱处应擦洗干净
  - 注意保护患者隐私
  - 擦洗在15 ~ 30 min完成。患者出现寒战、面色苍白、脉速等征象时，应立即停止擦洗
- 评价
  - 患者皮肤清洁，未发生皮肤破损、受凉，感觉舒适和安全
  - 操作者动作敏捷、轻稳，护患沟通良好

图 1-7-3-1　床上擦浴（续）

二 卧床患者更换床单法

卧床患者更换床单法见图1-7-3-2。

- 卧床患者更换床单法
  - 目的
    - 保持病床平整，使患者舒适，预防压疮等并发症的发生
    - 保持病室整洁、美观
  - 评估
    - 患者评估
      - 全身情况：患者目前病情、自理能力、卫生状况、意识状态等
      - 局部情况：患者皮肤有无破损、伤口、引流管等
      - 心理状态：患者有无焦虑反应等
      - 健康知识：患者有无自我护理的基本知识及对疾病的认识
    - 环境评估：病室内无其他患者进餐或治疗
  - 计划
    - 护士准备：护士仪表着装整洁，修剪指甲，洗手、戴口罩
    - 用物准备：清洁大单、中单、被套、枕套、床刷、浸有消毒液的床刷套（以不滴水为宜）等

图 1-7-3-2　卧床患者更换床单法

- 操作要点
  - 核对解释，关好门窗，移开床旁桌椅
  - 更换大单
    - 更换近侧
      - 松开床尾盖被，协助患者侧卧于床的对侧
      - 嘱患者手握住对侧床挡，松开近侧各层单
      - 将污染的中单卷入患者身下，扫净橡胶单，搭于患者身上
      - 再将污染大单卷入患者身下扫净床褥
      - 铺清洁大单，中缝和床中线对齐，一半塞于患者身下
      - 近侧的大单自床头、床尾、中间先后展平拉紧，折成直角或斜角塞入垫下
      - 放平橡胶中单，铺清洁中单，一起塞入床垫下
    - 更换对侧
      - 协助患者卧于近侧清洁单上，拉好床档
      - 转至对侧，松开各层单，将污染的中单卷起置于床尾，扫净橡胶中单，搭于患者身上
      - 将污染的大单卷至床尾，连同中单撤出投入污衣袋
      - 扫净床垫，依次将清洁大单、橡胶中单、中单逐层拉平铺好
      - 协助患者平卧
  - 更换被套
    - 铺清洁被套于盖被上，打开污被套尾端开口，从污被套内取出棉胎
    - 套于清洁被套内，撤出污被套
    - 系好被尾带子，折成被筒，被尾塞于床垫下
  - 更换枕套
    - 一手托起患者头部，另一手迅速取出枕头
    - 取下污枕套，将枕芯套于清洁枕套内，置于患者头下
  - 整理病床：协助患者取舒适卧位，桌椅还原
  - 处理用物：用物按消毒隔离原则处理，洗手
- 注意事项
  - 操作过程中防止患者坠床，保护患者安全
  - 带有引流管时要防止管扭曲、受压或脱落
  - 注意为患者保暖，防止受凉感冒
  - 操作者动作敏捷，注意省力
  - 操作过程中注意观察患者病情变化，一旦出现异常，立即停止操作，及时处理
- 评价
  - 患者感觉舒适、安全
  - 操作者动作轻、稳、省力
  - 床单位整洁美观，护患沟通有效，满足患者身心需求

图 1-7-3-2　卧床患者更换床单法（续）

第四节　压疮的预防及护理

一　定义

压疮（pressure sores）也称压力性溃疡，是由于局部组织长期受压，导致血液

循环障碍，发生持续缺血、缺氧、营养不良而致的组织溃烂和坏死。

二 压疮发生的原因

压疮发生的原因见图1-7-4-1。

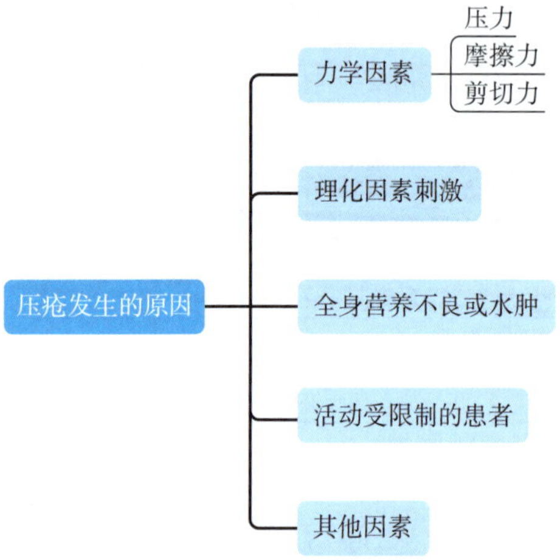

图1-7-4-1　压疮发生的原因

三 压疮的好发部位

压疮的好发部位见图1-7-4-2。

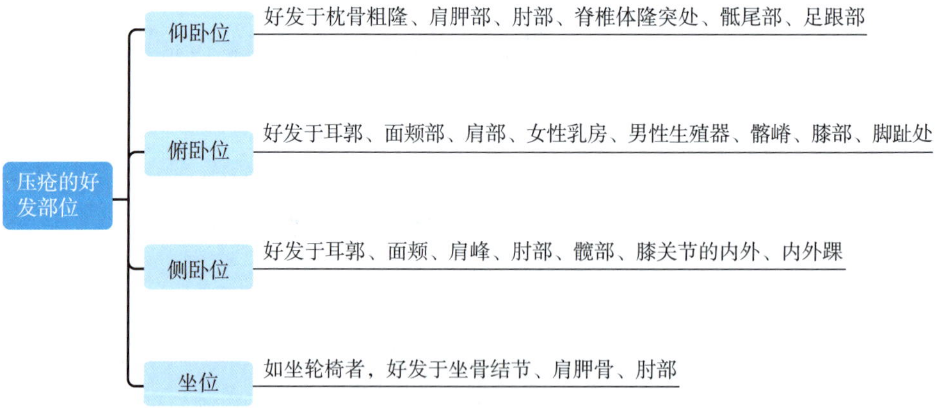

图1-7-4-2　压疮的好发部位

四 压疮的预防措施

护士要做到七勤：勤观察、勤翻身、勤按摩、勤擦洗、勤更换、勤整理、勤交班。压疮的预防措施见图 1-7-4-3。

- 压疮的预防措施
  - 避免局部组织长期受压
    - 定时翻身：每隔2 h翻身一次，必要时1 h翻身一次。并建立床头翻身卡
    - 保护骨隆突处和支持身体空隙处
    - 正确使用石膏绷带、夹板、牵引或其他矫正器械
    - 对吸氧管、尿管等保留体内的导管和连接医疗仪器导线的患者受压部位进行观察和保护
  - 避免局部理化因素的刺激
    - 保持皮肤清洁和干燥
    - 减少摩擦力和剪切力
    - 促进局部皮肤血液循环
    - 增强全身营养
    - 健康教育

图 1-7-4-3　压疮的预防措施

五 压疮的分期

压疮的分期见图 1-7-4-4。

- 压疮的分期
  - 淤血红润期
    - 表现为红、肿、热、麻木或有触痛
    - 解除压力30 min后，症状仍存在，肤色无法恢复正常
  - 炎性浸润期
    - 局部红肿向外浸润、扩大
    - 受压部位呈紫红色，皮下有硬结
    - 可出现水疱，水疱表皮破溃，露出潮湿红润的创面，患者有痛感
    - 仅限于表皮和/或真皮层破损
  - 溃疡期
    - 浅度溃疡期：浅层组织感染，真皮层疮面有黄色渗出液，表面有脓液流出或覆盖，溃疡形成，患者疼痛加重
    - 坏死溃疡期：脓性分泌物增多，有臭味，感染向周边及深部扩展，侵入真皮下层和肌肉层，坏死组织发黑，可深达骨骼，甚至引起败血症

图 1-7-4-4　压疮的分期

六 压疮的治疗和护理

压疮的治疗和护理见图1-7-4-5。

- 压疮的治疗和护理
  - 全身治疗及护理
    - 积极治疗原发病，去除导致压疮的危险因素
    - 增加全身营养
    - 局部感染明显者应遵医嘱抗感染治疗
    - 加强心理护理和健康教育
  - 局部治疗及护理
    - 淤血红润期：原则是去除危险因素，积极采取各种措施，避免压疮继续发展
      - 防止局部继续受压，增加翻身次数
      - 避免摩擦、潮湿等因素的刺激
      - 保持受压部位皮肤清洁、干燥
      - 促进局部血液循环，局部可用红外线灯或烤灯照射，也可酌情采用湿热敷
    - 炎性浸润期：原则是保护皮肤，避免感染
      - 小水疱：减少摩擦，防止破裂
      - 大水疱
        - 消毒局部皮肤，抽出水疱内液体（不可剪去表皮）
        - 用棉签使水疱内残余的液体流出，保持皮肤完整
        - 疮面每天用0.5% ~ 20%聚维酮碘棉签涂抹4 ~ 6次
        - 可用红外线照射保持疮面干燥，避免疮面再受压
      - 水疱破裂尚未感染
        - 应消毒创面及其周围皮肤，再用无菌敷料包扎
        - 渗出多时，可配合红外线照射，使疮面干燥，减少渗出
    - 溃疡期：原则是解除压迫，清洁创面，祛腐生新，促进创面愈合
      - 继续避免局部受压，保持局部清洁干燥
      - 疮面处理：根据伤口情况，按外科换药法给予相应处理
      - 药物治疗
      - 物理疗法：采用鹅颈烤灯照射疮面，每天1 ~ 2次，每次10 ~ 15 min，或用红外线照射，每天1 ~ 2次，每次30 min
      - 局部氧疗
      - 外科手术治疗

图1-7-4-5　压疮的治疗和护理

第五节 晨晚间护理

晨晚间护理见图 1-7-5-1。

- 晨晚间护理
  - 晨间护理
    - 目的
      - 使患者清洁舒适，预防压疮、坠积性肺炎等并发症的发生
      - 保持病室及病床的整洁、舒适、美观
      - 观察了解病情，为诊断、治疗和护理计划的制订提供依据
      - 进行心理护理及卫生宣传，满足患者的身心需要
    - 操作要点
      - 对于能离床活动、病情较轻的患者，鼓励其自行排便、洗漱
      - 护士用消毒毛巾进行湿式扫床，根据清洁程度更换床单，整理好床单
      - 对于病情较重的患者，如危重、高热、昏迷、瘫痪、大手术后或年老体弱者，护士应协助患者完成晨间护理
  - 晚间护理
    - 目的
      - 保持病室安静、病床整洁、空气流通，使患者清洁舒适，易于入睡
      - 观察病情，了解患者心理需求，做好身心护理，预防并发症
    - 操作要点
      - 协助能离床活动病情较轻的患者排便、刷牙、漱口
      - 病情较重患者给予特殊口腔护理，洗脸、洗手，擦洗背、臀，热水泡脚，女患者给予会阴冲洗
      - 检查全身皮肤受压情况，按摩背部及骨隆突部位
      - 根据情况更换衣服和床单，安置舒适卧位，协助排便，做好护理记录
      - 保持病室安静，保持空气流通，调节光亮及室温，创造良好的睡眠环境
      - 帮助患者养成良好的睡眠习惯，如按时就寝，晚餐不宜过饱，睡前不宜多饮水、喝浓茶等
      - 夜班护士巡视病房时动作应轻柔

图 1-7-5-1 晨晚间护理

（李洪霞 苏伟才）

第八章　生命体征的评估及护理

第一节　体温的评估及护理

一　正常体温概述

正常体温概述见图1-8-1-1。

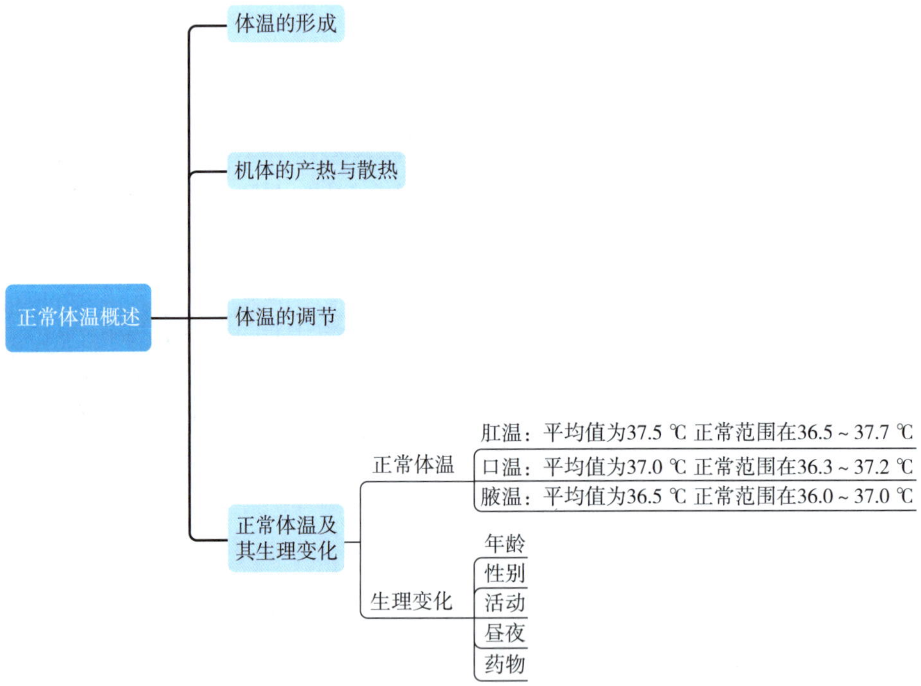

图1-8-1-1　正常体温概述

二 异常体温的观察和护理

异常体温的观察和护理见图1-8-1-2。

- 异常体温的观察和护理
  - 体温过高
    - 定义：机体体温升高超过正常范围
    - 发热程度：以口腔温度为例
      - 低热：37.3～37.9 ℃
      - 中等热：38.0～38.9 ℃
      - 高热：39.0～40.9 ℃
      - 超高热：41 ℃或以上
    - 发热过程及临床表现
      - 体温上升期：皮肤苍白、干燥无汗、畏寒甚至寒战
      - 高热持续期：面色潮红、皮肤灼热、口唇干燥、头痛头晕、全身不适、软弱无力、呼吸和脉搏加快
      - 体温下降期：大量出汗、皮肤潮湿
    - 常见热型
      - 稽留热（continuous fever）：体温持续在39～40 ℃，达数天或数周，24 h波动范围不超过1 ℃。常见于肺炎球菌肺炎、伤寒等
      - 弛张热（remittent fever）：体温在39 ℃以上，24 h内波动范围超过1 ℃，但最低体温仍高于正常水平。常见于败血症、风湿热、化脓性感染等
      - 间歇热（intermittent fever）：体温骤然升高至39 ℃以上，持续数小时或更长时间，然后又迅速下降至正常或正常以下，经过一个间歇，体温又升高，并反复发作，即高热期和无热期交替出现。常见于疟疾等
      - 不规则热（irregular fever）：体温变化无规律，且持续时间不定。常见于流行性感冒，肿瘤患者发热等
    - 体温过高患者的护理
      - 观察：一般每天测体温4次，高热时应每4 h测量一次，待体温恢复正常3天后，改为每天测量2次
      - 降温：物理降温或药物降温
      - 补充营养和水分：高热量、高蛋白、高维生素、易消化的流质或半流质食物。每天饮水2500～3000 ml
      - 基础护理：口腔护理、皮肤护理
      - 注意安全
      - 心理护理及健康教育
  - 体温过低

图1-8-1-2　异常体温的观察和护理

三 体温的测量

体温的测量见图 1-8-1-3。

- 体温的测量
  - 体温计的种类
    - 水银体温计
    - 电子体温计
    - 可弃式体温计
    - 其他
  - 体温计的消毒和检查
    - 消毒
      - 水银体温计消毒：消毒液浸泡后用清水冲洗擦干
      - 电子体温计消毒：只消毒电子感温探头部分，根据制作材料的性质选择不同的消毒方法，如浸泡、熏蒸
    - 检查：将全部体温计的水银甩至35 ℃以下，于同一时间放入已测好温度的36～40 ℃水中，3 min后取出检查，若误差在0.2 ℃以上、玻璃管有裂痕、水银自行下降则不能使用
  - 体温测量的方法
    - 目的
      - 判断体温有无异常
      - 动态监测体温变化，判断发热的分级，分析热型
      - 协助诊断，为预防、治疗、康复、护理提供依据
    - 评估
      - 患者评估
        - 测量部位皮肤黏膜情况
        - 测体温前30 min，有无运动、进食、饮冷热饮料、冷热敷、洗澡、坐浴、灌肠等
        - 患者对体温测量的目的、操作方法的了解程度
      - 环境评估：环境整洁安静，温湿度适宜，光线充足
    - 计划
      - 护士准备：衣帽整洁，修剪指甲，洗手，戴口罩
      - 用物准备：已消毒好的体温计、浸有消毒液的纱布、秒表、笔、记录本等
    - 操作要点
      - 核对
      - 安置体位
      - 测量体温
        - 测口温
          - 部位：一侧舌下热窝
          - 要求：闭紧口唇、不说话
          - 时间：3 min
        - 测腋温
          - 部位：腋窝深处
          - 要求：屈臂过胸
          - 时间：10 min
        - 测肛温
          - 部位：插入肛门3～4 cm
          - 要求：润滑肛表水银端
          - 时间：3 min

图 1-8-1-3　体温的测量

- 取表检视
- 安置患者
- 处理用物
- 洗手记录

- 注意事项
  - 测量体温前清点体温计数量并检查
  - 禁忌人群
    - 忌口温：婴幼儿、昏迷、精神异常、口腔疾患、口鼻手术、张口呼吸者
    - 忌肛温：直肠或肛门疾患及手术、腹泻、心肌梗死患者
    - 忌腋温：腋下有创伤、手术、炎症，腋下出汗较多，肩关节受伤或消瘦夹不紧体温计者
  - 发现患者体温与病情不符时，要查找原因，并给予复测
  - 为婴幼儿、危重病患者、躁动者测温时，应有专人守护，以防发生意外
- 评价
  - 操作方法正确，测量结果准确
  - 测量体温过程中患者感觉安全、舒适
  - 患者了解测量体温的相关知识
  - 护患沟通有效，充分体现人文关怀

图 1-8-1-3　体温的测量（续）

第二节　脉搏的评估及护理

一　脉搏的产生及生理变化

脉搏的产生及生理变化见图 1-8-2-1。

- 脉搏的产生及生理变化
  - 脉搏的产生
  - 脉搏的生理变化
    - 脉率：每分钟脉搏搏动的次数（频率）。正常成人在安静状态下脉率为60～100次/分。脉率受年龄、性别、体型、活动和情绪、饮食和药物等多种因素影响
    - 脉律：指脉搏的节律性，正常脉律跳动均匀规则，间隔时间相等
    - 脉搏强弱：触诊时血液流经血管的一种感觉，正常情况下脉搏每搏强弱相同
    - 动脉壁的情况：触诊动脉壁性质，正常动脉管壁柔软、光滑、有弹性

图 1-8-2-1　脉搏的产生及生理变化

二 异常脉搏的观察和护理

异常脉搏的观察和护理见图1-8-2-2。

- 异常脉搏的观察和护理
  - 异常脉搏的观察
    - 脉率异常
      - 速脉：成人安静状态下脉率超过100次/分，常见于发热、甲状腺功能亢进症、心力衰竭、血容量不足等
      - 缓脉：成人安静状态下脉率少于60次/分，常见于颅内压增高、房室传导阻滞、甲状腺功能减退症等
    - 节律异常
      - 间歇脉：一系列正常规则的脉搏中，出现一次提前而较弱的脉搏，其后有一较正常延长的间歇（代偿间歇），称间歇脉。如每隔一个正常搏动后出现一次期前收缩，则称为二联律；每隔两个正常搏动后出现一次期前收缩，则称为三联律
      - 脉搏短绌：同一单位时间内脉率少于心率，称为脉搏短绌，简称绌脉。特点是心律完全不规则，心率快慢不一，心音强弱不等。常见于心房颤动的患者
    - 强弱异常
      - 洪脉：脉搏强而大，见于高热、甲状腺功能亢进症、主动脉瓣关闭不全等
      - 细脉：脉搏弱而小，见于心功能不全、大出血、休克、主动脉瓣狭窄等
      - 交替脉：节律正常，强弱交替出现，见于高血压心脏病、冠状动脉粥样硬化性心脏病等
      - 水冲脉：脉搏骤起骤降，急促而有力，见于主动脉关闭不全，甲状腺功能亢进症等
      - 奇脉：吸气时脉搏明显减弱或消失，见于心包积液和缩窄性心包炎
    - 动脉壁异常：见于动脉硬化患者，动脉管壁变硬，失去弹性，触诊呈条索状如按在琴弦上，严重时则动脉迂曲甚至有结节
  - 异常脉搏的护理
    - 观察病情
    - 休息与活动
    - 氧疗
    - 心理护理
    - 健康教育
    - 备好急救药物及急救仪器设备

图1-8-2-2　异常脉搏的观察和护理

三 脉搏的测量

脉搏的测量见图1-8-2-3。

- 脉搏的测量
  - 脉搏测量的部位
    - 最常选择的诊脉部位是桡动脉
  - 脉搏测量的方法
    - 目的
      - 判断脉搏有无异常
      - 动态监测脉搏变化，间接了解心脏状况
      - 协助诊断，为预防、治疗、康复、护理提供依据
    - 评估
      - 患者评估
        - 测量部位皮肤情况，肢体活动度
        - 测脉搏前30 min，有无紧张、恐惧、哭闹、剧烈运动和进食等
        - 患者对脉搏测量的目的、操作方法的了解程度
      - 环境评估：环境整洁安静、温湿度适宜、光线充足
    - 计划
      - 护士准备：衣帽整洁，修剪指甲，洗手，戴口罩
      - 用物准备：秒表、笔、记录本、手消液，必要时备听诊器
    - 操作要点
      - 核对
      - 安置体位：卧位或坐位
      - 测量：护士用示指、中指、环指的指端按压在桡动脉处，按压力量以能清楚测得脉搏搏动为宜
      - 计数
        - 正常脉搏测量30 s，结果乘2为每分钟脉搏数
        - 脉搏短绌测量：由2名护士同时测量，一人听心率，一人测脉率，由听心率者发出“起”“停”命令，计时1 min
      - 记录
        - 如实将脉率数值记录在记录本上
        - 脉搏短绌记录方法：心率/脉率 次/分，如100/70次/分
      - 整理绘制体温单
    - 注意事项
      - 不能用拇指诊脉
      - 为偏瘫患者测脉搏时，应选择健侧肢体
      - 异常脉搏应测量1 min
    - 评价
      - 操作方法正确，测量结果准确
      - 测量脉搏过程中患者感觉安全、舒适
      - 患者了解测量脉搏的相关知识
      - 护患沟通有效，充分体现人文关怀

图1-8-2-3　脉搏的测量

第三节 血压的评估及护理

一 血压的概述及生理变化

血压的概述及生理变化见图1-8-3-2。

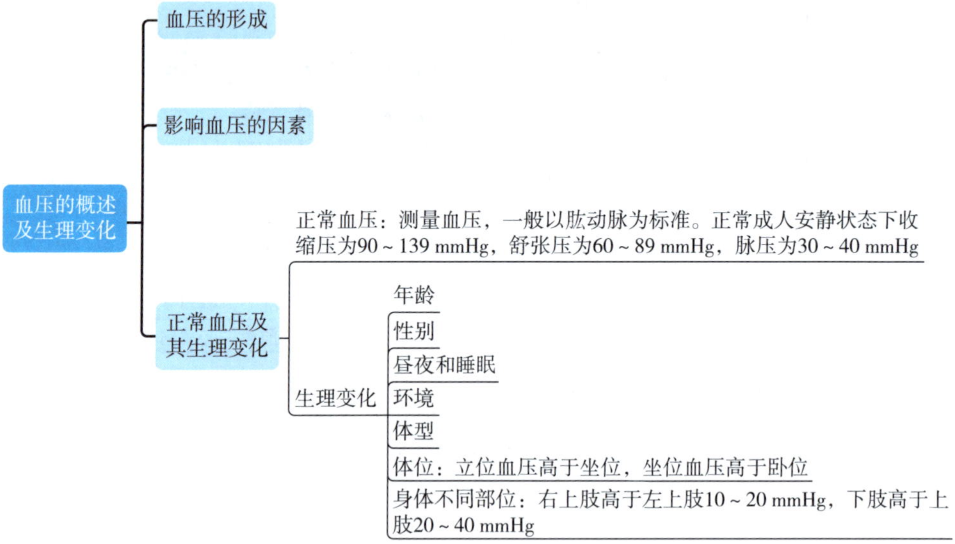

图1-8-3-1 血压的概述及生理变化

二 异常血压的观察和护理

异常血压的观察和护理见图1-8-3-2。

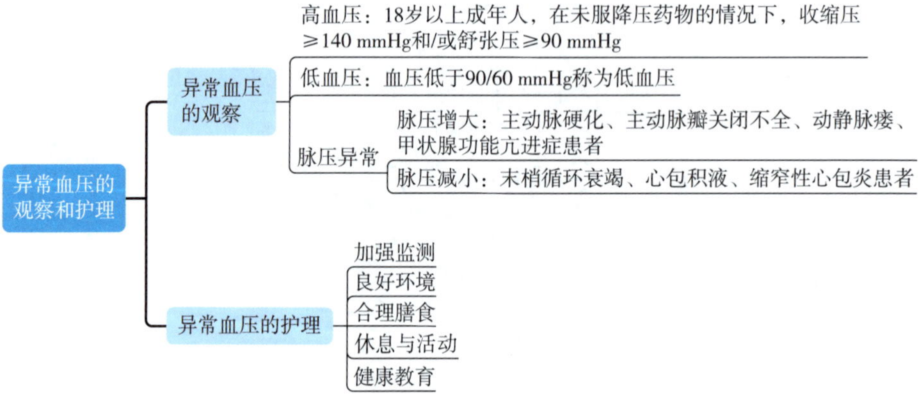

图1-8-3-2 异常血压的观察和护理

三 血压的测量

血压的测量见图1-8-3-3。

- 血压的测量
  - 血压计的种类和构造
    - 血压计的种类：主要有水银血压计、电子血压计和无液血压计
    - 血压计的构造：由加压气球、压力阀门和袖带组成
  - 血压测量的方法
    - 目的
      - 判断血压有无异常
      - 动态监测血压变化，间接了解循环系统的功能状况
      - 协助诊断，为预防、治疗、康复、护理提供依据
    - 评估
      - 患者评估
        - 既往血压状况、服药情况
        - 测量部位皮肤情况，肢体活动度
        - 测量血压前30 min，有无吸烟、运动、情绪波动、膀胱充盈等
        - 患者对血压测量的目的、操作方法的了解程度
      - 环境评估：环境整洁安静，温湿度适宜，光线充足
    - 计划
      - 护士准备：衣帽整洁、修剪指甲、洗手、戴口罩
      - 用物准备：血压计、听诊器、笔、记录本、手消液等
    - 操作要点
    - 核对解释
    - 安置体位：所测动脉、心脏和血压计“0”点应在同一水平线。①上肢。坐位时肱动脉平第4肋，卧位时肱动脉平腋中线。②下肢。侧卧位、仰卧位或俯卧
    - 缠袖带
    - 上肢：袖带平整缠于上臂中部，其下缘距肘窝2～3 cm，松紧以插入一指为宜
    - 下肢：袖带平整缠于大腿下部，其下缘距腘窝3～5 cm
    - 置听诊器：动脉搏动最明显处
    - 平稳充气：充气至肱动脉搏动消失再升高20～30 mmHg
    - 缓慢放气：每秒下降4 mmHg
    - 听音判断
    - 收血压计
    - 安置患者
    - 正确记录：收缩压/舒张压（mmHg）
    - 注意事项
      - 定期检测和校对血压计
      - 长期密切监测血压者应做到“四定”，即定时间、定部位、定血压计、定体位
      - 血压听不清或有异常时应重新测量
      - 排除引起血压误差的因素
        - 测量装置
        - 测量者
        - 受检者
        - 其他
    - 评价
      - 操作方法正确，测量结果准确
      - 测量血压过程中患者感觉安全、舒适
      - 患者了解测量血压的相关知识
      - 护患沟通有效，充分体现人文关怀

图1-8-3-3 血压的测量

第四节　呼吸的评估及护理

一　正常呼吸及生理变化

正常呼吸及生理变化见图1-8-4-1。

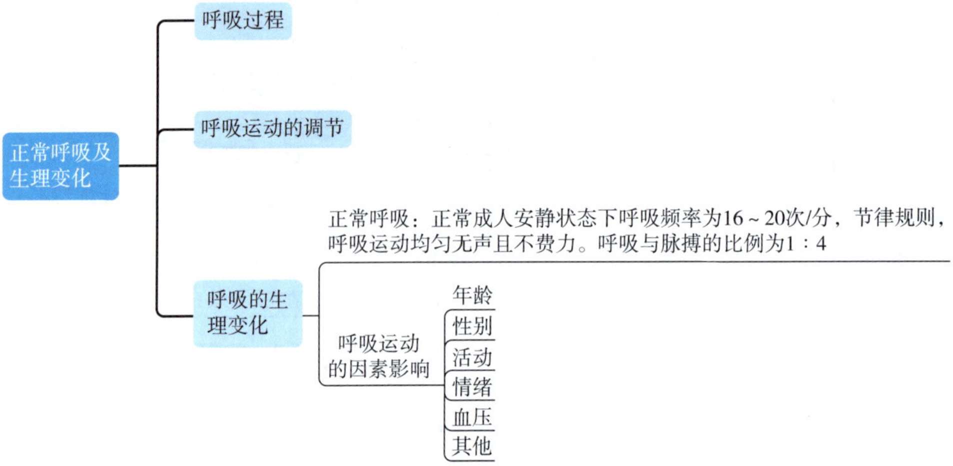

图1-8-4-1　正常呼吸及生理变化

二　异常呼吸的观察及护理

异常呼吸的观察及护理见图1-8-4-2。

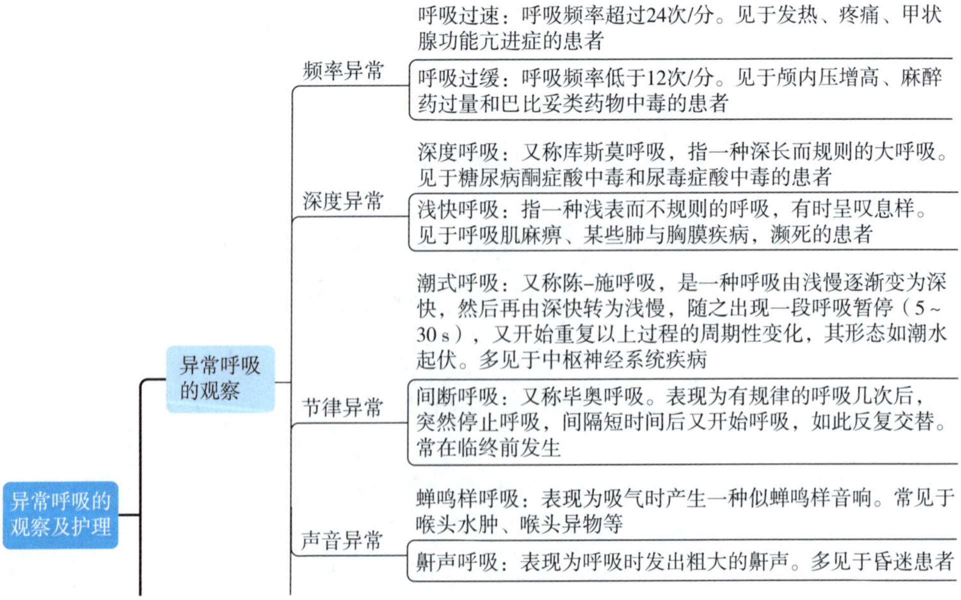

图1-8-4-2　异常呼吸的观察及护理

- 形态异常
  - 胸式呼吸减弱，腹式呼吸增强：由于肺、胸膜或胸壁的疾病导致
  - 腹式呼吸减弱，胸式呼吸增强，如由于腹膜炎、大量腹水、肝脾极度肿大、腹腔内巨大肿瘤等
- 呼吸困难
  - 吸气性呼吸困难：表现为吸气显著困难，吸气时间延长，有“三凹征”，见于气管阻塞、气管异物、喉头水肿等患者
  - 呼气性呼吸困难：表现为呼气费力，呼气时间延长，见于支气管哮喘、阻塞性肺气肿等患者
  - 混合性呼吸困难：表现为吸气、呼气均感费力，呼吸频率增加。常见于重症肺炎、广泛性肺纤维化、大面积肺不张、大量胸腔积液等
- 异常呼吸的护理
  - 加强观察
  - 保持呼吸道通畅
  - 吸入氧气
  - 提供舒适环境
  - 补充饮食和水分
  - 休息与活动
  - 心理护理
  - 健康教育

图 1-8-4-2　异常呼吸的观察及护理（续）

三　呼吸的测量

呼吸的测量见图 1-8-4-3。

- 呼吸的测量
  - 目的
    - 判断呼吸有无异常
    - 动态监测呼吸变化，间接了解呼吸系统功能状态
    - 协助诊断，为预防、治疗、康复、护理提供依据
  - 评估
    - 患者评估：测呼吸前30 min，有无运动、情绪变化等
    - 环境评估：环境整洁安静，温湿度适宜，光线充足
  - 计划
    - 护士准备：衣帽整洁、修剪指甲、洗手、戴口罩
    - 用物准备：秒表、笔、记录本，必要时备少许棉花
  - 操作要点
    - 核对
    - 安置体位
    - 观察：护士将测量脉搏的手放在动脉搏动处，眼睛观察患者胸部或腹部的起伏，一起一伏为一次呼吸，同时观察呼吸的频率、深度、节律、声音、形态有无异常，有无呼吸困难
    - 计数：正常呼吸测30 s，乘以2；异常呼吸或婴幼儿应测1 min
    - 记录
  - 注意事项
    - 呼吸受意识控制，测量呼吸时应不使患者察觉
    - 危重患者呼吸微弱，可用少许棉花置于患者鼻孔前，观察棉花被吹动的次数，计时1 min

图 1-8-4-3　呼吸的测量

四 清理呼吸道分泌物的护理技术

清理呼吸道分泌物的护理技术见图 1-8-4-4。

- 清理呼吸道分泌物的护理技术
  - 有效咳嗽
  - 叩击
  - 体位引流
  - 吸痰法
    - 概念：利用机械吸引的方法，经口、鼻、人工气道将呼吸道的分泌物吸出，以保持呼吸道通畅，预防吸入性肺炎、肺不张、呼吸困难、窒息等并发症的一种治疗方法
    - 适用范围：年老体弱、危重、昏迷、全身麻醉未清醒等原因引起的不能有效咳嗽、排痰的患者
    - 方法
      - 中心负压吸引装置吸痰法
      - 电动吸引器吸痰法
      - 注射器吸痰
      - 口对口吸痰
    - 目的
      - 清除呼吸道分泌物，保持呼吸道通畅
      - 促进呼吸功能，改善肺通气
      - 预防并发症
    - 评估
      - 医嘱评估：双人核对医嘱，明确目的
      - 患者评估：口腔、鼻腔黏膜情况，有无痰鸣音，双肺呼吸音情况等
      - 环境评估：整洁安静、温湿度适宜、光线充足
    - 计划
      - 护士准备：衣帽整洁，修剪指甲，洗手，戴口罩
      - 用物准备：中心负压吸引装置或电动吸引器、无菌吸痰管包、无菌0.9%氯化钠溶液、装有消毒液的玻璃瓶、弯盘，必要时备开口器、舌钳、压舌板等
    - 操作要点
      - 携用物至床旁，核对、解释
      - 检查口鼻
      - 挂贮液瓶
      - 装表调压：一般成人40.0～53.3 kPa，儿童<40.0 kPa
      - 安置体位
      - 试吸通畅
      - 插管吸痰：①先吸口咽部分泌物，再吸气管内分泌物。②吸痰手法。由深部左右旋转，并向上提管。③每次吸痰时间<15 s
      - 冲管整理
      - 检查观察
      - 安置患者
      - 处理用物
      - 洗手、记录
    - 注意事项
      - 吸痰前，检查装置性能良好
      - 严格执行无菌操作原则
      - 选择粗细适宜的吸痰管，动作宜轻稳、准确、敏捷
      - 每次吸痰时间<15 s，如需多次吸引，应间隔3～5 min
      - 贮液瓶应及时倾倒，不能超过容积的2/3满；贮液瓶内可放少量消毒液
      - 注意观察，如患者痰液黏稠，可雾化吸入
    - 评价
      - 吸痰方法正确，及时吸出呼吸道分泌物，无呼吸道黏膜损伤等并发症
      - 护患沟通有效，充分体现人文关怀

图 1-8-4-4　清理呼吸道分泌物的护理技术

五 氧气吸入疗法

氧气吸入疗法见图 1-8-4-5。

- 氧气吸入疗法
  - 缺氧的分类
    - 低张性缺氧
    - 血液性缺氧
    - 循环性缺氧
    - 组织性缺氧
  - 缺氧程度
    - 轻度低氧血症：PaO_2在50～70 mmHg，$PaCO_2$>50 mmHg，80%<SaO_2<95%
    - 中度低氧血症：PaO_2在35～50 mmHg，$PaCO_2$>70 mmHg，SaO_2在60%～80%
    - 重度低氧血症：PaO_2<35 mmHg，$PaCO_2$>90 mmHg，SaO_2<60%
  - 给氧标准和适应证
    - 给氧标准：血气分析检查是给氧的最可靠指标。当PaO_2<50 mmHg时，应给予吸氧
    - 氧疗适应证
  - 供氧装置
    - 供氧装置
      - 氧气筒
      - 氧气表
        - 压力表
        - 减压器
        - 安全阀
        - 流量表：根据流量表内浮标得知每分钟氧气的流出量
        - 湿化瓶：瓶内装1/3～1/2蒸馏水或灭菌注射用水，可湿化氧气和观察氧气流量
    - 中心管道供氧装置
  - 常用氧疗方法
    - 鼻导管给氧法
    - 鼻塞法
    - 面罩法
    - 头罩法
    - 氧气枕法
  - （未完）
    - 目的
      - 纠正缺氧状态
      - 促进组织新陈代谢，维持机体生命活动
    - 评估
      - 医嘱评估：双人核对医嘱，明确目的
      - 患者评估：鼻腔是否通畅，鼻腔黏膜有无红肿、炎症、出血，有无鼻中隔偏曲
      - 环境评估：环境整洁安静，温湿度适宜，光线充足，远离火源
    - 准备
      - 护士准备：衣帽整洁、修剪指甲、洗手、戴口罩
      - 用物准备：中心管道供氧装置或氧气筒，氧气表、湿化瓶、鼻导管、棉签、小药杯（内盛冷开水）、用氧记录单、笔、扳手等

图 1-8-4-5　氧气吸入疗法

- 氧气吸入疗法（鼻导管给氧法）
  - 操作要点
    - 核对
    - 安置体位
    - 清洁检查：湿棉签清洁双侧鼻腔并检查
    - 连接调节：将湿化瓶的出口与鼻导管相连，调节氧流量
    - 湿润
    - 插管固定：双侧鼻导管插入鼻腔内1 cm，将导管环绕患者耳部向下放置并调节松紧度
    - 记录
    - 观察
    - 停止用氧：先取下鼻导管，再关闭氧流量
    - 安置患者：舒适体位
    - 卸表
    - 用物处理
    - 洗手记录
  - 注意事项
    - 注意用氧安全
      - “四防”：防震、防火、防热、防油
      - 氧气筒周围严禁烟火及易燃品，距离暖气1 m以上，距离明火5 m以上
      - 搬运氧气筒时避免撞击
      - 氧气表及螺旋口勿涂油
    - 吸氧时，应先调节好氧气流量再插管；停止吸氧时先拔管再关闭氧气开关
    - 用氧监测
      - 缺氧症状有无改善
      - 氧疗不良反应：①氧中毒；②肺不张；③呼吸道分泌物干燥；④晶状体后纤维组织增生；⑤呼吸抑制
      - 实验室检查指标
    - 当氧气筒压力表指针降至0.5 MPa（5 kg/cm^2）时即不可再使用
  - 评价
    - 操作方法正确，测量结果准确
    - 测量呼吸过程中患者感觉安全、舒适
    - 患者了解测量呼吸的相关知识
    - 护患沟通有效，充分体现人文关怀

图1-8-4-5　氧气吸入疗法（续）

注：PaO_2．动脉血氧分压；$PaCO_2$．动脉血二氧化碳分压；SaO_2．动脉血氧饱和度。

（郝亚兴）

第九章 饮食与营养

第一节 概　述

一 饮食、营养与健康

（一）热能

人体维持血液循环、心脏搏动、呼吸等各种生命活动及从事体力活动需要消耗一定的能量。能量的主要来源为食物中的三大产能营养素。人体对热能的需要量因年龄、性别、身高、劳动强度、环境等而不同。

（二）营养素

1．蛋白质。
2．脂类。
3．糖类。
4．维生素。
5．矿物质。
6．水。
7．膳食纤维。

二 饮食、营养与疾病

（一）饮食结构不合理引起的疾病

1．营养缺乏疾病　佝偻病、骨软化症、维生素A缺乏症等。
2．营养过剩疾病　肥胖症、高血压、高脂血症、冠心病、糖尿病等。

（二）合理的饮食与营养是治疗疾病、促进健康的重要措施

现代营养学强调饮食、营养与健康的关系，特别是当机体处于疾病应激状态或康复休养期，应及时、合理地调整营养素的摄入。饮食治疗已被公认为某些疾病，如糖尿病、肥胖症等的重要防控措施，而当患者因疾病不能经口进食时，可以通过管饲或静脉途径供给营养。

第二节　医 院 饮 食

一 基本饮食

基本饮食见图 1-9-2-1。

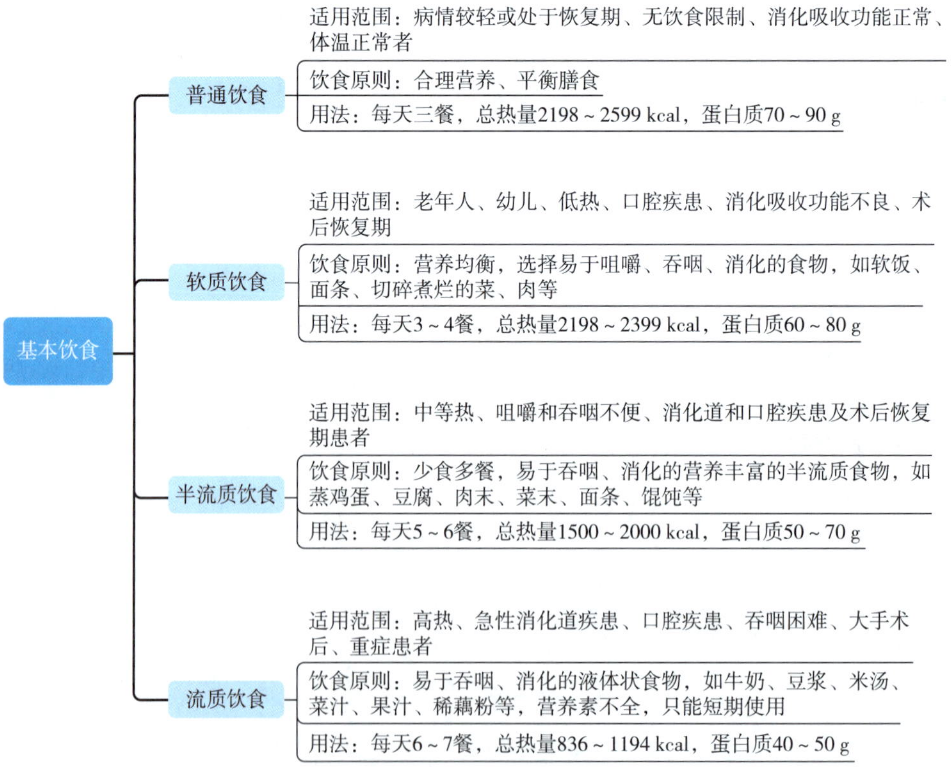

图 1-9-2-1　基本饮食

二 治疗饮食

治疗饮食见图 1-9-2-2。

- 治疗饮食
  - 治疗饮食的定义：根据疾病治疗需要，在基本饮食的基础上适当调整热能或营养素摄入，从而达到辅助治疗、促进健康的目的
  - 治疗饮食的种类
    - 高热量饮食
      - 适用范围：分解代谢增强或合成代谢不足的患者，如甲状腺功能亢进症、结核、恶性肿瘤、严重创伤、大面积烧伤、产妇和消瘦、营养不良患者
      - 饮食原则及方法：基本饮食基础上加餐2～3次，增加鸡蛋、牛奶、豆浆、蛋糕、巧克力、水果等
    - 低热量饮食
      - 适用范围：需要减轻体重、减轻机体代谢负荷者，如肥胖症、糖尿病、高脂血症、冠心病、高血压等
      - 饮食原则及方法：限制能量摄入，限制脂肪尤其是动物性脂肪和胆固醇的摄入，增加富含膳食纤维的蔬菜、水果等；减少食盐的摄入
    - 高蛋白饮食
      - 适用范围：用于高代谢性或慢性消耗性疾病，①结核、恶性肿瘤、烧伤、蛋白质不足的患者；②营养不良、贫血、低蛋白血症、肾病综合征等
      - 饮食原则及方法：在基本饮食的基础上添加富含蛋白质的食物，如肉类、鱼类、乳类、蛋类、豆类等
    - 低蛋白饮食
      - 适用范围：需限制蛋白质摄入者，如急性肾炎、急/慢性肾功能不全、尿毒症、肝性脑病等
      - 饮食原则及方法：成人蛋白质摄入应<40 g/d，视病情可减少至20～30 g/d，肾病患者应选用动物性蛋白，忌用豆制品；肝性脑病患者应以植物性蛋白为主
    - 低脂肪饮食
      - 适用范围：用于肝、胆、胰疾病，高脂血症、动脉粥样硬化、高血压、冠心病、肥胖症及腹泻等患者
      - 饮食原则及方法：限制食用油、肥肉、奶油、蛋黄、动物脑、煎炸食物的摄入，一般成人脂肪摄入<50 g/d，肝、胆、胰腺疾病患者可<40 g/d
    - 低胆固醇饮食
      - 适用范围：用于高脂血症、动脉粥样硬化、高血压、冠心病、肥胖症患者等
      - 饮食原则及方法：胆固醇摄入量<300 mg/d，禁用或少用含胆固醇高的食物，如动物内脏和脑、肥肉、动物油、鱼子、蛋黄等
    - 低盐饮食
      - 适用范围：用于心功能不全、急/慢性肾炎、肝硬化腹水、高血压、先兆子痫及各种原因所致的水肿者
      - 饮食原则及方法：食盐<2 g/d；禁用咸菜、咸蛋、咸肉、火腿、腊肠等腌制食物
    - 无盐低钠饮食
      - 适用范围：用于心功能不全、急/慢性肾炎、肝硬化腹水、高血压、先兆子痫及各种原因所致的水肿者，以及水肿或病情较重者
      - 饮食原则及方法：烹调时不加食盐或酱油，控制食物中自然钠量<0.5 g/d，忌用腌制食物及含钠高的食物，如含碱油条、挂面、汽水、苏打水、碳酸饮料等
    - 高膳食纤维饮食
      - 适用范围：用于便秘、肥胖症、高脂血症、糖尿病患者
      - 饮食原则及方法：选择富含膳食纤维的食物，如魔芋、韭菜、芹菜、玉米、豆类、笋、苹果、香蕉等

图1-9-2-2　治疗饮食

- 少渣或无渣饮食
  - 适用范围：用于伤寒、肠炎、腹泻、食管-胃底静脉曲张及消化道狭窄或手术的患者
  - 饮食原则及方法：食物应细软、少渣，不宜选用富含膳食纤维的食物；不宜选用含结缔组织多的动物肌腱及不易消化的肉类；不宜选用刺激性强的调味品及坚硬带碎骨、鱼刺的食物，瓜类需去皮
- 低嘌呤饮食
  - 适用范围：用于痛风患者及高尿酸血症者
  - 饮食原则及方法：限制外源性嘌呤摄入，少食用富含嘌呤的食物，如瘦肉、动物内脏、鱼类、禽类、豆类等，蛋白质供应以鸡蛋、牛奶为主，多饮水，忌饮酒

图 1-9-2-2　治疗饮食（续）

三 试验饮食

试验饮食见图 1-9-2-3。

- 试验饮食
  - 试验饮食的定义
    - 在特定时间内，通过调整饮食内容，提高实验检查结果的准确性，以协助疾病诊断的一类饮食
  - 试验饮食的种类
    - 隐血试验饮食
      - 适用范围：用于协助诊断有无消化道出血
      - 饮食原则及方法：诊断前3天内禁食肉类、动物血、肝脏、绿色蔬菜等含铁丰富的食物和药物，可以食用牛奶、豆制品、土豆、白菜、米饭、面条、馒头、梨、苹果等含铁低的食物。第4天留取粪便做粪便隐血试验
    - 胆囊造影饮食
      - 适用范围：用于检查胆囊、胆管形态和功能
      - 饮食原则及方法：造影前1日中午进食高脂肪餐，晚餐进食无脂肪、低蛋白质、高糖类食物；晚8时口服造影剂至次日第1次摄片时禁食、禁水、禁烟，如第1次摄片胆囊显影良好，可进食高脂肪餐，30 min后再次摄片检查
    - 肌酐试验饮食
      - 适用范围：用于评估肾小球滤过功能，测定肌酐系数
      - 饮食原则及方法：试验期3天内进食低蛋白饮食，蛋白摄入量<40 g/d，禁食肉类、鱼类、禽类等，主食<300 g/d，忌饮茶和咖啡。可食用土豆、藕粉、甜点心等含蛋白质低的食物，蔬菜、水果不限
    - 甲状腺^{131}I试验饮食
      - 适用范围：用于协助检查甲状腺功能
      - 饮食原则及方法：检查前2周禁食海带、紫菜、海蜇、海鱼、虾等富含碘的食物及影响甲状腺功能的药物；禁用碘伏、碘酊消毒皮肤
    - 尿浓缩功能试验饮食
      - 适用范围：用于协助检查肾小管浓缩功能
      - 饮食原则及方法：试验期1天内控制食物中水分总量在500～600 ml，蛋白质供给量约为1 g/（kg·d）；禁饮水及含水量高的食物；忌食过甜、过咸的食物。可进食含水量少的食物，如米饭、馒头、炒鸡蛋、土豆等
    - 葡萄糖耐量试验饮食
      - 适用范围：用于协助诊断糖尿病
      - 饮食原则及方法：试验前3天正常饮食。试验前禁食10～12 h。空腹采血后让患者进食100 g馒头，或者取葡萄糖100 g（或1.75 g/kg）溶于300～400 ml水中口服，分别于服后0.5 h、1 h、2 h、3 h取血标本测定血糖

图 1-9-2-3　试验饮食

第三节 饮食护理

一 饮食、营养评估

饮食、营养评估见图 1-9-3-1。

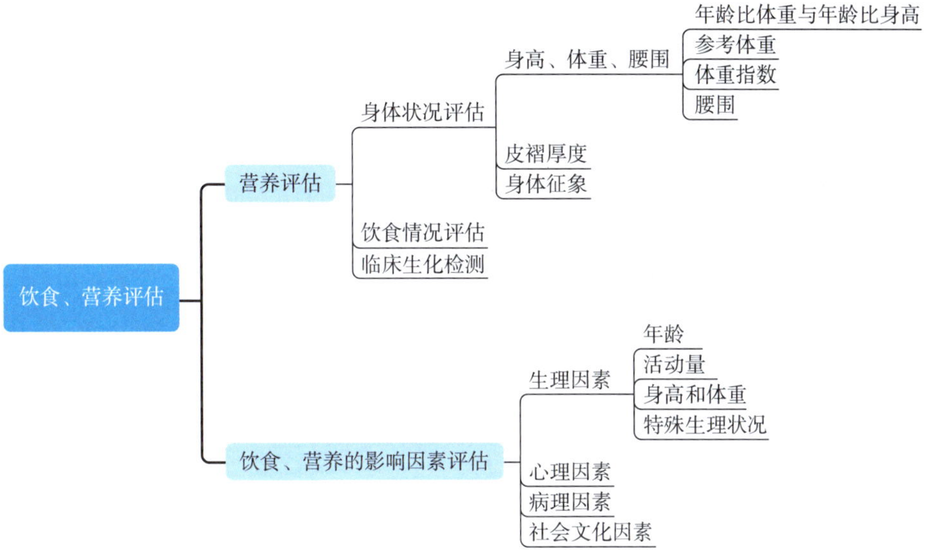

图 1-9-3-1　饮食、营养评估

二 一般饮食护理

一般饮食护理见图 1-9-3-2。

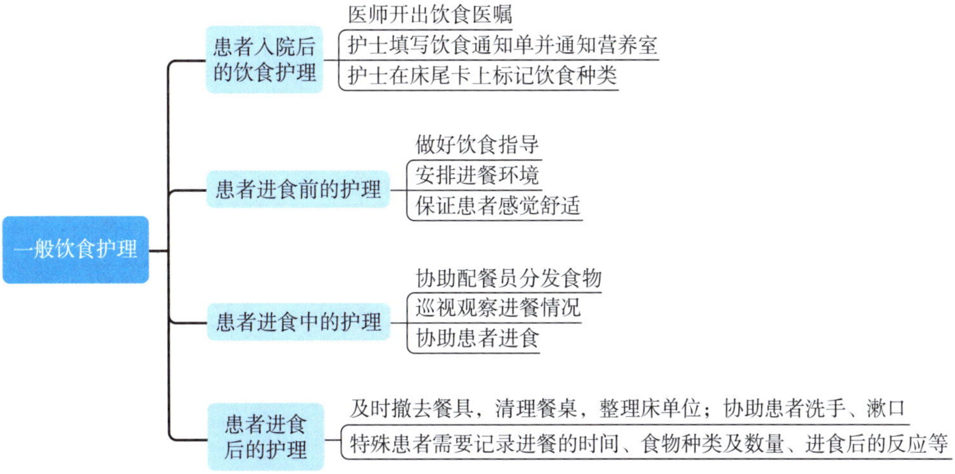

图 1-9-3-2　一般饮食护理

三 特殊饮食护理

（一）鼻饲法

鼻饲法见图1-9-3-3。

- 鼻饲法
  - 定义
    - 鼻饲法是指将胃管经鼻腔插入胃内，向胃管内输注流质食物、营养液、水和药物，以达到维持患者营养和治疗目的的方法
  - 目的
    - 经胃管输注食物、药物，以维持患者的营养和治疗
  - 适应证
    - 不能经口进食者，如昏迷、口腔疾患、口腔术后的患者
    - 不能张口的患者，如破伤风患者
    - 拒绝进食的患者
    - 早产儿及病情危重的患者
  - 禁忌证
    - 食管–胃底静脉曲张患者
    - 食管癌和食管梗阻患者
  - 评估
    - 核对医嘱
    - 患者评估
      - 全身状况：目前的病情，有无咀嚼、吞咽困难；食欲和进食方式，意识状态，活动能力，营养状态，鼻饲原因
      - 局部状况：鼻腔黏膜有无肿胀、炎症、出血，有无鼻中隔偏曲、鼻息肉、活动义齿，有无食管疾患等
      - 心理状态：有无焦虑、悲伤或忧郁反应，对鼻饲的认知与合作程度
      - 健康知识：患者对自身疾病、营养知识的认知情况
    - 环境评估：整洁、安静、明亮
  - 计划
    - 护士准备：着装整洁，洗手，戴口罩，具备相关知识
    - 用物准备
      - 插管用物：一次性硅胶胃管，治疗碗、弯盘（内置镊子1把、纱布2～3块）压舌板、治疗巾，一次性10 ml注射器，一次性手套、听诊器、胶布、夹子、液状石蜡、棉签、别针、温开水、吸管
      - 灌注用物：一次性50 ml注射器，流质饮食（温度在38～40 ℃）温开水，餐巾纸
      - 拔管用物：弯盘1个（内置镊子1把，纱布2块），治疗巾，棉签，松节油，一次性手套

图1-9-3-3　鼻饲法

- 操作流程
  - 插管
    - 核对解释
    - 安置卧位
    - 铺巾、置弯盘
    - 清理鼻腔
    - 测量润滑
    - 插管：插入14～16 cm时，清醒患者做吞咽，顺势插到指定深度（昏迷患者：左手托住患者头部，下颌骨贴近胸骨柄，顺势插入指定深度）
    - 确认胃管在胃内
    - 固定胃管
  - 喂食
    - 核对解释
    - 再次确认胃管在胃内
    - 灌注食物：先注入少量温开水，再注入鼻饲液或药液，最后注入少量温开水
    - 包裹末端
    - 固定
    - 整理用物
    - 脱手套
    - 洗手、记录
  - 拔管
    - 核对解释
    - 铺巾、置弯盘
    - 呼气时拔管
    - 清洁面部
    - 安置卧位
    - 整理用物
    - 洗手、记录
- 注意事项
  - 操作前评估患者情况
  - 每次灌食前应确认胃管在胃内
  - 注意灌注液的量、温度和间隔时间
  - 置管期间给予口腔护理2次/天
  - 定期更换胃管：橡胶胃管每周更换1次，硅胶胃管每月更换1次，聚氨酯胃管2个月更换1次
  - 配制好的流质饮食在4 ℃冰箱内保存，24 h内用完
- 评价
  - 患者理解插管意义并能主动配合
  - 护士操作方法正确，动作轻稳，不损伤黏膜，无其他并发症
  - 鼻饲饮食清洁，灌注食物量、速度、温度适宜，能满足患者的营养和治疗需要
  - 拔管后患者未出现不适反应

图 1-9-3-3　鼻饲法（续）

（二）要素饮食

要素饮食见图1-9-3-4。

- 要素饮食
  - 定义：一种由人工配制的无渣小分子物质组成的、营养素齐全且无须消化即可被肠道直接吸收的水溶性营养合成制剂，含人体所需的氨基酸、单糖、脂肪酸、维生素和矿物质等营养物质
  - 目的：用于临床营养治疗，提高危重患者对能量及各种营养素的摄入，以改善患者营养状况，达到治疗和促进康复的目的
  - 适应证：危重、超高代谢状态、严重营养不良和消化不良的患者
  - 禁忌证：3个月内的婴儿、消化道出血、顽固性呕吐、肠梗阻、腹膜炎等患者禁用；糖尿病和胃切除术后患者慎用
  - 应用方法
    - 口服法：每次50 ml，逐渐增加至每次100 ml，根据病情6～8次/天
    - 分次注入：用注射器通过鼻胃管注入，每次250～400 ml，4～6次/天
    - 间歇滴入：经输液管缓慢注入鼻胃管或造瘘管，每次400～500 ml，4～6次/天，每次输注持续时间为30～60 min
    - 连续滴注：12～24 h经营养管持续滴入或用营养泵恒速滴入，滴速可有40～60 ml/h逐渐递增至120～150 ml/h。多用于经空肠造瘘管喂养的患者
  - 注意事项
    - 配制、保存：配制时严格执行无菌操作，配制好的溶液放在4 ℃的冰箱内保存，24 h内用完
    - 温度：口服温度为38 ℃左右，鼻饲及经造瘘口注入的温度以41～42 ℃为宜
    - 注入量、速度和次数：一般滴注原则为从低浓度、小剂量、速度慢逐渐增加，患者耐受后再稳定配餐标准、用量和速度。停用要素饮食时，应逐渐减量
    - 管道维护：每次滴注前后用温开水或0.9%氯化钠溶液冲管
    - 加强巡视：滴注过程中应注意观察患者有无胃肠道反应及代谢方面的并发症
    - 定期检查评估：定期检查血糖、电解质、血尿素氮、肝功能等指标，观察并记录尿量、体重
  - 评价
    - 患者理解插管意义并能主动配合
    - 患者未出现胃肠道反应及代谢方面的并发症
    - 注入量、速度、次数、温度适宜，能满足患者的营养和治疗需要

图1-9-3-4　要素饮食

（三）肠外营养

肠外营养见图1-9-3-5。

- 肠外营养
  - 概念
    - 对胃肠道功能障碍的患者，通过静脉途径输注各种营养素，以维持机体新陈代谢、促进康复的一种营养治疗方法。可分为中心静脉营养和周围静脉营养
  - 目的
    - 用于临床营养治疗，改善患者营养状况，对于不能进食的患者，在没有消化酶参与的情况下，帮助其获得所需全部营养，并使消化道处于休息状态，达到营养支持、治疗疾病的目的
  - 适应证
    - 消化系统疾病：消化道瘘、炎性肠病、短肠综合征、急性重症胰腺炎、胃肠道梗阻、长期顽固性的恶心、呕吐、严重腹泻、食管贲门迟缓症等
    - 非消化系统疾病：大面积烧伤、严重复合伤、破伤风、严重感染、围手术期、急性肾衰竭、妊娠剧吐、神经性厌食、神志不清、腹膜炎、肿瘤化疗或放疗引起的胃肠道反应等
  - 禁忌证
    - 严重呼吸、循环衰竭患者、严重水电解质代谢和酸碱失衡患者慎用
  - 应用方法
    - 营养液配制：营养液配制时严格执行无菌操作，配制后立即使用，如不能立即使用，需放于4 ℃冰箱内保存，并于24 h内输完
    - 输入方法：可采用经周围静脉或中心静脉插管进入上腔静脉输注。目前临床上常采用PICC或经颈内静脉、锁骨下静脉、颈外静脉等将导管插入上腔静脉的方法
  - 注意事项
    - 导管护理
      - 每天消毒并更换敷料，每周做1次细菌培养
      - 肠外营养导管及营养袋每12～24 h更换1次
      - 加强巡视，观察液体滴入情况
      - 防止空气进入输液管
      - 禁止经中心静脉营养导管输血、抽血、监测中心静脉压等
      - 每次输注完毕应在静脉导管内推注肝素液封管
      - 拔管时严格执行无菌操作，并剪下导管尖端做细菌培养
    - 定期评估营养状况
      - 定期检查血常规、肝功能、电解质、血糖、尿糖、酮体及尿生化等
      - 记录24 h液体出入量，注意体重变化
    - 加强病情监测：监测生命体征，特别是体温，观察有无感染征象
  - 评价
    - 患者理解置管意义并能主动配合
    - 导管维护良好，未出现置管并发症
    - 患者未出现感染及代谢方面并发症
    - 注入量、速度、次数、温度适宜，能满足患者的营养和治疗需要

图 1-9-3-5　肠外营养

注：PICC．外周中心静脉导管。

（王国芳）

第十章　冷、热疗法

第一节　冷　疗　法

一　冷疗的作用

冷疗的作用见图1-10-1-1。

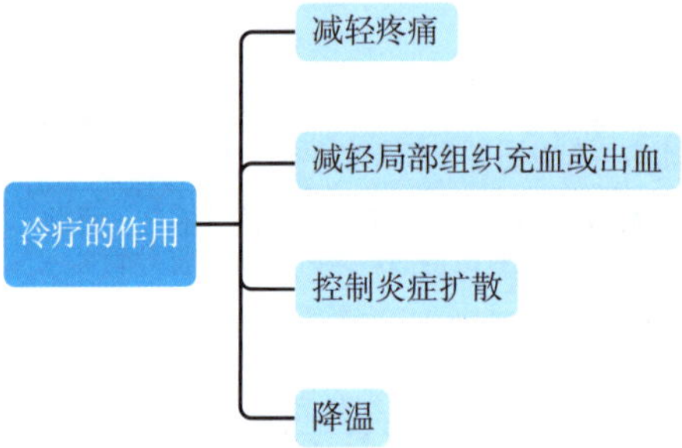

图1-10-1-1　冷疗的作用

二　冷疗的影响因素

冷疗的影响因素见图1-10-1-2。

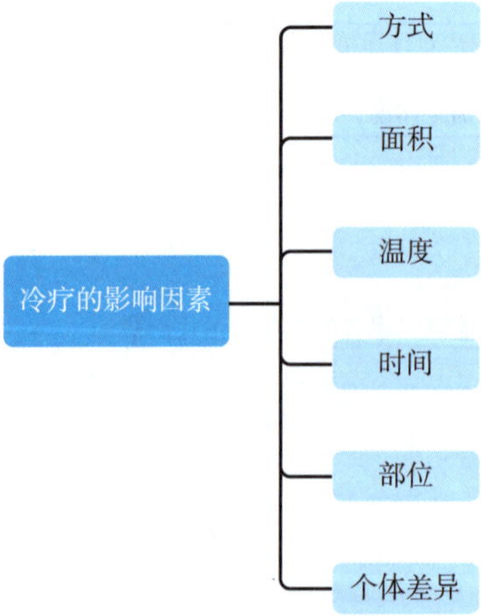

图1-10-1-2　冷疗的影响因素

三 冷疗的禁忌证

冷疗的禁忌证见图1-10-1-3。

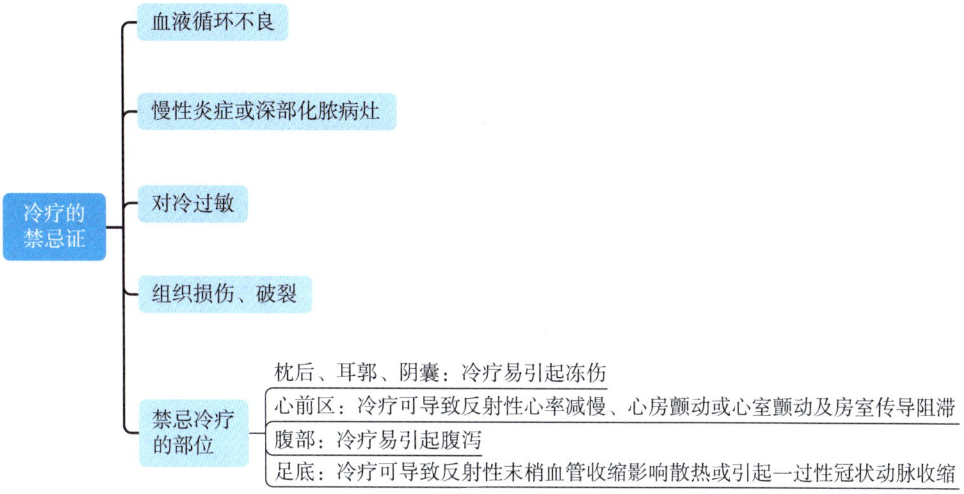

图1-10-1-3　冷疗的禁忌证

四 冷疗方法

冷疗分为局部冷疗和全身冷疗。局部冷疗包括冰袋、冰囊、冰帽、冰槽和冷湿敷法等，全身冷疗包括酒精拭浴和温水拭浴等。

（一）局部冷疗

局部冷疗见图1-10-1-4。

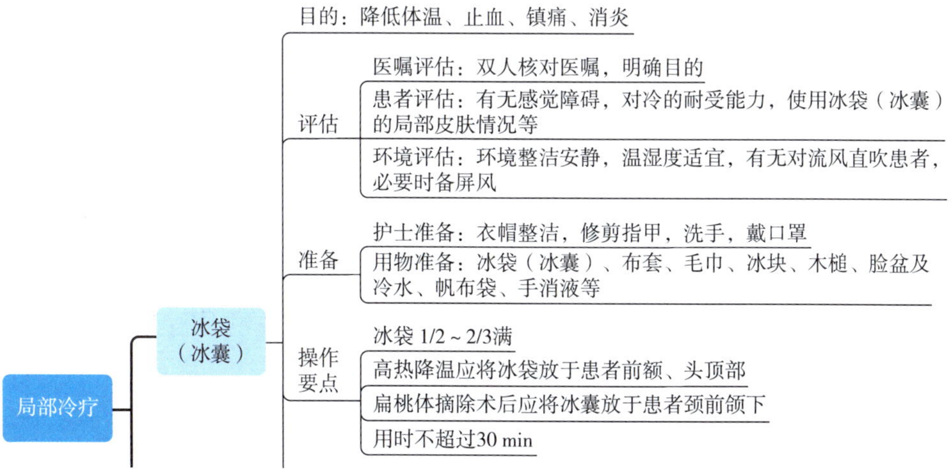

图1-10-1-4　局部冷疗

- 注意事项
  - 用冷部位出现苍白、青紫等情况时，应立即停止冷疗
  - 高热患者体温降至39 ℃以下时，应取下冰袋
  - 密切观察冰袋有无漏水，是否夹紧
- 评价
  - 操作方法正确，患者未发生冻伤，无不良反应，治疗效果有效
  - 护患沟通有效，充分体现人文关怀

冰帽（冰槽）

- 目的：降低头部温度，预防脑水肿
- 评估
  - 医嘱评估：双人核对医嘱，明确目的
  - 患者评估：有无感觉障碍，对冷的耐受能力，使用冰帽（冰槽）的局部皮肤情况等
  - 环境评估：环境整洁安静，温湿度适宜，有无对流风直吹患者
- 计划
  - 护士准备：衣帽整洁，修剪指甲，洗手，戴口罩
  - 用物准备：冰帽（冰槽）、木槌、冰块、盆及冷水、海绵、不脱脂棉球、凡士林纱布、肛表、手消液等
- 操作要点
  - 后颈部、双耳外侧垫海绵，避免冻伤
  - 每30 min测一次生命体征并记录
  - 肛温保持在33 ℃左右
- 注意事项
  - 密切观察头部皮肤色泽
  - 肛温不能低于30 ℃，以防发生心房、心室颤动或房室传导阻滞
  - 用时不超过30 min
- 评价
  - 操作方法正确，患者未发生冻伤，无不良反应，治疗效果有效
  - 护患沟通有效，充分体现人文关怀

冷湿敷法

- 目的：降低体温、止血、消肿、镇痛
- 评估
  - 医嘱评估：双人核对医嘱，明确目的
  - 患者评估：有无感觉障碍，对冷的耐受能力，使用冷湿敷的局部皮肤情况等
  - 环境评估：环境整洁安静，温湿度适宜，无对流风直吹患者，必要时屏风遮挡
- 计划
  - 护士准备：衣帽整洁，修剪指甲，洗手，戴口罩
  - 用物准备：小盆（内置冰水）、敷布、敷钳、凡士林、纱布、塑料薄膜、橡胶单、治疗巾等
- 操作要点
  - 患处涂凡士林（防止冻伤和保持冷效）
  - 每3～5 min更换一次敷布
  - 用时15～20 min
- 注意事项
  - 若为降温，冷湿敷30 min后测量体温并记录
  - 伤口部位冷湿敷需无菌
- 评价
  - 操作方法正确，患者未发生冻伤，无不良反应，治疗效果有效
  - 护患沟通有效，充分体现人文关怀

图1-10-1-4　局部冷疗（续）

（二）全身冷疗

全身冷疗见图 1-10-1-5。

- 全身冷疗（温水拭浴或酒精拭浴）
  - 目的
    - 降低体温
  - 评估
    - 医嘱评估：双人核对医嘱，明确目的
    - 患者评估：有无酒精过敏史，对冷的耐受能力，局部皮肤情况，有无影响拭浴的因素等
    - 环境评估：环境整洁安静，温湿度适宜，无对流风直吹患者，必要时屏风遮挡
  - 计划
    - 护士准备：衣帽整洁，修剪指甲，洗手，戴口罩
    - 用物准备：小盆内盛25%～35%酒精200～300 ml或温水2/3满（水温32～34 ℃）、小毛巾、热水袋及套、冰袋及套、酌情备清洁衣裤、大单、被套、便盆及便盆巾等
  - 操作要点
    - 头部置冰袋，既能降温又可防止头部充血
    - 足底置热水袋，既能促进足底血管扩张，减轻头部充血又能使患者舒适
    - 拍拭顺序
      - 双上肢：颈外侧→肩→上臂外侧→前臂外侧→手背；侧胸→腋窝→上臂内侧→前臂内侧→手心
      - 背部：背部→腰部→臀部
      - 双下肢：髋部→下肢外侧→外踝→足背；腹股沟→下肢内侧→内踝；臀下→下肢后侧→腘窝→足跟
  - 注意事项
    - 大血管处（腋窝、肘窝、腹股沟、腘窝）稍用力拍拭，并适当延长拍拭时间
    - 胸前区、腹部、后颈、足心等部位禁忌拍拭
    - 拭浴过程中密切观察患者反应和局部皮肤情况
    - 应拍拭，避免摩擦方式，因摩擦产热
    - 酒精拭浴禁用于新生儿和血液病患者
  - 评价
    - 操作方法正确，患者未发生不良反应，治疗达到预期效果
    - 护患沟通有效，充分体现人文关怀

图 1-10-1-5　全身冷疗

第二节　热　疗　法

一　热疗的作用

热疗的作用见图 1-10-2-1。

- 热疗的作用
  - 促进炎症消散或局限
  - 减轻疼痛
  - 减轻深部组织充血
  - 保暖

图 1-10-2-1　热疗的作用

二 热疗的影响因素

热疗的影响因素见图1-10-2-2。

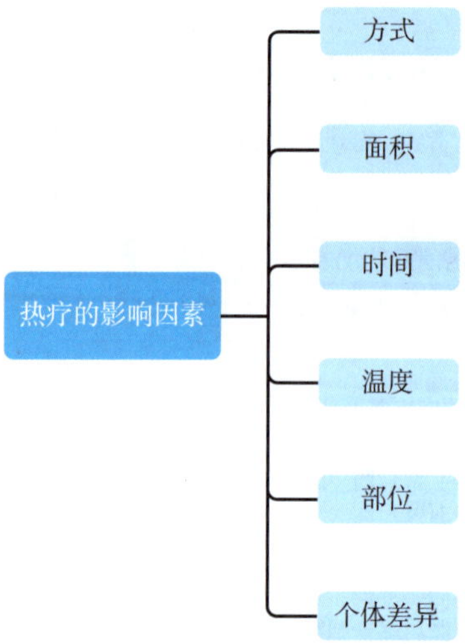

图1-10-2-2 热疗的影响因素

三 热疗的禁忌证

热疗的禁忌证见图1-10-2-3。

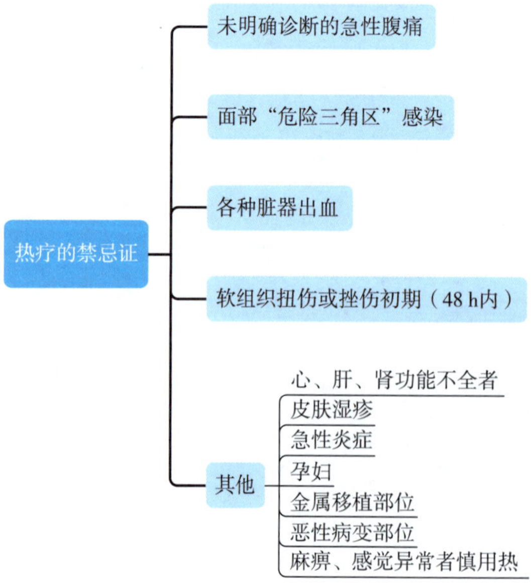

图1-10-2-3 热疗的禁忌证

四 热疗的方法

热疗包括干热疗法和湿热疗法。干热疗法包括热水袋和烤灯。湿热疗法包括热湿敷、热水坐浴和局部温水浸泡。

（一）干热疗法

干热疗法见图 1-10-2-4。

- 干热疗法
  - 热水袋
    - 目的：保暖、解痉、镇痛、舒适
    - 评估
      - 医嘱评估：双人核对医嘱，明确目的
      - 患者评估：有无感觉障碍，对热的耐受能力，使用热水袋的局部皮肤情况等
      - 环境评估：环境整洁安静，温湿度适宜，有无对流风直吹患者，必要时屏风遮挡
    - 准备
      - 护士准备：衣帽整洁，修剪指甲，洗手，戴口罩
      - 用物准备：热水袋及布套、水温计、毛巾、水壶内盛热水（水温60～70 ℃）等
    - 操作要点
      - 热水1/2～2/3满
      - 感觉迟钝、婴幼儿、老年人、末梢循环不良、昏迷等患者水温应低于50 ℃
      - 用时不超过30 min
    - 注意事项
      - 加强巡视，检查热水袋有无破损、漏水
      - 密切观察患者局部皮肤情况
      - 炎症部位热敷热水袋灌1/3满，避免压迫局部引起患者疼痛
    - 评价
      - 操作方法正确，患者未发生烫伤等不良反应，治疗效果有效
      - 护患沟通有效，充分体现人文关怀
  - 烤灯的使用
    - 目的：消炎、解痉、镇痛、促进创面干燥、结痂和肉芽组织生长
    - 评估
      - 医嘱评估：双人核对医嘱，明确目的
      - 患者评估：有无感觉障碍，对热的耐受能力，使用烤灯的局部皮肤情况等
      - 环境评估：环境整洁安静，温湿度适宜，无对流风直吹患者，必要时屏风遮挡
    - 准备
      - 护士准备：衣帽整洁，修剪指甲，洗手，戴口罩
      - 用物准备：红外线灯或鹅颈灯，必要时备有色眼镜或湿纱布等
    - 操作要点
      - 灯距30～50 cm
      - 照射时间20～30 min
      - 照射局部皮肤出现红斑或桃红色为合适
      - 照射面颈部、前胸部时，用湿纱布遮盖双眼或嘱患者戴有色眼镜
    - 注意事项
      - 治疗过程中密切观察患者反应和局部皮肤有无异常
      - 意识不清、局部感觉障碍、血液循环障碍者，治疗时应该增加灯距，防止烫伤
      - 治疗完毕，室内休息15 min后才可外出，以防感冒
    - 评价
      - 操作方法正确，患者未发生烫伤等不良反应，治疗效果有效
      - 护患沟通有效，充分体现人文关怀

图 1-10-2-4 干热疗法

（二）湿热疗法

湿热疗法见图1-10-2-5。

- 湿热疗法
  - 热湿敷法
    - 目的：消炎、消肿、解痉、镇痛
    - 评估
      - 医嘱评估：双人核对医嘱，明确目的
      - 患者评估：有无感觉障碍，对热的耐受能力，使用热湿敷的局部皮肤情况等
      - 环境评估：环境整洁安静，温湿度适宜，有无对流风直吹患者，必要时屏风遮挡
    - 计划
      - 护士准备：衣帽整洁，修剪指甲，洗手，戴口罩
      - 用物准备：小盆（内盛50～60 ℃热水）、热水瓶、水温计、敷布、敷钳、凡士林、纱布、塑料薄膜、橡胶单、治疗巾等
    - 操作要点
      - 每3～5 min更换一次敷布
      - 治疗时间15～20 min
    - 注意事项
      - 伤口部位热湿敷需无菌
      - 面部热湿敷者，应嘱患者室内休息30 min后外出，以防感冒
    - 评价
      - 操作方法正确，患者未发生不良反应，治疗效果有效
      - 护患沟通有效，充分体现人文关怀
  - 热水坐浴
    - 目的：消炎、消肿、止痛，用于会阴、肛门疾病及手术后
    - 评估
      - 医嘱评估：双人核对医嘱，明确目的
      - 患者评估：有无感觉障碍，对热的耐受能力，使用热水坐浴的局部皮肤情况等
      - 环境评估：环境整洁安静，温湿度适宜，有无对流风直吹患者，必要时屏风遮挡
    - 计划
      - 护士准备：衣帽整洁，修剪指甲，洗手，戴口罩
      - 用物准备：坐浴椅、消毒坐浴盆、热水（水温40～45 ℃）、热水瓶、水温计、无菌纱布、弯盘、毛巾、浴巾，必要时备换药用物等
    - 操作要点
      - 坐浴盆盛水1/2满
      - 坐浴时间15～20 min
    - 注意事项
      - 因热水刺激肛门、会阴部会引起排尿、排便反射，所以坐浴前应嘱患者排尿、排便。
      - 会阴、肛门部位如有伤口，坐浴时应按无菌技术处理
      - 坐浴过程中密切观察患者的反应
      - 女性患者月经期、妊娠后期、产后2周内、阴道出血、盆腔急性炎症等不宜坐浴，以免引起感染
    - 评价
      - 操作方法正确，患者未发生不良反应，治疗效果有效
      - 护患沟通有效，充分体现人文关怀

图1-10-2-5　湿热疗法

- 温水浸泡
  - 目的：消炎、镇痛，用于手、足、前臂和小腿部感染
  - 评估
    - 医嘱评估：双人核对医嘱，明确目的
    - 患者评估：有无感觉障碍，对热的耐受能力，使用温水浸泡的局部皮肤情况等
    - 环境评估：环境整洁安静，温湿度适宜，有无对流风直吹患者，必要时屏风遮挡
  - 计划
    - 护士准备：衣帽整洁，修剪指甲，洗手，戴口罩
    - 用物准备：浸泡盆、热水（水温40～45 ℃）、热水瓶、水温计、毛巾，必要时备换药用物等
  - 操作要点
    - 盆内盛水1/2满
    - 持续时间为30 min
  - 注意事项
    - 浸泡部位如有伤口应按无菌技术处理
    - 擦洗时镊子尖端勿触及创面
    - 浸泡过程中应密切观察患者局部皮肤情况，倾听患者主诉，随时调节水温
  - 评价
    - 操作方法正确，患者未发生不良反应，治疗效果有效
    - 护患沟通有效，充分体现人文关怀

图1-10-2-5　湿热疗法（续）

（郝亚兴）

第十一章 排泄护理

第一节 排尿的护理

一 与排尿有关的解剖特点

与排尿有关的解剖特点见图 1-11-1-1。

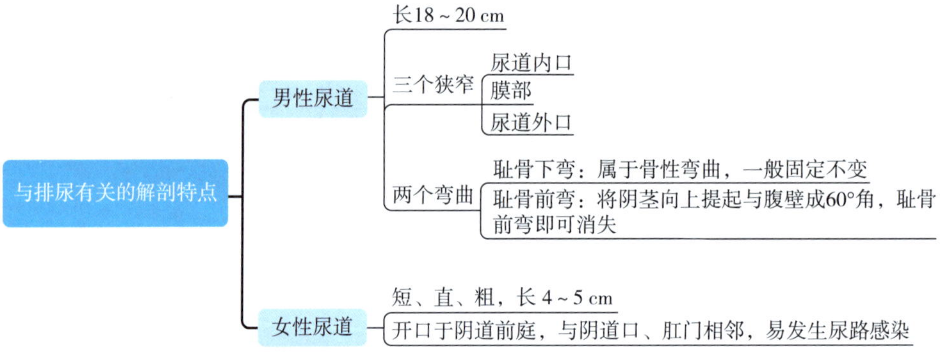

图 1-11-1-1 与排尿有关的解剖特点

二 排尿的评估

排尿的评估见图 1-11-1-2。

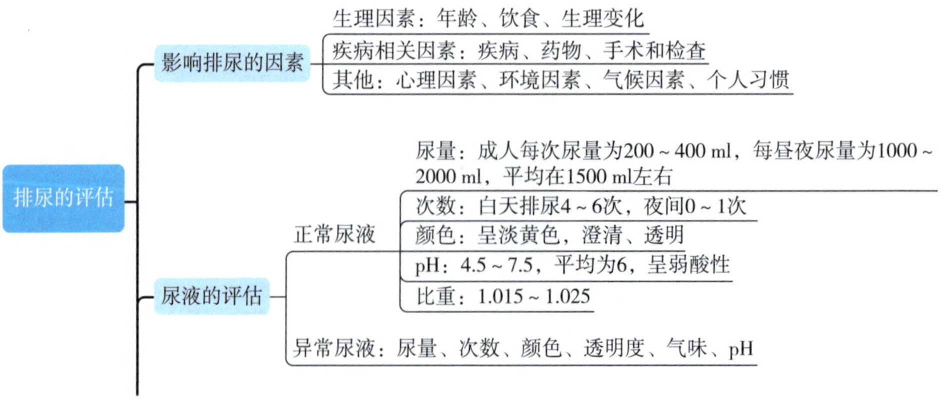

图 1-11-1-2 排尿的评估

- 排尿异常的评估
  - 多尿：是指24 h尿量经常超过2500 ml，见于糖尿病、尿崩症、肾衰竭（多尿期）等患者
  - 少尿：是指24 h尿量少于400 ml或每小时尿量少于17 ml，多见于发热、液体摄入过少及心、肾、肝衰竭和休克的患者
  - 无尿或尿闭：是指24 h尿量少于100 ml 或12 h内无尿者。多见于严重休克、急性肾衰竭（无尿期）等患者
  - 膀胱刺激征
    - 定义：尿频、尿急、尿痛且每次尿量减少称为膀胱刺激征
    - 症状
      - 单位时间内排尿次数增多为尿频
      - 患者突然有强烈尿意，不能控制，需立即排尿为尿急
      - 排尿时膀胱区及尿道疼痛为尿痛
    - 常见于膀胱及尿道感染、机械性刺激等
  - 尿潴留：是指尿液大量存留在膀胱内而不能自主排出
  - 尿失禁
    - 定义：排尿不受意识控制，尿液不自主地流出
    - 分类
      - 真性尿失禁
      - 假性尿失禁（充溢性尿失禁）
      - 压力性尿失禁

图 1-11-1-2 排尿的评估（续）

三 排尿异常的护理

排尿异常的护理见图 1-11-1-3。

- 排尿异常的护理
  - 尿潴留患者的护理
    - 心理护理
    - 提供隐蔽的排尿环境
    - 取适宜的体位和姿势：以习惯姿势排尿、事先训练床上排尿
    - 利用条件反射诱导排尿
      - 让患者听流水声或用吸水管在水中吹气泡
      - 用温水冲洗会阴或温水坐浴
      - 双手浸泡在热水中或热敷膀胱区
    - 按摩、针灸
    - 药物治疗
    - 经上述处理无效时，可采用导尿术
    - 健康教育
  - 尿失禁患者的护理
    - 心理护理
    - 皮肤护理
    - 引流导尿
    - 留置导尿管
    - 健康教育
      - 向患者及家属介绍尿失禁的原因及配合护理的方法
      - 帮助重建正常排尿功能
        - 摄入足量的水分：每天摄水量为2000 ~ 3000 ml
        - 膀胱功能训练：定时使用便器
        - 盆底肌锻炼：试做排尿动作，先慢慢收缩盆底肌肉，再缓慢放松，每次10 s左右，连续10遍，每天数次，以不疲劳为宜

图 1-11-1-3 排尿异常的护理

四 导尿术

导尿术见图1-11-1-4。

- 导尿术
  - 定义
    - 导尿术（catheterization）是指在无菌操作下，将无菌导尿管经尿道插入膀胱引流尿液的方法
  - 目的
    - 引流尿液：为尿潴留患者引流出尿液，减轻痛苦
    - 协助临床诊断：留取未受污染的尿标本做细菌培养，测量膀胱容量压力及检查残余尿量，进行尿道或膀胱造影等
    - 进行治疗：为膀胱肿瘤患者进行膀胱化疗
  - 评估
    - 医嘱评估：双人核对医嘱，明确目的
    - 患者评估
      - 全身情况：患者目前病情、治疗、意识状态、合作程度
      - 局部情况：排尿情况，膀胱充盈度及会阴部皮肤黏膜情况
      - 心理状态：有无恐惧、焦虑等
      - 健康知识：对疾病与导尿术的认知情况
    - 环境评估：清洁干燥，光线明亮，酌情关闭门窗、屏风遮挡，调节适宜的室温
  - 计划
    - 护士准备：护士仪表着装整洁，修剪指甲，洗手、戴口罩
    - 用物准备：无菌导尿包、一次性尿垫、便盆及便盆巾、屏风等
  - 操作要点
    - 女患者导尿术
      - 核对解释
      - 清洁外阴
      - 安置体位
      - 垫巾置盘
      - 初次消毒：依次擦洗阴阜→大阴唇、小阴唇（先对侧后近侧）→尿道口、阴道→会阴联合→肛门
      - 开包：导尿包置于患者两腿间，打开外层包布
      - 铺巾润管：铺无菌洞巾，使洞巾和内层包布连接成一无菌区
      - 再次消毒：左手拇指、示指分开固定小阴唇，自上而下依次消毒，尿道口→两侧小阴唇→尿道口
      - 固定插管：左手持续固定小阴唇，嘱患者张口呼吸，持血管钳夹持导尿管自尿道口轻轻插入尿道4～6 cm，见尿液流出再插入1～2 cm（气囊导尿管见尿液流出再插入7～10 cm）
      - 放尿、倒尿
      - 留取标本
      - 拔管、整理
      - 记录送检
    - 男患者导尿术（与女患者导尿术的不同点）
      - 初次消毒：消毒液棉球依次消毒阴阜→阴茎背侧→阴茎腹侧→阴囊
      - 再次消毒：左手用无菌纱布裹住阴茎将包皮向后推，暴露尿道口，右手用消毒液棉球如前法消毒尿道口、龟头及冠状沟数次
      - 固定插管：左手用无菌纱布固定阴茎并提起，使其与腹壁成60°角，嘱患者张口呼吸，用血管钳夹持导尿管前端，对准尿道口轻轻插入20～22 cm，见尿液流出后，再插入1～2 cm（气囊导尿管见尿液流出再插入7～10 cm）

图1-11-1-4　导尿术

- 注意事项
  - 严格无菌操作
  - 选择光滑和粗细适宜的导尿管
  - 为女患者导尿时，如误入阴道应立即拔出，并更换另一根无菌导尿管重插
  - 为膀胱高度充盈并极度衰弱的患者导尿时，放尿的速度不可太快，首次放尿量不应超过1000 ml
- 评价
  - 患者无不适感，无不良反应
  - 护士能与患者或家属有效沟通，得到配合和理解
  - 护士有较强的无菌观念，操作过程无污染

图 1-11-1-4　导尿术（续）

第二节　排便的护理

一　排便的评估

排便的评估见图 1-11-2-1。

- 排便的评估
  - 影响排便的因素
    - 生理因素：年龄、饮食、活动
    - 疾病相关因素：疾病、药物、治疗及检查
    - 心理因素
    - 社会文化因素：排便环境、排便习惯
  - 粪便的评估
    - 排便次数及量
    - 形状与软硬度
    - 颜色
    - 气味
    - 内容物
  - 排便活动异常的评估
    - 便秘：正常的排便形态改变，排便次数减少，排出过于干硬的粪便，且排便不畅、有困难
    - 腹泻：正常排便形态改变，肠蠕动增快，排便次数增多，粪便稀薄不成形，甚至水样便
    - 排便失禁：肛门括约肌不受意识控制而不自主地排便
    - 肠胀气：胃肠道内有过多的气体积聚而不能排出

图 1-11-2-1　排便的评估

二 排便异常患者的护理

排便异常患者的护理见图1-11-2-2。

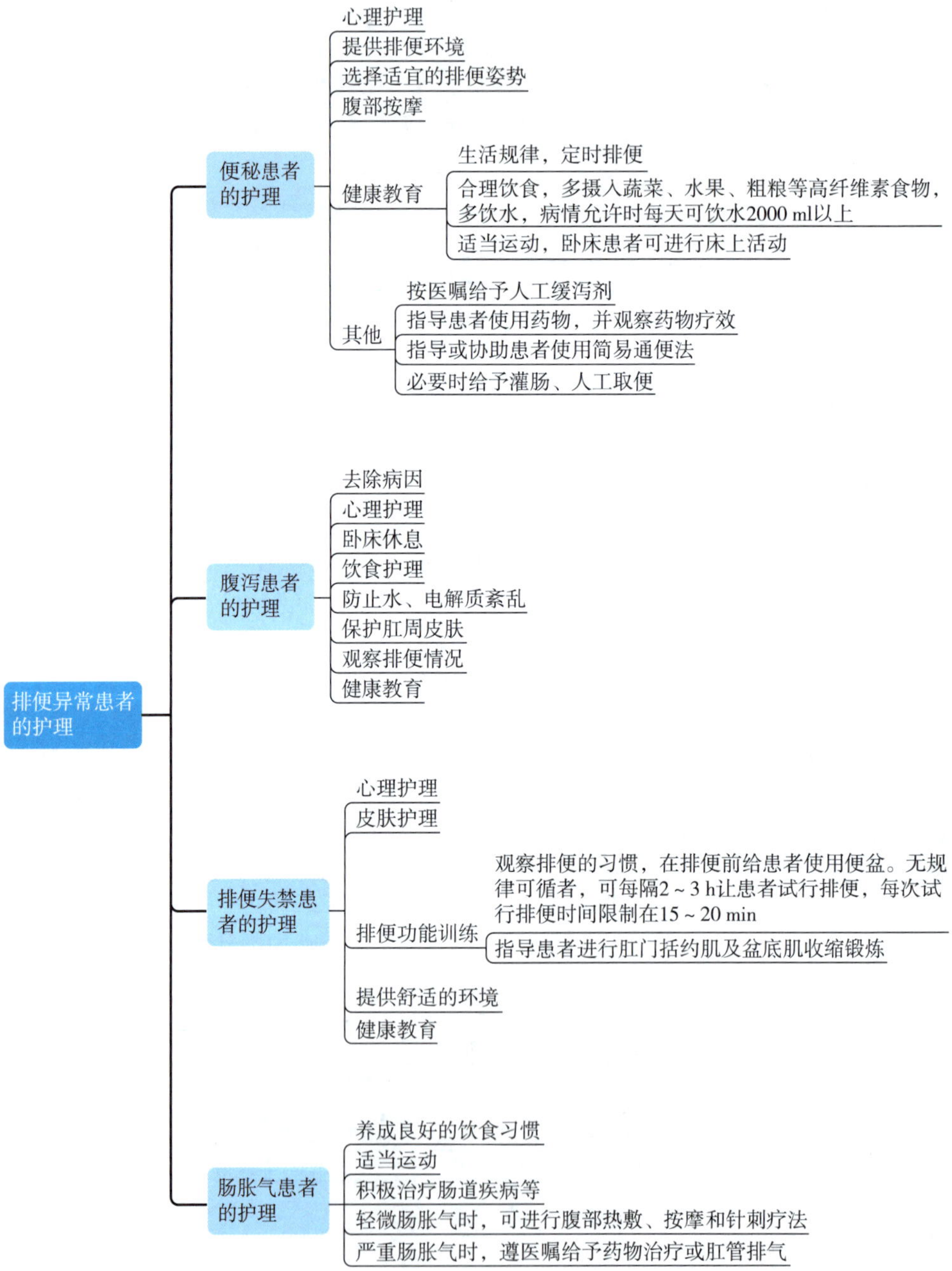

图1-11-2-2 排便异常患者的护理

三 灌肠法

灌肠法见图1-11-2-3。

- 灌肠法
  - 定义与分类
    - 定义：灌肠法（enema）是将一定量的液体由肛门经直肠灌入结肠，以帮助患者清洁肠道、排出粪便和积气或由肠道供给药物及营养，达到确定诊断和治疗的方法
    - 分类
      - 不保留灌肠
      - 保留灌肠
        - 大量不保留灌肠
        - 小量不保留灌肠
        - 清洁灌肠：为了达到清洁肠道的目的而反复进行的大量不保留灌肠
  - 目的
    - 排便排气：软化和清除粪便，驱除肠内积气
    - 清洁肠道：为肠道手术检查或分娩做准备
    - 减轻中毒：稀释并清除肠道内的有害物质
    - 高热降温：灌入低温溶液，为高温患者降温
  - 评估（以大量不保留灌肠为例）
    - 医嘱评估：双人核对医嘱，明确目的
    - 患者评估
      - 全身情况：患者目前病情、治疗，意识状态等
      - 局部情况：排便情况，有无痔疮、肛裂及肛门周围皮肤黏膜情况
      - 心理状态：有无恐惧、焦虑等，合作程度，操作中是能否配合
      - 健康知识：对疾病与大量不保留灌肠的认知程度
    - 环境评估：关闭门窗、屏风遮挡，调节适宜的室温
  - 准备
    - 护士准备：护士仪表着装整洁，修剪指甲，洗手、戴口罩
    - 用物准备
      - 治疗盘内备：一次性灌肠袋、卫生纸、一次性垫巾、水温计、一次性手套等
      - 便盆、便盆巾、输液架、屏风
      - 灌肠溶液：常用0.1%～0.2%肥皂液、0.9%氯化钠溶液。成人每次用量为500～1000 ml，小儿每次200～500 ml。溶液温度一般为39～41 ℃，高热降温时为28～32 ℃，为中暑者降温时为4 ℃

图1-11-2-3 灌肠法

- 操作要点
  - 携物核对
  - 安置体位：左侧卧位，双膝屈曲，脱裤至膝部，臀部移至床沿
  - 挂袋调压：液面距肛门40～60 cm
  - 润管排气
  - 插入肛管：嘱患者深呼吸，将肛管轻轻插入直肠7～10 cm，小儿插入深度为4～7 cm
  - 灌液观察、固定肛管，灌入液体
    - 如液面下降过慢或停止，多因粪块阻塞肛管前端，可移动肛管或挤捏肛管使粪块松动脱落
    - 如患者感觉腹胀或有便意，可嘱其深呼吸以减轻腹压，同时降低灌肠筒高度以减慢流速或暂停片刻
    - 如患者出现面色苍白、脉速、出冷汗、剧烈腹痛、心慌气促等，应立即停止灌肠，与医师联系，及时给予处理
  - 拔出肛管
  - 保留溶液
    - 嘱患者尽量保留5～10 min，以利粪便软化
    - 降温灌肠，液体应保留30 min，排便后30 min测量体温并记录
  - 协助排便
  - 观察记录
    - 灌肠后排便一次记为1/E
    - 灌肠后未排便记为0/E
    - 自行排便一次，灌肠后又排便两次记为1 2/E
  - 整理归位
- 注意事项
  - 急腹症、消化道出血、妊娠、严重心血管疾病等患者禁忌灌肠
  - 正确选用灌肠溶液
    - 肝性脑病患者禁用肥皂水灌肠，以减少氨的产生和吸收
    - 充血性心力衰竭和水、钠潴留患者禁用0.9% 氯化钠溶液灌肠，以减少钠的吸收
    - 伤寒患者灌肠时灌肠筒内液面不得高于肛门30 cm，液体量不得超过500 ml
  - 灌肠过程中随时观察患者的病情变化，如发现脉速、面色苍白、出冷汗、剧烈腹痛、心慌气急时，应立即停止灌肠，报告医师，给予及时处理
  - 健康教育
- 评价
  - 患者排便畅通，无不适感，无不良反应
  - 护士能与患者或家属有效沟通，得到配合和理解
  - 患者、家属学会有关护理知识，能进行相应的自我护理

图 1-11-2-3　灌肠法（续）

（李洪霞）

第十二章　药物治疗和药物过敏试验法

药物治疗即给药，是临床最常用的一种治疗方法，通过不同的途径给药，可达到治疗疾病、减轻症状、预防疾病、协助诊断及维持正常生理功能的目的。

第一节　给药的基本知识及给药原则

一　给药的基本知识

给药的基本知识见图 1-12-1-1。

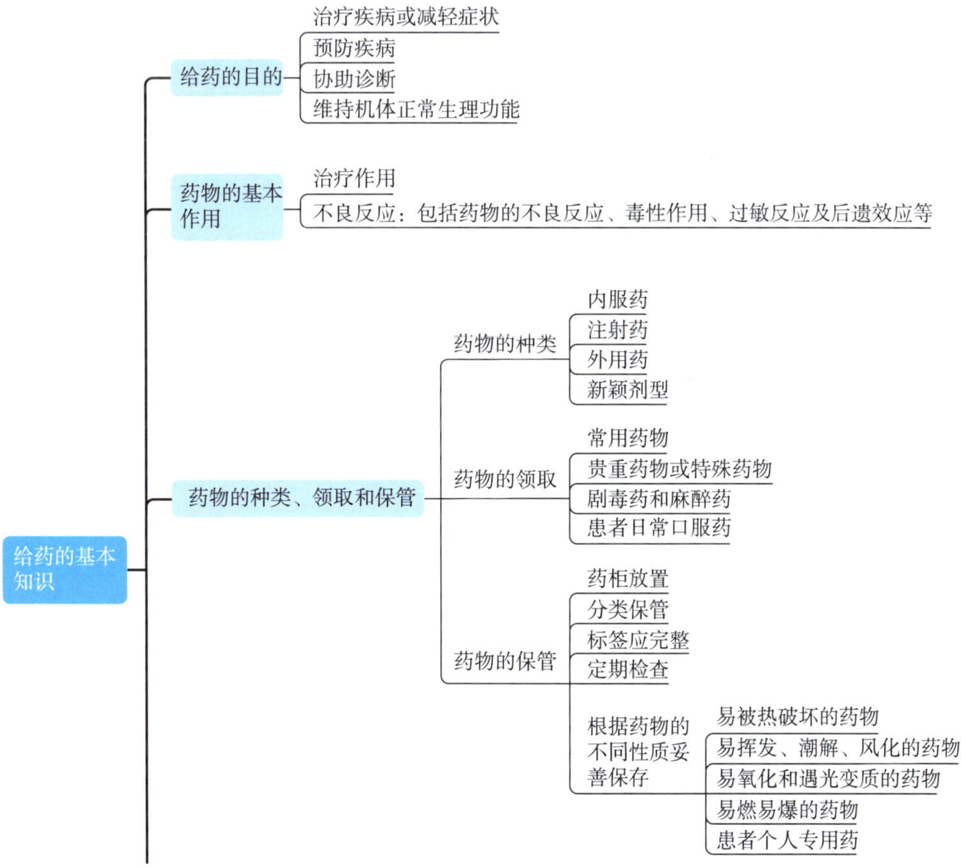

图 1-12-1-1　给药的基本知识

- 给药时间与途径
  - 常用的给药途径有：口服给药、注射给药（皮内注射、皮下注射、肌内注射、静脉注射、动脉注射）、吸入给药、局部给药（外敷、黏膜、阴道、直肠给药）等
  - 给药的时间和次数，取决于药物的半衰期
- 影响药物疗效的因素
  - 患者方面
    - 患者的生理状态
    - 患者的病理状态
    - 患者的心理行为状态
    - 患者的用药史和目前的用药需求
  - 药物方面
    - 药物的剂型与用量
    - 药物的给药时间和途径
    - 药物的耐受性和依赖性
    - 药物的拮抗作用或协同作用

图 1-12-1-1　给药的基本知识（续）

二 给药原则

给药原则（图 1-12-1-2）是一切用药的原则，护士必须严格遵守给药原则。

- 给药原则
  - 严格按医嘱给药
    - 医嘱必须明确、清楚、完整
    - 护士在执行医嘱中，不得擅自更改医嘱，有疑问或发现医嘱错误，应立即询问，明确后再用药
    - 护士一般不执行口头医嘱，在紧急情况下，如抢救患者或手术时，护士可以执行口头医嘱
      - 护士应大声复述一遍医师的口头医嘱
      - 双方确认无误后再执行
      - 记录执行时间
      - 督促医师在最短的时间内尽快补写医嘱
  - 严格执行查对制度
    - “三查”是指操作前查、操作中查、操作后查（查“八对”的内容）
    - “八对”指对患者姓名、床号、药物名称、药物浓度、药物剂量、药物有效期、用药时间、用药方法
    - “五准确”指药物准确、剂量准确、方法准确、时间准确和患者准确
    - 注意用药反应
  - 全面评估
  - 正确实施

图 1-12-1-2　给药原则

第二节　口 服 给 药

口服给药（图 1-12-2-1）是最常用、最方便，又比较安全的给药方法，药物

经口服后被胃肠黏膜吸收入血，从而达到局部作用或全身作用。口服给药吸收慢，疗效易受胃肠内容物的影响，且某些药物会对胃肠产生不良刺激作用，使用时有一定的局限性，不适用于急救、意识不清、呕吐不止、禁食等患者。口服给药的健康教育见图1-12-2-2。

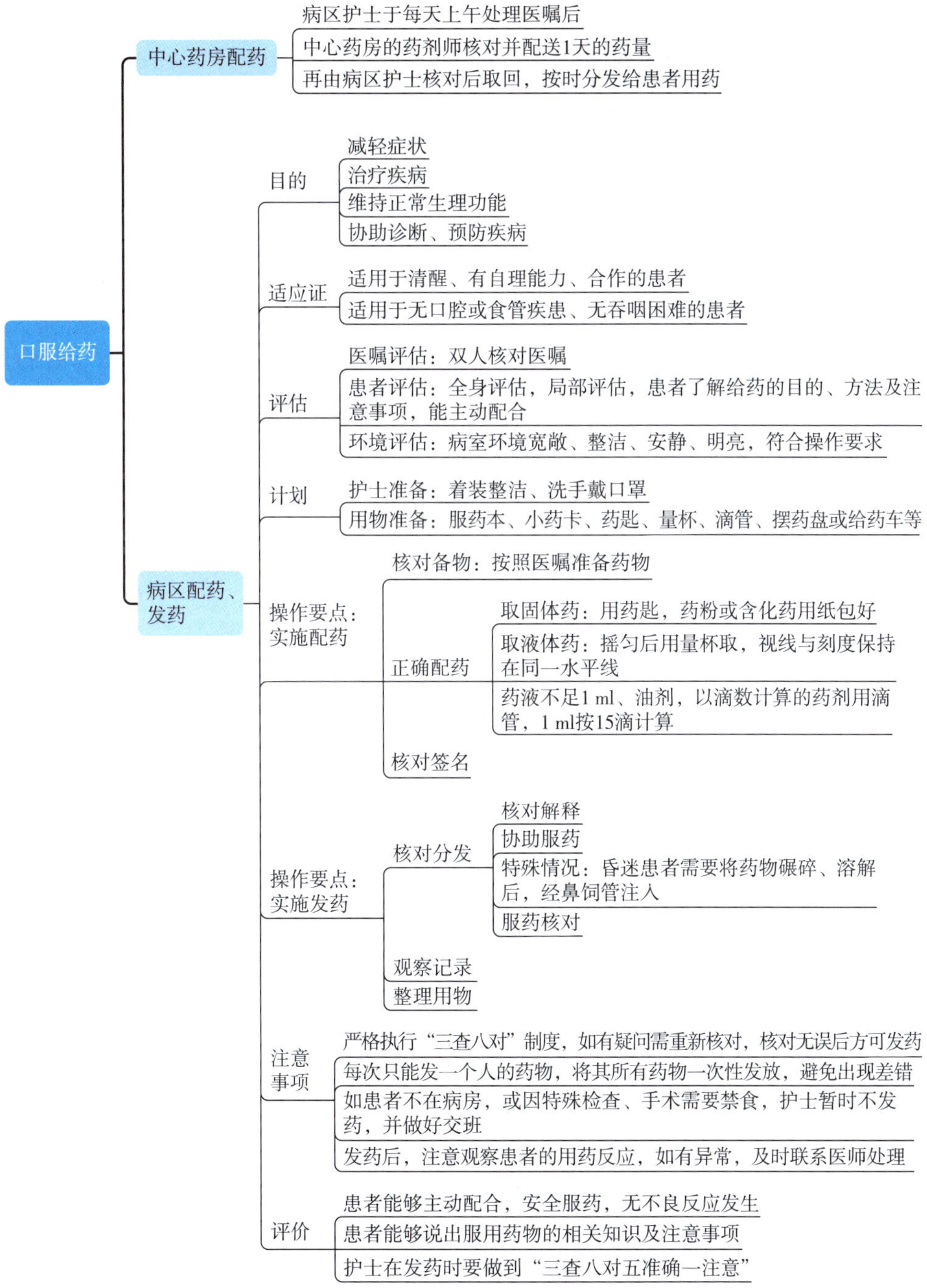

图1-12-2-1　口服给药

- 口服给药的健康教育
  - 对牙齿有腐蚀性作用或使牙齿染色的药物
    - 服用时尽量避免与牙齿接触，可用吸管，服药后及时漱口。如酸剂、铁剂等
  - 刺激食欲的药物
    - 应在饭前服用，以刺激舌部的味蕾感受器，促进胃液分泌，增强食欲
  - 助消化的药物或对胃黏膜有刺激性的药物
    - 应在饭后服用，可减少对胃黏膜的刺激，且有助于食物的消化
  - 对呼吸道黏膜有安抚作用的药物
    - 服药后不宜立即饮水，以免冲淡药物，降低疗效，如止咳糖浆等
    - 如果同时服用多种药物，应最后服用此类药物
  - 磺胺类药物服药后需要多饮水
    - 避免因尿少而析出结晶，堵塞肾小管
    - 发汗类药物，服药后应多饮水，避免患者脱水，同时可增强药物疗效
  - 服用多种药物
    - 应注意药物的相互作用，如胃蛋白酶在碱性环境中能迅速失去活性，忌与碳酸氢钠等碱性药物同时服用
  - 强心苷类的药物
    - 如洋地黄等，如果脉率小于60次/分或出现节律异常，应停止服药，同时报告医师处置

图 1-12-2-2　口服给药的健康教育

第三节　雾化吸入疗法

一　概述

雾化吸入疗法的定义、优点及种类见图 1-12-3-1。

- 雾化吸入疗法的概述
  - 定义
    - 雾化吸入疗法是应用雾化装置将药液分散成雾状喷出，经口鼻吸入雾滴，由呼吸道吸收达到治疗目的的一种给药方法
  - 优点
    - 雾化吸入疗法药物用量少，起效快，不良反应轻，不仅对呼吸道局部有作用，还可以达到全身治疗的作用
  - 种类
    - 超声波雾化吸入法
    - 氧气雾化吸入法
    - 手压式雾化吸入法
    - 压缩雾化吸入法

图 1-12-3-1　雾化吸入疗法的概述

二 超声波雾化吸入法

超声波雾化吸入法的定义、优点及工作原理见图1-12-3-2；超声波雾化吸入法操作方法及注意事项见图1-12-3-3。

- 超声波雾化吸入法的概述
  - 定义
    - 超声波雾化吸入法是应用超声波将药液变成细微的气雾，由呼吸道吸入的一种治疗方法
  - 优点
    - 雾量的大小可以调节，雾滴小而均匀，药液可随深而慢的吸气到达终末支气管和肺泡，操作方便、效果显著
  - 工作原理
    - 超声波发生器接通电源后产生高频电能，通过水槽底部的晶体换能器，将高频电能转化为超声波声能，声能作用于雾化罐底部的透声膜，使雾化罐内的药液的表面张力被破坏，药液变成细微的雾滴，气雾随着患者的吸气进入呼吸道，起到治疗作用

图1-12-3-2 超声波雾化吸入法的概述

- 超声波雾化吸入法操作方法及注意事项
  - 目的
    - 湿化气道
    - 预防和控制呼吸道感染
    - 改善通气功能
    - 治疗肺癌
  - 评估
    - 医嘱评估
    - 患者评估
    - 环境准备
  - 计划
    - 护士准备
    - 用物准备
      - 设备：超声波雾化吸入器
      - 药物：按医嘱备药
  - 操作要点
    - 检查连接：水槽内加入冷蒸馏水约250 ml，浸没雾化罐底部的透声膜
    - 核对配药：医嘱评估，将药液稀释至30～50 ml，倒入雾化罐内
    - 核对解释
      - 携用物进病房
      - 检查口腔，如有活动义齿，取下洗净、放入清水中
    - 雾化吸入
      - 接通电源，先打开电源开关，再根据需要调节雾量
      - 嘱咐患者闭口深呼吸，时间15～20 min
    - 治疗完毕：先关雾量调节开关，再关电源开关
    - 安置患者
    - 整理归位：将口含嘴、雾化罐、螺纹管，浸泡消毒1 h
  - 注意事项
    - 严格执行查对制度及消毒隔离制度
    - 水槽内加冷开水或蒸馏水，水量足以浸没透声膜，不能加温水或热水
    - 连续使用时，中间应间隔30 min，同时监测水温，水温不能超过50 ℃，若超过50℃应及时关机并更换冷蒸馏水
    - 避免损坏雾化罐底部的透声膜和水槽底部的晶体换能器
    - 控制呼吸道感染常用药物有庆大霉素、卡那霉素、红霉素等；减轻呼吸道黏膜水肿常用的药物有地塞米松等；稀释痰液常用的药物有α糜蛋白酶、乙酰半胱氨酸等；解除支气管痉挛常用药物有氨茶碱、沙丁胺醇等
  - 评价
    - 患者能够深呼吸配合雾化吸入操作
    - 患者能够说出雾化吸入器的基本结构及使用方法

图1-12-3-3 超声波雾化吸入法操作方法及注意事项

三 氧气雾化吸入法

氧气雾化吸入法见图1-12-3-4。

- 氧气雾化吸入法
  - 定义
    - 利用高速氧气气流使药液呈雾状喷出，由呼吸道吸入，达到治疗目的的一种治疗方法
  - 雾化器类型
    - 玻璃氧气雾化器、吸嘴式氧气雾化器、面罩式氧气雾化器
  - 工作原理
    - 高速氧气气流通过毛细管管口，在管口附近产生负压，将药液由附近的小管吸出，吸出的药液被高速的氧流冲击，形成细小的雾滴，随着患者的吸气进入患者的呼吸道，起到治疗作用
  - 操作要点
    - 配备药物：遵医嘱抽药，用蒸馏水稀释至5 ml，注入雾化罐内
    - 核对解释：携带用物进病房，核对医嘱，至少用2种方式核对患者的身份信息，并做好解释
    - 雾化吸入：调节氧流量6～8 L/min，指导患者紧闭口唇用鼻呼气
    - 治疗完毕：先关雾量开关、再关电源开关
    - 安置患者：协助患者清洁面部，取舒适卧位，观察并记录
    - 整理归位
  - 注意事项
    - 严格执行查对制度及消毒隔离制度
    - 使用前检查雾化装置完好可用，使用时远离火源、热源，确保用氧安全，氧气湿化瓶内不能有水，避免稀释药液
    - 观察患者呼吸情况，有无痰液，是否需要拍背、吸痰
  - 评价
    - 患者能够正确配合操作

图1-12-3-4　氧气雾化吸入法

四 手压式雾化吸入法

手压式雾化吸入法见图1-12-3-5。

- 手压式雾化吸入法
  - 概述：一种内腔为高压的送雾装置，使用时先将其倒置，用拇指按压，药液从喷嘴喷出，直达患者口腔及咽部黏膜，药液经黏膜吸收，有治疗作用
  - 优点：操作简单，携带方便，患者可以自行使用
  - 常见药物：拟肾上腺素类药、氨茶碱、沙丁胺醇等支气管解痉药物
  - 适应证：适用于支气管哮喘和喘息性支气管炎的对症治疗
  - 评估重点：患者的呼吸功能、药物的性能、患者对有关知识的知晓程度
  - 操作要点
    - 使用时应充分摇匀，取下保护盖，并倒置
    - 将喷嘴放入口中，吸气时按压1～2喷，按压后屏气10 s以上
  - 注意事项
    - 使用前确保手压式雾化装置连接完好，无松动
    - 每次1～2喷，2次使用应间隔3～4 h以上
    - 每次用后需要清洁，阴凉处保存
  - 评价：患者能够规范操作，症状得到改善，感觉舒适

图1-12-3-5　手压式雾化吸入法

五 压缩空气雾化吸入法

压缩空气雾化吸入法见图 1-12-3-6。

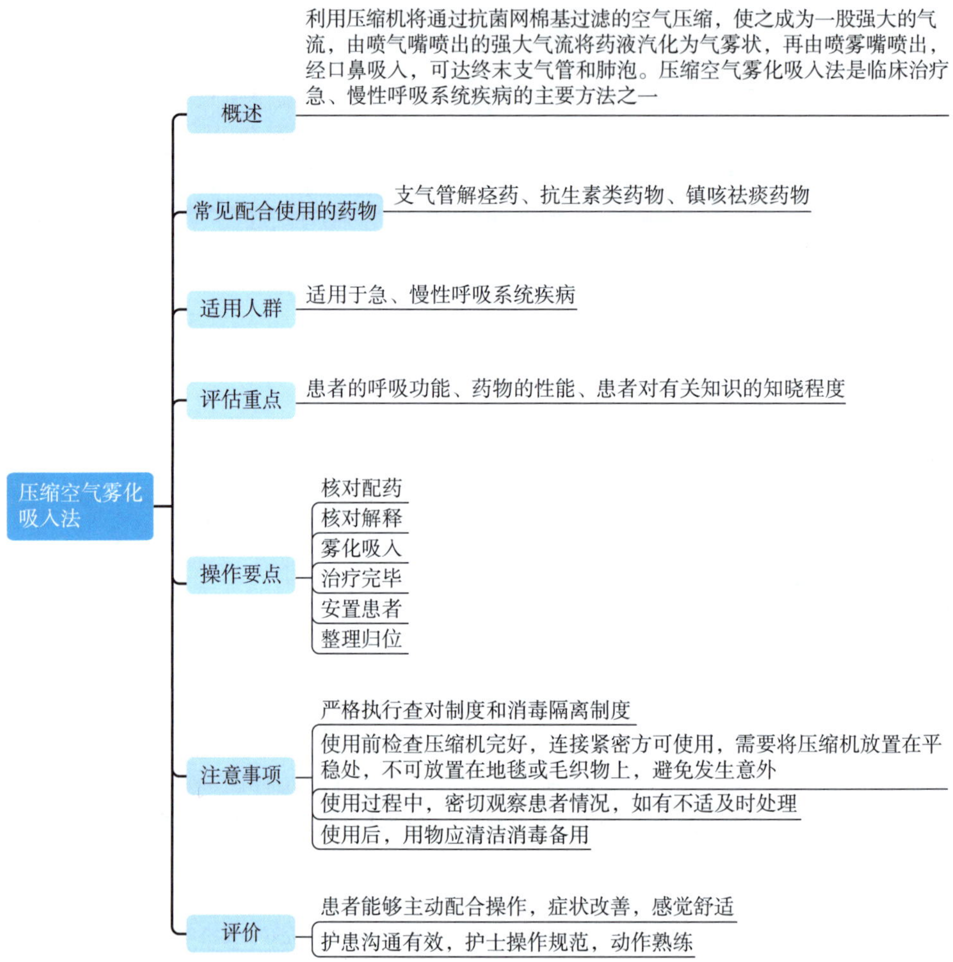

图 1-12-3-6　压缩空气雾化吸入法

第四节　注射给药

注射给药是将一定量的无菌药液注入人体内，达到预防和治疗疾病的一种给药方法。注射给药吸收快，药效作用迅速，是一种侵入性的操作，会对人体组织有一定程度的损伤，可引起疼痛和潜在的并发症。

一 注射原则

（一）严格遵守无菌操作原则

注射前护士应衣帽整洁，洗手、戴口罩。注射部位皮肤用消毒溶液涂擦消毒。皮肤消毒方法：以注射点为中心向外呈螺旋形涂擦，直径在5 cm以上，待消毒液干后方可注射。

（二）严格执行“三查八对”制度

仔细检查药液质量、药物有效期、安瓿及密封瓶是否完整，并注意药物的配伍禁忌。

（三）严格执行消毒隔离制度

严防交叉感染，注射时要做到一人一套物品，包括注射器、针头、止血带、小垫枕。所有物品须按消毒隔离制度分类处理。

（四）选择合适的注射器和针头

根据药液量、黏稠度和刺激性的强弱选择合适的注射器，一次性注射器的包装应密封完整无裂缝，不漏气，在有效期内；打开包装后检查注射器针筒刻度清晰，活塞活动自如；打开护针帽，针头型号合适，针梗笔直，针尖锐利、无钩、无弯曲。注射器和针头衔接必须紧密。

（五）选择合适的注射部位

为防止损伤神经和血管，不可在炎症、损伤、感染、硬结、瘢痕及患皮肤病处进针。对需长期进行注射的患者应轮流更换注射部位。

（六）药液应现用现配

药液按规定时间临时抽取，及时注射，以防药物效价降低或被污染。

（七）排尽空气

注射前排尽注射器内空气，并防止浪费药液。

（八）检查回血

进针后、注射前应抽动活塞，检查有无回血。静脉注射必须见回血后方可注入药液。而皮下、肌内注射，抽吸无回血，才可注入药液。

（九）掌握合适的进针深度

根据注射方法，掌握不同的进针深度。进针时不可将针梗全部刺入皮肤内，以防发生断针意外。

（十）熟练掌握无痛注射技术

1. 解除患者的思想顾虑，分散其注意力。
2. 协助患者安置合适的体位，使其肌肉松弛，易于进针。
3. 注射时一般情况应做到“二快一慢”（进针和拔针快，推药液慢）。
4. 注射刺激性强的药物，针头宜粗长，且进针要深。
5. 同时注射几种药液，应注意配伍禁忌，一般应先注射无刺激性或刺激性弱的药物，再注射刺激性强的药物，推药速度宜更慢，以减轻疼痛。

二 注射给药用物

注射给药用物见图 1-12-4-1。

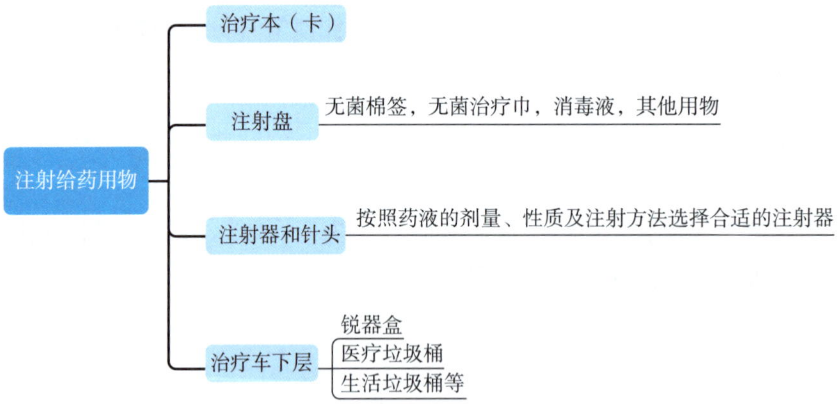

图 1-12-4-1　注射给药用物

三 药物抽吸法

应严格遵循查对制度和无菌操作原则进行药物抽吸。常用的药物抽吸法（图

1-12-4-2）包括自安瓿抽吸药液，自密封瓶抽吸药液，结晶、粉剂、油剂、混悬剂等药物的抽吸方法。

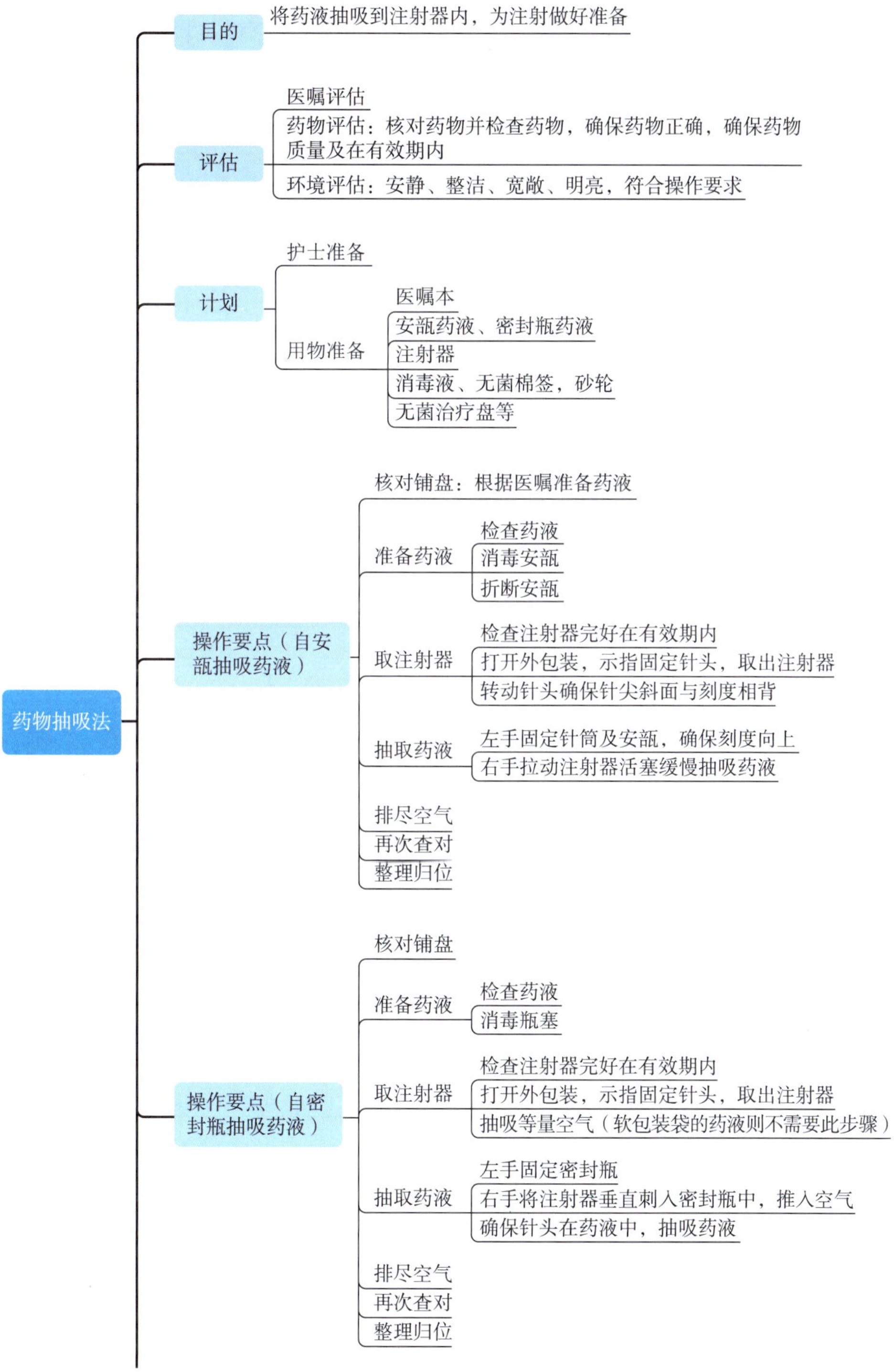

图 1-12-4-2　药物抽吸法

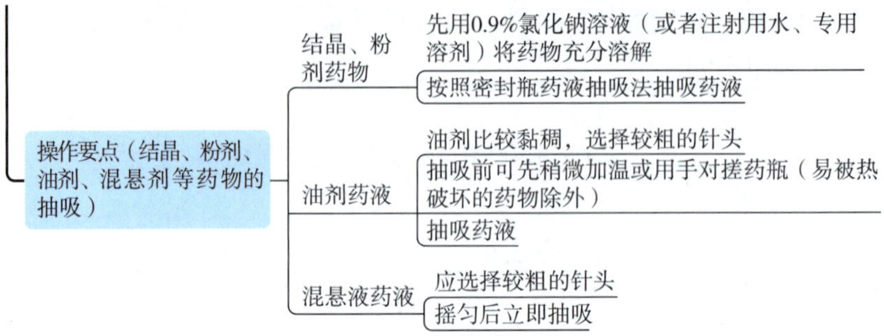

图 1-12-4-2　药物抽吸法（续）

四　皮内注射法

皮内注射法（Intradermal injection，ID）见图 1-12-4-3。

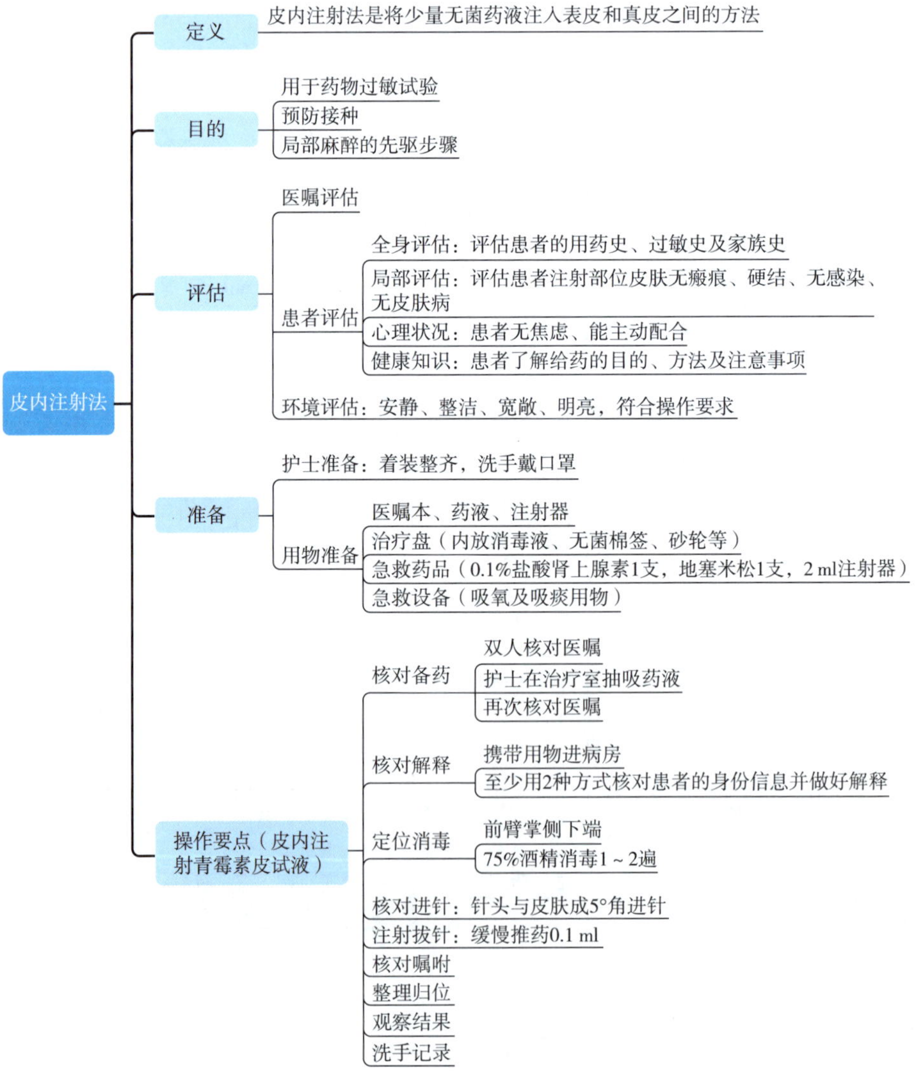

图 1-12-4-3　皮内注射法

（一）注意事项

1. 严格执行查对制度、无菌操作原则及消毒隔离制度。

2. 做药物过敏试验前，必须详细询问患者的用药史、过敏史及家族史；准备抢救药物及设备；禁忌空腹做皮试。

3. 禁忌使用碘酊等有颜色的消毒剂消毒皮肤，避免影响结果的判断。

4. 拔针后嘱咐患者原地休息20 min，嘱咐患者注射局部不能抓挠，不能按压，如果出现不适及时找医师护士，20 min后2位护士共同查看皮试结果。

5. 如果对皮试结果判断有怀疑，需要做对照试验，用另一支注射器和针头，在另一侧前臂的相同部位，皮内注射0.9%氯化钠溶液0.1 ml，20 min后，对照观察结果。

6. 药物过敏试验常选择前臂掌侧下端，预防接种常选择上臂三角肌下缘，在实施局部麻醉前，首先要选择局部麻醉的部位。

7. 进针规范手法：再次核对医嘱，二次排气；左手绷皮，右手持注射器，与皮肤成5°角进针，针尖斜面完全进入皮内后，固定注射器。

8. 分类处理用物：针头放锐器盒内，针筒及用过的棉签弃于黄色医疗垃圾袋中，外包装袋弃于黑色生活垃圾袋中。

9. 标准皮丘：注入药液0.1 ml，局部皮肤呈半丘状隆起，皮肤苍白且毛孔散大，直径约0.8 mm。

（二）评价

1. 患者对操作满意，身心舒适，无不良反应。

2. 护患沟通有效，护士操作方法规范。

五 皮下注射法

皮下注射法（hypodermic injection，H）见图1-12-4-4。

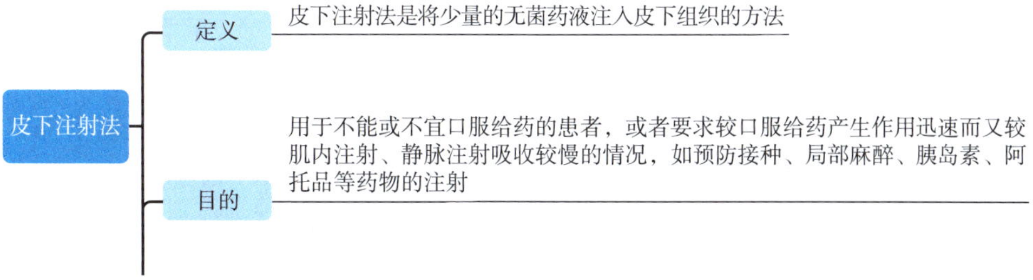

图1-12-4-4 皮下注射法

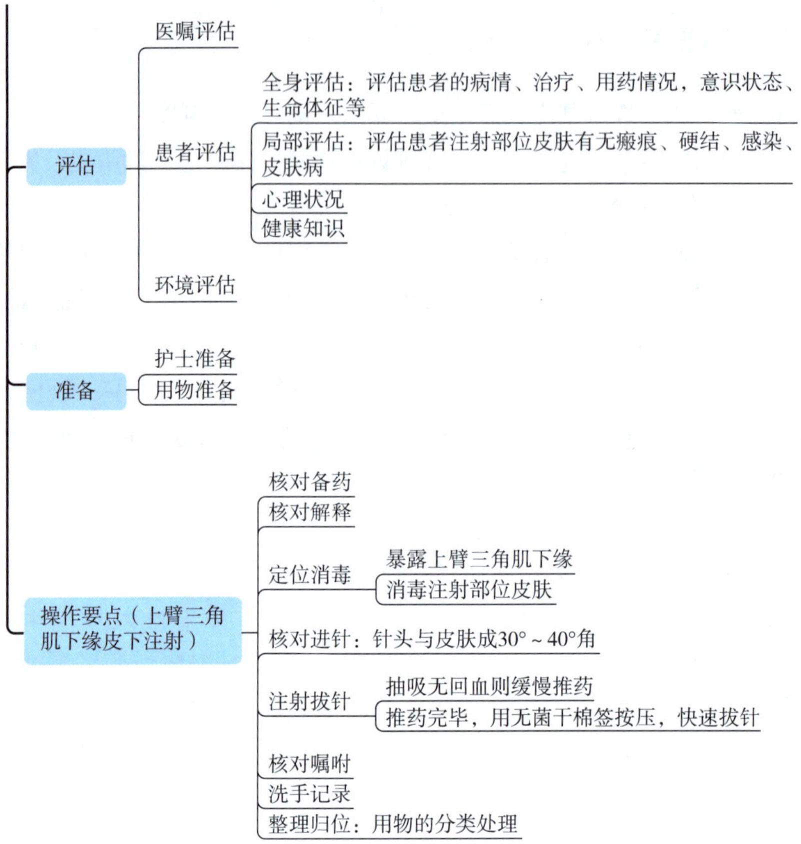

图 1-12-4-4　皮下注射法（续）

（一）注意事项

1．严格执行查对制度、无菌操作原则及消毒隔离制度。

2．刺激性强的药物不宜做皮下注射。

3．注射少于1 ml的药液，应用1 ml的注射器，以确保剂量准确。

4．进针角度不能超过45°，以免针头进入肌肉组织。过度消瘦的患者或小儿可捏起注射部位皮肤，并适当减小进针角度。

5．长期进行皮下注射的患者，应经常更换注射部位，以利于药物吸收。

6．皮下注射常用的注射部位有上臂三角肌下缘，两侧腹壁、后背、大腿前侧和外侧，这些部位血管、神经分布少，组织松弛状态良好，易于做皮下注射。

7．皮下注射规范进针手法：再次核对医嘱，二次排气；左手夹无菌干棉签绷皮，右手持注射器，针头与皮肤成30°～40°角，快速进针，刺入针梗的1/2～2/3，右手固定注射器。

（二）评价

1. 患者对操作满意，身心舒适，无不良反应。
2. 护患沟通有效，护士操作规范。

六 肌内注射法

肌内注射法（intramuscular injection，IM/im）的概述见图 1-12-4-5。实施肌内注射法见图 1-12-4-6。

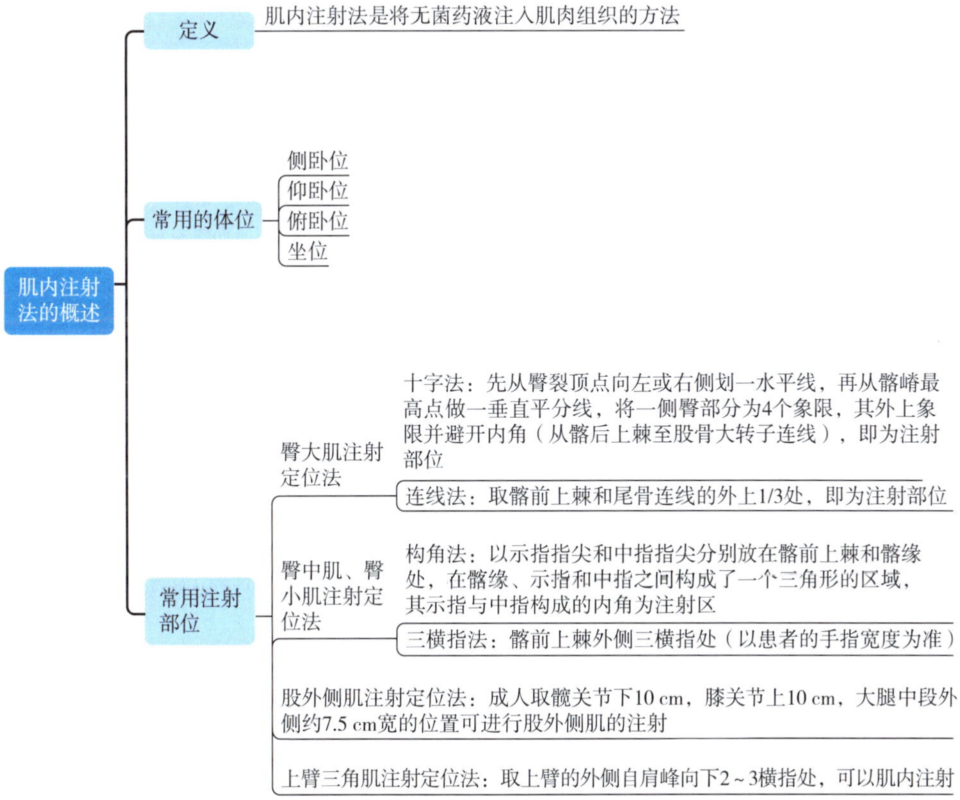

图 1-12-4-5　肌内注射法的概述

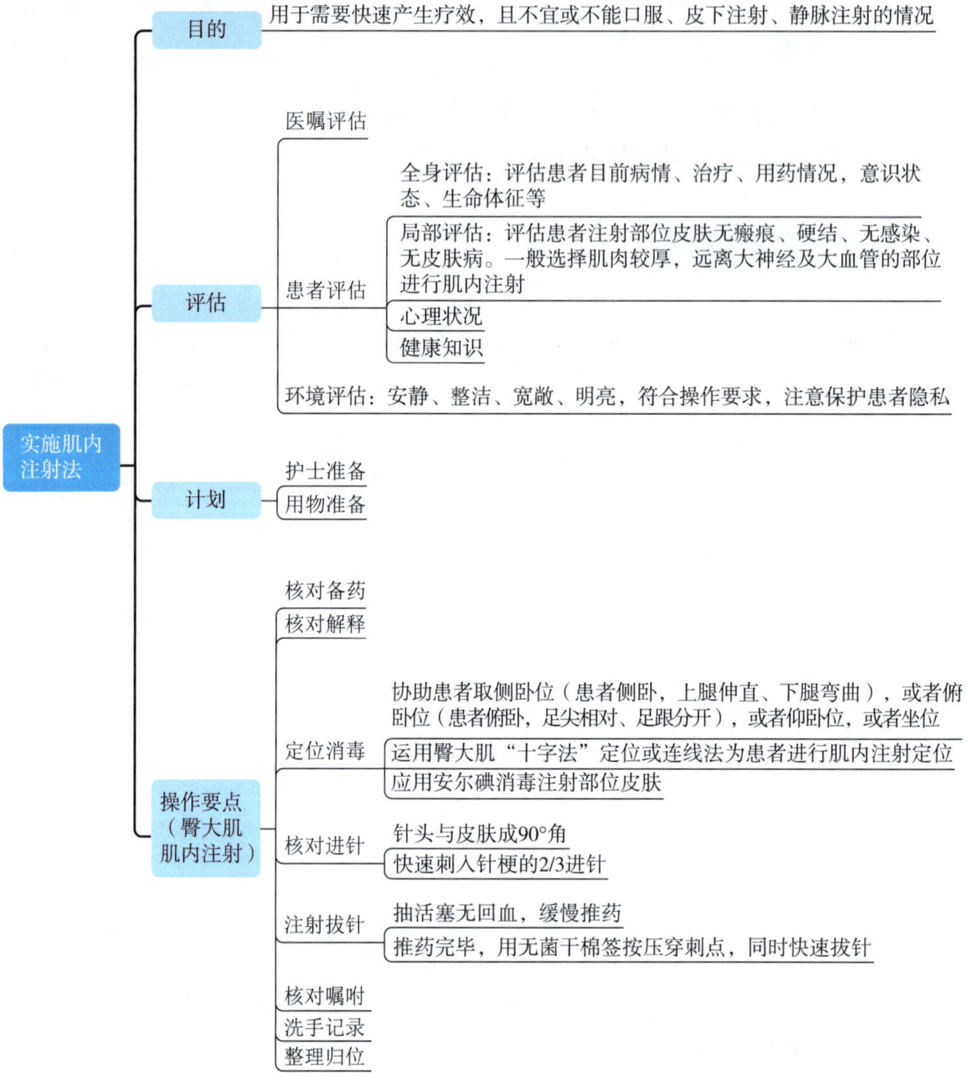

图 1-12-4-6　实施肌内注射法

（一）注意事项

1．严格执行查对制度、无菌操作原则及消毒隔离制度。

2．婴幼儿2岁以下不宜进行臀大肌肌内注射，因其臀大肌发育不成熟，易损伤坐骨神经，为确保婴幼儿注射安全，应选用臀中肌臀小肌或股外侧肌进行肌内注射。

3．需要长期肌内注射的患者，注射部位应交替使用，以利于药物吸收。如果注射部位出现硬结，可以给予热敷或理疗。

4．如果同时注射2种以上药物，应注意配伍禁忌。

5．进针后回抽如果有回血，须拔针重新选择部位进针。

6. 进针时切勿将针梗全部刺入，以防针梗折断难以取出。如若发生断针，嘱咐患者不动，立即用手捏住局部肌肉，防止针头移位，尽快用止血钳拔出针梗，如果断针较深，请外科医师协助处理。

7. 进针的规范手法：再次核对医嘱，二次排气；左手夹无菌干棉签绷皮，右手持注射器，注射器针头与皮肤成90°角，快速进针，刺入针梗的2/3，右手固定注射器。

（二）评价

1. 患者对操作满意，身心舒适，无不良反应。
2. 护患沟通有效，护士操作规范。

七 静脉注射法

静脉注射法（intravenous injection，IV/iv）的概述见图1-12-4-7。实施静脉注射法见图1-12-4-8。

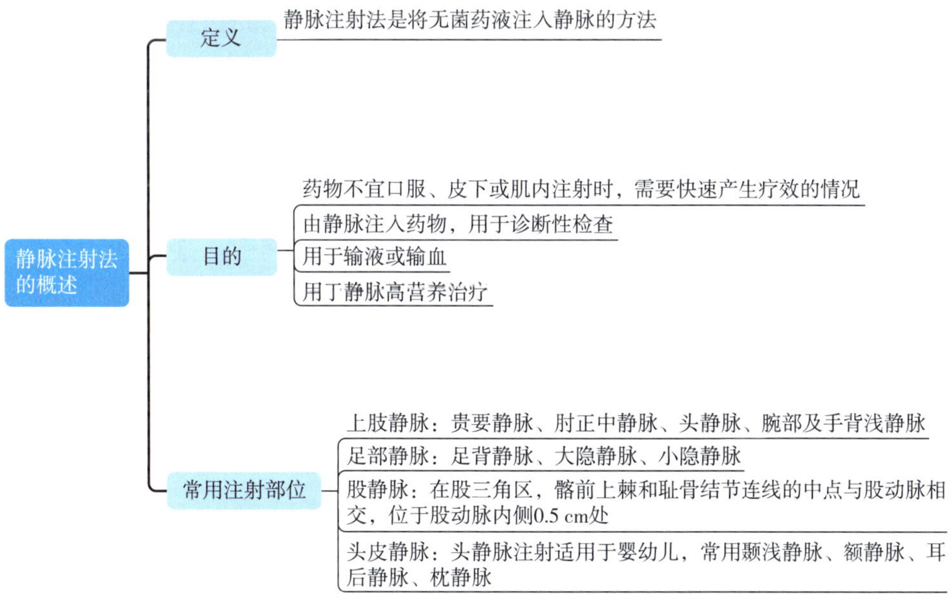

图1-12-4-7 静脉注射法的概述

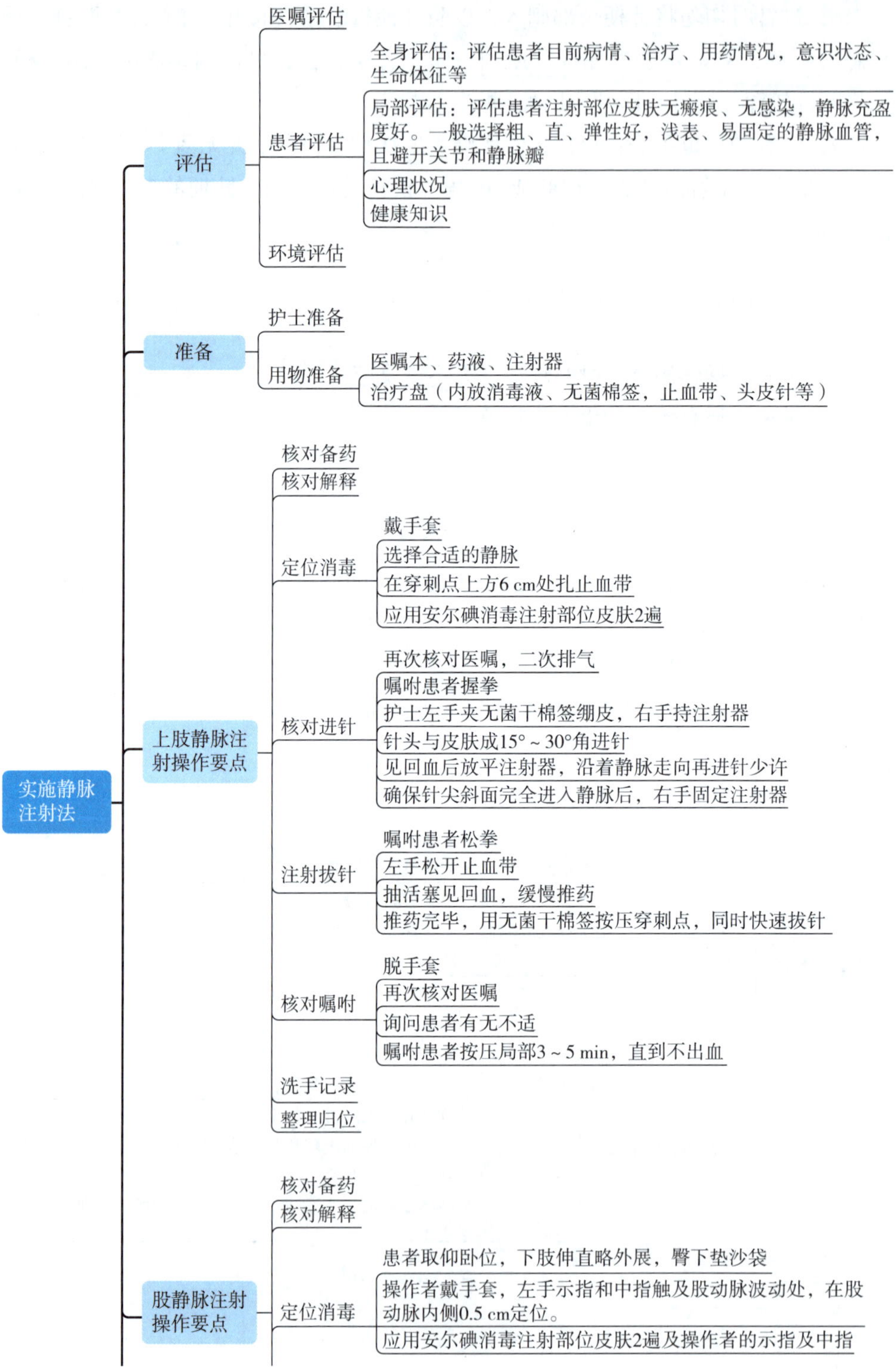

图1-12-4-8　实施静脉注射法

- 核对进针
  - 再次核对医嘱，二次排气
  - 护士左手夹无菌干棉签绷皮，右手持注射器
  - 针头与皮肤成45°或90°角进针，见暗红色回血
  - 右手固定注射器
- 注射拔针
  - 左手缓慢推药
  - 推药完毕，用无菌干棉签按压穿刺点
  - 同时快速拔针
- 核对嘱咐
- 整理归位

- 小儿头皮静脉注射操作要点
  - 核对备药
  - 核对解释
  - 定位消毒
    - 助手协助患儿平卧，可取颞浅静脉、额静脉、耳后静脉或枕静脉
    - 剔除患儿操作部位的毛发
    - 戴手套，用75%乙醇消毒2遍
  - 核对进针
    - 再次核对医嘱，二次排气
    - 助手固定小儿头部，护士左手示指、拇指固定穿刺静脉
    - 右手持头皮针，头皮针与皮肤成15°～20°角进针，见暗红色回血，沿回心方向再进少许
    - 右手固定注射器，左手推药少许，如无异常，胶布固定头皮针
  - 注射拔针
    - 左手缓慢推药
    - 推药完毕，用无菌干棉签按压穿刺点
    - 同时快速拔针
  - 核对嘱咐
  - 洗手记录
  - 整理归位

图 1-12-4-8 实施静脉注射法（续）

（一）注意事项

1. 严格执行查对制度、无菌操作原则及消毒隔离制度。

2. 静脉的选择，原则上从肢体远端到近端，先细后粗，否则会有液体外渗的可能。如需长期静脉给药，则需要有计划地由远心端向近心端选择静脉进行注射。不宜在同一部位连续或反复穿刺，以减轻穿刺部位的疼痛，预防血栓性静脉炎的发生。

3. 根据患者的年龄、病情、药物的性质、作用、治疗目的，掌握合适的注射速度，推药过程中要密切观察患者的病情变化，倾听患者的主诉，观察穿刺局部情况。

4. 静脉注射穿刺不成功时或注射过程中出现针头滑出静脉的情况时，要及时拔出针头，重新穿刺；穿刺不成功时不要反复穿刺，以防止引起皮下出血。

5. 对组织有强刺激性的药液，需要先推注0.9%氯化钠溶液，确保针头在静

脉内，再换上所需药液进行推注，以免药液外溢造成组织坏死，推注过程中不定期抽回血，确保针头在静脉内。

6．针头误入动脉的处理：小儿头皮静脉注射时，如果抽吸回血呈鲜红色，推药时阻力大，静脉注射时局部血管呈树枝状突起，患儿疼痛尖叫，则提示误入动脉。应立即拔出针头，局部按压5～10 min。股静脉注射时，如有鲜红色血液涌入注射器，血液伴随脉搏搏动，则提示针头刺入股动脉，应立即拔出，并用无菌纱布按压穿刺点5～10 min，直至无出血。

（二）评价

1．患者对操作满意，身心舒适，无不良反应。

2．护患沟通有效，护士操作规范。

（三）静脉注射失败的常见原因

1．针头刺入过浅 针尖斜面未刺入静脉，抽吸无回血，注射时药液会溢出至皮下，局部皮肤隆起，患者主诉有疼痛感。

2．针头刺入过深 针尖穿透对侧血管壁，抽吸无回血，注射时药液会溢到深部组织，局部皮肤无隆起，患者可能会主诉有疼痛感。

3．针头刺入较浅 针尖斜面未完全刺入静脉，或者刺入后又滑出，抽吸有回血，注射时部分药液会溢出到皮下，如只推少量药液，局部不一定隆起，患者主诉有疼痛感。

4．针头刺入较深 针尖斜面一半穿破对侧静脉壁，抽吸有回血，注射时部分药物注入深部组织，如只推少量药液，局部不一定隆起，患者主诉有疼痛感。

第五节 药物过敏试验法及过敏反应的处理

一 概述

临床上一些药物致敏性较高，有一些患者是过敏体质，在使用这些药物致敏性较高的药物时会引起不同程度的过敏反应。药物的过敏反应是一种异常的免疫反应，它的发生与所用药物的药理作用和剂量没有关系，过敏反应与患者的过敏体质有关，每位患者过敏反应的轻重程度不同，严重者可发生过敏性休克，危及生命。

易致敏的药物使用前一定要做到三件事：①询问患者的过敏史、用药史及家族史；②如果需要，应做过敏性试验；③做过敏性试验时，必须准备好抢救用药及设备。

临床上常见的致敏性较高的药物包括青霉素、头孢菌素、破伤风抗毒素、普鲁卡因、链霉素、细胞色素C和碘等。

二 青霉素

青霉素是临床上常用的抗生素之一，其疗效高，毒性低，但易发生过敏反应，发生率为5%～6%。青霉素药物过敏试验法的概述见图1-12-5-1。青霉素药物过敏的预防及护理见图1-12-5-2。

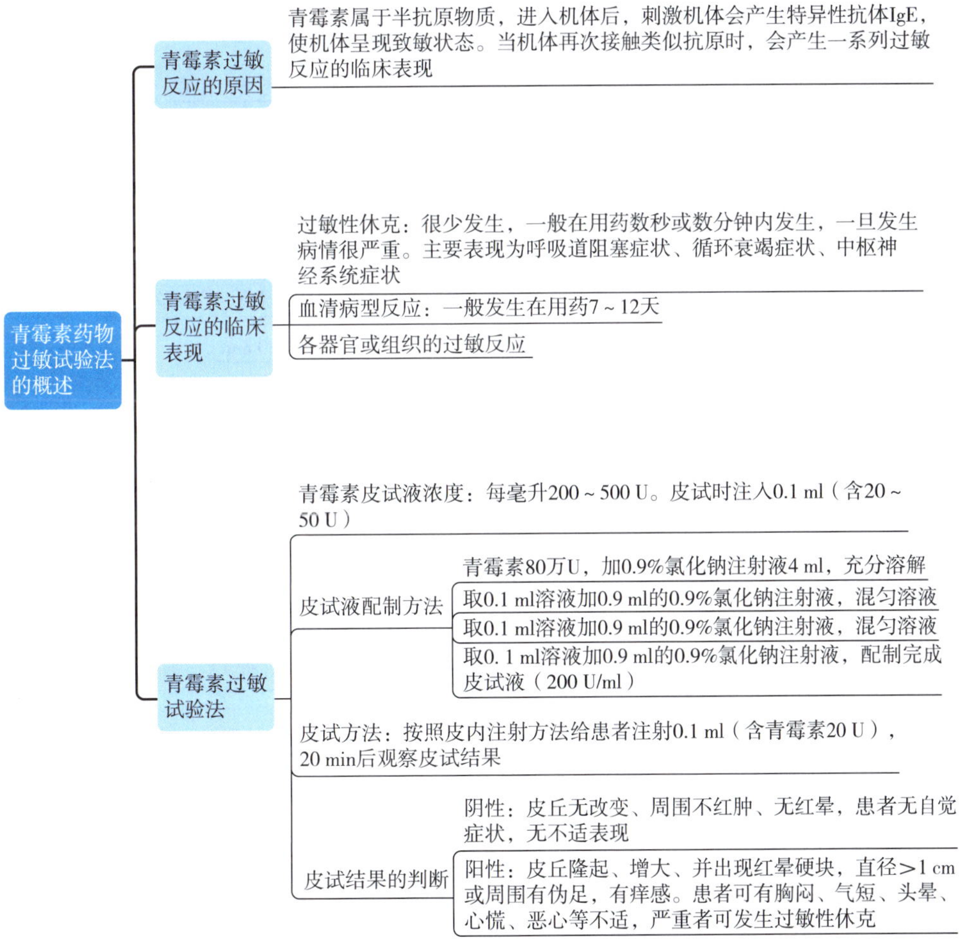

图1-12-5-1 青霉素药物过敏试验法的概述

注：IgE．免疫球蛋白E。

- 青霉素药物过敏的预防及护理
  - 青霉素过敏性休克的急救措施
    - 立即停药、平卧保暖、给氧治疗，就地抢救
    - 立即给予皮下注射盐酸肾上腺素0.5 ~ 1 ml，患儿酌减，如果症状没有得到改善，可以每隔30 min皮下或静脉注射0.5 ml，直至患者脱离危险
    - 保持呼吸道通畅，立即吸氧。呼吸受抑制者遵照医嘱给予呼吸兴奋剂；如患者出现喉头水肿，应配合医师行气管插管或气管切开
    - 遵照医嘱给药：抗过敏、升压、纠正酸中毒、抗组胺药等
    - 密切观察病情：患者意识状态、血压、体温、脉搏、呼吸等，并做好记录。如果出现呼吸心搏骤停，应立即进行心肺脑复苏术
    - 患者未脱离危险期不宜搬动
  - 青霉素过敏反应的预防
    - 严格“三查八对”制度
    - 做过敏试验前
      - 应详细询问患者的用药史、过敏史、家族史
      - 如果患者有青霉素过敏史，禁止做过敏试验
      - 患者使用青霉素如果停药3天后再用，须重新做药物过敏试验
      - 用药过程中更换药物批号，须重新做药物过敏试验
    - 进行过敏试验前及每次注射青霉素前，均应做好急救准备工作
    - 患者首次注射青霉素后，应观察30 min
    - 青霉素皮试液及青霉素注射液应做到现配现用
    - 皮试结果阳性者
      - 禁止使用青霉素
      - 将皮试结果及时告知医师、患者及其家属
      - 在各种卡片上注明

图1-12-5-2 青霉素药物过敏的预防及护理

三 头孢菌素类药物过敏试验法

头孢菌素类药物时临床上广泛使用的抗生素，具有抗菌作用强、疗效高，毒性低、过敏反应较青霉素少等优点。头孢菌素药物过敏试验的概述见图1-12-5-3。

- 头孢菌素药物过敏试验的概述
  - 皮试液的标准
    - 每毫升含头孢菌素500 μg，注入剂量0.1 ml（含50 μg）
  - 皮试液配制方法
    - 取头孢菌素0.5 g加0.9%氯化钠注射液2 ml，充分溶解
    - 取0.2 ml溶液加0.8 ml的0.9%氯化钠注射液，混匀溶液
    - 取0.1 ml溶液加0.9 ml的0.9%氯化钠注射液，混匀溶液
    - 取0.1 ml溶液加0.9 ml的0.9%氯化钠注射液，配制完成皮试液（500 μg/ml）
  - 皮试的方法
    - 同皮内注射
  - 皮试结果的判断
    - 同青霉素
  - 注意事项
    - 皮试结果阴性者，用药后仍有可能发生过敏反应
    - 用药后一定要严密观察
    - 头孢菌素类药物之间有交叉过敏现象，如使用某一种头孢类药物过敏时，其他品种的头孢类药物也不能再使用
    - 头孢菌素类药物与青霉素之间也有交叉过敏反应

图1-12-5-3　头孢菌素药物过敏的概述

四　破伤风抗毒素过敏试验法

破伤风抗毒素（tetanus antitaxin，TAT）用于有感染破伤风危险的外伤伤员的被动免疫或对已经发病患者进行特异性治疗。TAT有人血清制剂和马血清制剂，TAT马血清制剂对于人体是一种异体蛋白，注射后容易发生过敏反应，TAT过敏试验法的概述见图1-12-5-4。

- 破伤风抗毒素过敏试验法的概述
  - 皮试液的标准
    - 每毫升含破伤风抗毒素150 U，注入剂量为0.1 ml（含15 U）
  - 皮试液配制方法
    - 1500 U破伤风抗毒素取0.1 ml，加0.9 ml的0.9%氯化钠注射液
  - 皮试的方法
    - 同皮内注射
  - 皮试结果的判断
    - 阴性：局部皮丘无改变，患者无异常反应
    - 阳性：局部皮丘红肿、硬结，直径>1.5 cm，红晕直径超过4 cm，有时有伪足、有痒感。患者可有胸闷、气短、头晕、心慌、恶心等不适，严重者可发生过敏性休克
  - 脱敏注射法
    - 定义：将药物分小剂量、短间隔、连续多次注射，以达到脱敏的方法
    - 机制：通过短时间内多次小剂量注射，逐渐消耗体内的抗体，最终将全部药物注射完毕，以避免患者出现过敏反应
    - 方法：脱敏注射一般分为4次，小剂量开始并逐渐增加，每隔20 min肌内注射一次，每次注射后均应密切观察
  - 注意事项
    - 脱敏注射过程中如果患者出现面色苍白、气短、荨麻疹、血压降低等症状时，应停止注射，立即抢救
    - 如反应较轻，可等待症状消失后酌情增加注射次数，减少每次注射的剂量，在密切监测病情的情况下完成注射

图 1-12-5-4　破伤风抗毒素过敏试验法的概述

五　普鲁卡因过敏试验法

普鲁卡因为局部麻醉药，少数患者注射后可发生过敏反应。普鲁卡因过敏试验法的概述见图 1-12-5-5。

- 普鲁卡因过敏试验法的概述
  - 皮试液的标准
    - 每毫升含普鲁卡因2.5 mg，注入剂量0.1 ml（含0.25 mg）
  - 皮试液配制方法
    - 1%普鲁卡因10 mg，取0.25 ml加0.75 ml的0.9%氯化钠注射液，即为皮试液
  - 皮试的方法
    - 同皮内注射
  - 皮试结果的判断及过敏反应的处理同青霉素

图 1-12-5-5　普鲁卡因过敏试验法的概述

六 链霉素过敏试验法

链霉素是临床上常用的抗生素之一，过敏反应仅次于青霉素，但死亡率高于青霉素，应予以注意。链霉素过敏试验法的概述见图1-12-5-6。

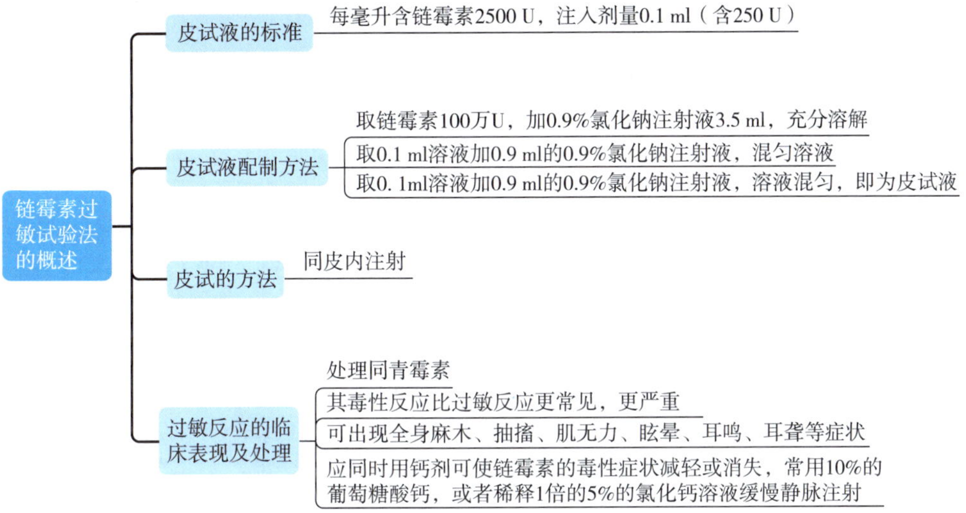

图1-12-5-6 链霉素过敏试验法的概述

七 细胞色素C过敏试验法

细胞色素C是一种细胞呼吸激活剂，常作为组织缺氧治疗的辅助用药，偶尔引起过敏反应。细胞色素C过敏试验法的概述见图1-12-5-7。

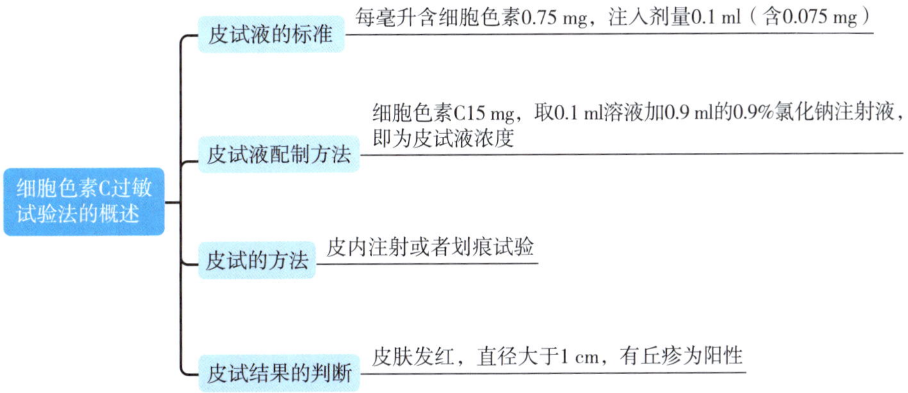

图1-12-5-7 细胞色素C过敏试验法的概述

八 碘过敏试验法

碘造影剂进行造影时会发生过敏反应，因此，在进行肾、膀胱、胆囊、支气管、心血管、脑血管等造影前，1～2天应先做碘过敏试验。碘过敏试验法的概述见图1-12-5-8。

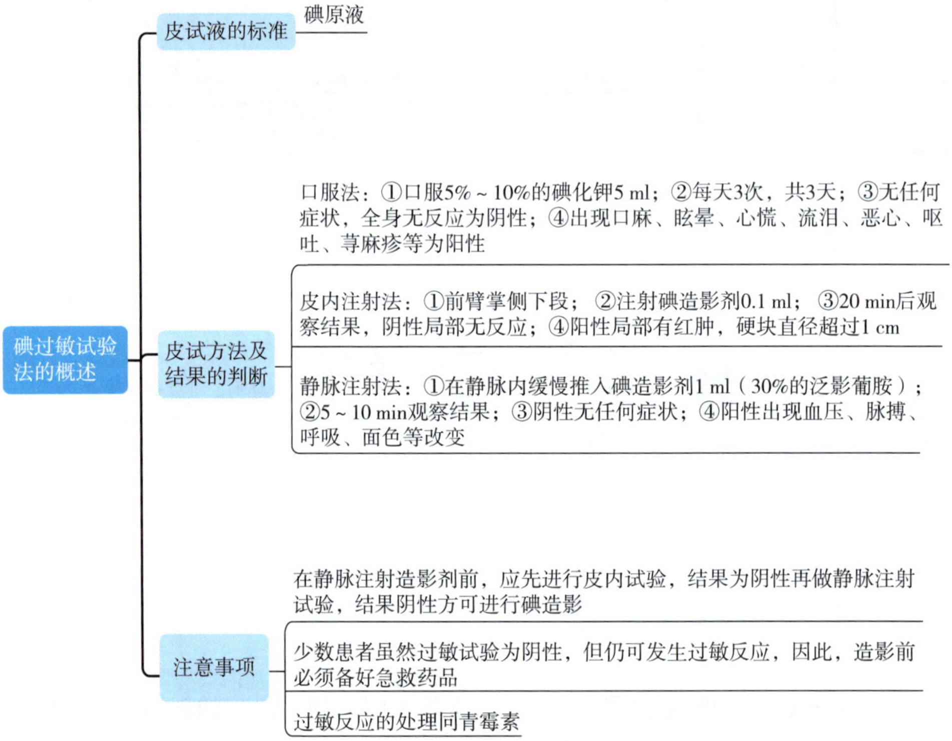

图1-12-5-8　碘过敏试验法的概述

（申　宁）

第十三章　静脉输液及输血

第一节　静 脉 输 液

一　静脉输液基础知识

（一）定义

静脉输液是利用大气压和液体静压的作用原理，将一定量的无菌溶液（药液）直接滴入静脉的方法。

（二）静脉输液常用溶液及作用

静脉输液常用溶液及作用见图1-13-1-1。

- 静脉输液常用溶液及作用
  - 晶体溶液
    - 葡萄糖溶液：5%葡萄糖溶液、10%葡萄糖溶液
    - 等渗电解质溶液：0.9%氯化钠溶液、5%葡萄糖氯化钠溶液、复方氯化钠溶液
    - 高渗溶液：20%甘露醇、25%山梨醇、25%～50%葡萄糖溶液
    - 碱性溶液：5%碳酸氢钠溶液、1.4%碳酸氢钠溶液、11.2%乳酸钠溶液和1.84%乳酸钠溶液
  - 胶体溶液
    - 右旋糖酐：中分子右旋糖酐、低分子右旋糖酐
    - 代血浆：6%羟乙基淀粉（又称706代血浆）、氧化聚明胶、聚乙烯吡咯酮
    - 血液制品：5%白蛋白、血浆蛋白
  - 静脉高营养溶液
    - 复方氨基酸、脂肪乳等

图1-13-1-1　静脉输液常用溶液及作用

二　静脉输液的方法

（一）静脉输液的目的

1. 补充水分及电解质，纠正水、电解质和酸碱平衡失调。

2. 增加循环血量，改善微循环，维持血压。
3. 补充营养，供给热能，维持正氮平衡，促进组织修复。
4. 输入药物，治疗疾病。

（二）周围静脉输液法

1. 头皮针静脉输液法 头皮针静脉输液法见图1-13-1-2。

- 头皮针静脉输液法
  - 评估
    - 医嘱评估：核对医嘱，明确输液目的
    - 患者评估：评估患者的病情、生命体征、意识状态、心肺功能等；评估穿刺部位皮肤情况、静脉状况及肢体活动能力等；嘱患者如厕
    - 环境评估：环境整洁、安静、安全，光线适宜
  - 计划
    - 护士准备：护士衣帽整洁，洗手，戴口罩
    - 用物准备：注射盘、输液器、输液敷贴、止血带、小垫枕、输液卡及药物、输液架等
  - 操作要点
    - 核对医嘱，检查输液器及输液瓶
    - 填写标签，常规消毒，加药配液
    - 打开输液器，关闭调节器，插输液管
    - 二人核对医嘱
    - 携用物至床旁，再次核对、解释
    - 第一次排气：液面达茂菲滴管1/2～2/3
    - 肢体下置小垫枕与治疗巾，选择静脉穿刺部位，距穿刺点上方6～8 cm扎止血带，尾端向上，常规消毒皮肤，备输液敷贴
    - 再次核对，二次排气至有少量药液滴出，检查无气泡
    - 嘱患者握拳，绷皮，行静脉穿刺，见回血后，将头皮针放平再沿血管方向潜行少许
    - “三松”（松开止血带，松开调节器，嘱患者松拳），妥善固定
    - 根据年龄、病情及药物性质调节滴速
    - 再次核对，安置患者，洗手、记录，交代注意事项
    - 巡视，观察病情，需要时更换液体
    - 确认输液完毕，揭去输液敷贴，关闭调节器，快速拔针，用输液敷贴按压至无出血，整理记录，用物按规定分类处理
  - 注意事项
    - 严格执行无菌技术操作及查对制度，预防感染及差错事故的发生
    - 根据患者病情，合理安排输液顺序，注意配伍禁忌
    - 保护和合理使用静脉。长期输液者，应从远端小静脉开始；输入刺激性强或特殊药物，应确定针头在静脉内再输入药物
    - 对婴幼儿、小儿应选用头皮静脉输液
    - 输液过程中，加强巡视，注意观察，发现异常，及时处理与汇报，做好记录
  - 评价
    - 护士正确执行无菌操作及查对制度，操作规范、动作轻稳
    - 患者理解静脉输液的目的，主动配合操作，无不良反应发生

图1-13-1-2 头皮针静脉输液法

2. 留置针静脉输液法　留置针静脉输液法见图1-13-1-3。

- 留置针静脉输液法
  - 评估
    - 医嘱评估：核对医嘱，明确输液目的
    - 患者评估：评估患者的病情、生命体征、意识状态、心肺功能等；评估穿刺部位皮肤情况、静脉状况及肢体活动能力等；嘱患者如厕
    - 环境评估：环境整洁、安静、安全，光线适宜
  - 计划
    - 护士准备：护士衣帽整洁，洗手，戴口罩
    - 用物准备：注射盘、输液器、静脉留置针、无菌透明输液敷贴、止血带、小垫枕、输液卡及药物、肝素帽、封管液、输液架等
  - 操作要点
    - 核对医嘱，检查输液器及输液瓶
    - 填写标签，常规消毒，加药配液
    - 打开输液器，关闭调节器，插输液管
    - 二人核对医嘱
    - 携用物至床旁，再次核对、解释
    - 一次排气：液面达茂菲滴管1/2～2/3
    - 肢体下置小垫枕与治疗巾，选择静脉穿刺部位，距穿刺点上方10 cm扎止血带，尾端向上，常规消毒皮肤，直径大于8 cm，备无菌透明输液敷贴
    - 检查静脉留置针，将肝素帽或可来福与输液器连接，妥善放置，再次核对，二次排气至有少量药液滴出，检查无气泡
    - 取下针套，旋转松动外套管，嘱患者握拳，绷皮，行静脉穿刺，见回血后，稍降低穿刺角度，沿血管方向进针0.2 cm
    - 送外套管，撤针芯：左手持导管接口，右手后撤针芯约0.5 cm，持针座将套管全部送入静脉内，撤出针芯，置于锐器回收器中
    - “三松”（松开止血带，松开调节器，嘱患者松拳），用无菌透明敷贴密闭式固定留置针，用小胶布固定留置导管，注明置管日期、时间，签名
    - 根据年龄、病情及药物性质调节滴速
    - 再次核对，整理记录，交代注意事项
    - 巡视，观察病情，需要时更换液体
    - 输液完毕，关闭调节器，断开输液器与留置针连接，常规消毒，冲管，正压技术封管
    - 再次输液时，常规消毒输液接头，打开留置针延长管处的小夹子；连接10 ml注射器（内有0.9%氯化钠溶液）与输液接头，抽回血，见回血后，推注5～10 ml 0.9%氯化钠溶液；连接输液器与输液接头，打开调节器，调节滴速，核对记录
    - 无须留置时，确认输液完毕，轻揭去输液敷贴，关闭调节器，快速拔针，按压至无出血，整理记录，用物按规定分类处理
  - 注意事项
    - 静脉留置针输液时，严格掌握留置时间（具体参照使用说明书）
    - 注意保护有留置针的肢体，尽量减少肢体活动，避免肢体下垂、用力过猛，以免大量回血
    - 每次输液前后，应注意观察穿刺部位及静脉有无红肿，询问患者有无不适，发现异常及时处理，必要时拔除导管
    - 输液完毕，正压封管
  - 评价
    - 护士正确执行无菌操作及查对制度，操作规范、动作轻稳
    - 患者理解静脉留置针输液的目的，主动配合操作，无不良反应发生

图1-13-1-3　留置针静脉输液法

（三）中心静脉输液法

1. 颈外静脉穿刺置管 颈外静脉穿刺置管见图1-13-1-4。

- 颈外静脉穿刺置管
  - 优点
    - 颈外静脉是颈部最大的浅静脉，位于颈部外侧皮下，其行经表浅、位置恒定，易于穿刺
  - 适用范围
    - 长期输液，周围静脉不易穿刺者
    - 周围循环衰竭，需测量中心静脉压者
    - 长期静脉输入高浓度或刺激性强的药物
    - 静脉高营养治疗者
  - 穿刺部位
    - 体位：患者去枕平卧，头偏向对侧，肩下垫小枕，使颈部平直，充分暴露穿刺部位
    - 穿刺点：下颌角与锁骨上缘中点连线上1/3处，颈外静脉外侧缘

图1-13-1-4　颈外静脉穿刺置管

2. 锁骨下静脉穿刺置管 锁骨下静脉穿刺置管见图1-13-1-5。

- 锁骨下静脉穿刺置管
  - 优点
    - 管径粗大，常处于充盈状态，周围有结缔组织固定，较易穿刺，硅胶管插入后可保留较长时间
    - 距离右心房较近，血量多，输入高浓度或刺激性较强的药液能迅速被稀释，对血管壁的刺激性较小
  - 适用范围
    - 因长期不能进食或丢失大量液体，需补充高热量、高营养液及电解质者
    - 各种原因需迅速补充大量液体者
    - 需较长时间接受化疗者
    - 需测定中心静脉压者
    - 需紧急放置心内起搏导管者
    - 需长期输液，周围静脉穿刺困难者
  - 穿刺部位
    - 体位：患者去枕平卧，头偏向对侧，肩下垫小枕，使头低肩高，充分暴露穿刺部位
    - 穿刺点：位于胸锁乳突肌外侧缘与锁骨上缘所形成夹角的平分线上，距顶点0.5～1 cm处

图1-13-1-5　锁骨下静脉穿刺置管

三　输液速度的调节

输液速度的调节见图1-13-1-6。

- 输液速度的调节
  - 调节原则
    - 根据年龄、病情及药物性质调节滴速，一般成人40～60滴/分，小儿20～40滴/分
    - 老年、婴幼儿及患有心、肺、肾疾病的患者，输注速度宜慢；对严重脱水，心肺功能良好者速度可稍快
    - 输注一般溶液速度可稍快，输注高渗、含钾或升压药液时，速度宜慢
  - 计算方法
    - 已知输液总量和每分钟滴数，计算输液所需的时间
      $$输液时间(min)=\frac{液体总量(ml)\times 点滴系数(g^{tt}/ml)}{每分钟滴数(g^{tt}/min)}$$
    - 已知液体总量与计划需用的时间，计算每分钟滴数
      $$每分钟滴数(g^{tt}/min)=\frac{液体总量(ml)\times 点滴系数(g^{tt}/ml)}{输液时间(min)}$$

图1-13-1-6　输液速度的调节

四　常见输液问题及处理

常见输液问题及处理见图1-13-1-7。

- 常见输液问题及处理
  - 溶液不滴
    - 针头滑出血管外
      - 局部表现：肿胀、疼痛，无回血
      - 处理方法：将针头拔出，另选血管重新穿刺
    - 针尖斜面紧贴血管壁
      - 局部无肿胀、疼痛等，有回血
      - 处理方法：调整针头位置或适当变换肢体位置
    - 针头堵塞
      - 局部无肿胀、疼痛等，无回血，挤压有阻力
      - 处理方法：更换针头另选静脉穿刺
    - 压力过低
      - 局部无疼痛、肿胀，有回血
      - 处理方法：抬高输液瓶位置或降低肢体位置
    - 静脉痉挛
      - 局部静脉疼痛，有回血
      - 处理方法：用热水袋或热毛巾热敷注射部位上端的血管
  - 茂非滴管内液面过高
    - 滴管侧壁无调节孔：取下输液瓶，倾斜瓶身，使插入瓶内的针头露出液面，液体缓缓流至滴管露出液面，再将输液瓶挂于输液架上
    - 滴管侧壁有调节孔：夹紧滴管上端输液管，打开调节孔，待溶液降低至所需高度，再关闭调节孔，松开滴管上端输液管
  - 茂非滴管内液面过低
    - 滴管侧壁无调节孔：夹住滴管下端输液管，用手挤压滴管，使液体流至滴管内至1/2～2/3时，停止挤压，松开滴管下端输液管
    - 滴管侧壁有调节孔：夹住滴管下端的输液管，打开调节孔，液面升至1/2～2/3时，关闭调节孔，松开滴管下端输液管
  - 茂非滴管内液面自行下降
    - 原因：茂非滴管或其上端输液管有漏气或裂隙存在
    - 处理方法：必要时更换输液装置

图1-13-1-7　常见输液问题及处理

五 输液泵的使用

输液泵的操作要点及注意事项见图1-13-1-8。

- 输液泵的使用
  - 操作要点
    - 固定输液泵于输液架上
    - 接通电源，打开开关
    - 按密闭式输液法准备药液，将输液瓶挂在输液架上，排尽空气
    - 打开泵门，将输液管放置管道槽内，关闭泵门
    - 遵医嘱设定输液速度及输液量
    - 按常规行静脉穿刺并固定，连接输液针头与输液泵
    - 确认输液泵设置无误后，按“开始/停止”键，启动输液
    - 当输液量接近预先设定的输液量时，“输液量显示”键闪烁，提示输液结束
    - 输液结束，再次按“开始/停止”键，停止输液
    - 按“开关”键，关闭输液泵，打开泵门，取出输液管
    - 输液泵消毒处理
  - 注意事项
    - 输液泵使用过程中，护士应加强巡视，发现报警，立即查找原因，及时处理
    - 对清醒患者及家属进行健康指导
      - 输液泵出现报警，应及时拉呼叫器通知护士
      - 不要随意搬动输液泵
      - 输液肢体不要进行剧烈运动
      - 如需如厕，可拉呼叫器，请护士帮忙

图1-13-1-8 输液泵的使用

六 输液反应

（一）发热反应

引起输液发热反应的原因、临床表现、预防及处理见图1-13-1-9。

- 发热反应
  - 原因
    - 与输入致热物质有关
    - 药物方面：溶液或药物制品不纯、过期或消毒灭菌不彻底
    - 输液器具方面：注射器或输液器具质量不合格或过期
    - 输液环境：输液环境或配药室空气洁净度不符合要求
    - 操作方面：配药过程中操作不当或操作者未严格执行无菌技术原则
  - 临床表现
    - 时间：输液数分钟至1小时
    - 表现：发冷、寒战和发热。轻者：体温波动在38 ℃左右，停止输液后数小时可恢复正常；重者初起寒战，继之体温高达40 ℃以上，伴有恶心、呕吐、头痛、脉速等症状
  - 预防
    - 严格检查溶液和药物质量、灭菌日期
    - 认真检查注射器和输液器具的包装、灭菌日期
    - 确保输液环境符合操作要求
    - 严格执行无菌技术原则及操作规程

图1-13-1-9 发热反应

- 处理
  - 轻者，减慢滴速或停止输液；严重者，立即停止输液，同时通知医师，报告护士长
  - 对症处理，有寒战者注意保暖，高热者给予物理降温
  - 观察并记录病情变化
  - 遵医嘱给予抗过敏药物或激素治疗
  - 与患者及家属的沟通，心理护理
  - 保留输液器具及剩余药液，查找原因

图 1-13-1-9 发热反应（续）

（二）循环负荷过重

引起循环负荷过重的原因、临床表现、预防及处理见图 1-13-1-10。

- 循环负荷过重
  - 原因
    - 因输液速度过快或短时间内输入过多液体
  - 临床表现
    - 呼吸困难、胸闷、气促、咳嗽、咳粉红色泡沫样痰，严重者痰液可由口鼻涌出；听诊肺部可闻及湿啰音，心率快、心律失常
  - 预防
    - 严格控制静脉输液量
    - 严格控制滴注速度
    - 对心肺功能不良、老年人及儿童更需慎重
  - 处理
    - 立即停止输液，通知医师
    - 患者取端坐卧位，双腿下垂
    - 给予高流量吸氧，调节氧流量为6～8 L/min，在湿化瓶内放20%～30%酒精
    - 遵医嘱给予镇静、平喘、强心、利尿、扩血管等药物
    - 必要时进行四肢轮扎，每隔5～10 min轮流放松一侧肢体上的止血带
    - 必要时静脉放血200～300 ml

图 1-13-1-10 循环负荷过重

（三）静脉炎

引起静脉炎的原因、临床表现及预防、处理见图 1-13-1-11。

- 静脉炎
  - 原因
    - 化学因素：长期从静脉输入浓度较高、刺激性较强的药物
    - 物理因素：静脉反复穿刺、静脉留置针留置时间过长或来回移动
    - 操作因素：未严格执行无菌技术原则
  - 临床表现
    - 沿静脉走向出现条索状红线，局部组织发红、肿胀、灼热、疼痛，有时伴有畏寒、发热等全身症状
  - 预防
    - 静脉输入刺激性的药物，充分稀释并减慢滴速
    - 合理使用静脉，避免在同一部位长期、反复穿刺，选择材质与组织相容性较好的静脉留置针并避免留置时间过长
    - 严格执行无菌技术操作
    - 加强巡视，防止药液外漏
  - 处理
    - 立即停止该处输液
    - 同时通知医师，报告护士长
    - 将患肢抬高并制动，局部用95%酒精或50%硫酸镁进行湿热敷
    - 超短波治疗
    - 中药治疗
    - 合并感染者，遵医嘱应用抗生素
    - 与患者及家属的沟通，心理护理

图 1-13-1-11 静脉炎

（四）空气栓塞

引起空气栓塞的原因、临床表现、预防及处理见图 1-13-1-12。

- 空气栓塞
  - 原因
    - 空气进入静脉所致
    - 输液管内空气未排尽或导管连接不紧密
    - 加压输液、输血时无专人看护
    - 连续输液时，未及时添加液体或拔针
  - 临床表现
    - 患者胸部异常不适、胸骨后疼痛，出现呼吸困难、严重发绀，伴濒死感。心前区听诊可闻及响亮、持续的“水泡声”，心电图呈心肌缺血和急性肺心病改变
  - 预防
    - 输液前，确保输液管连接紧密、排尽空气
    - 加压输液、输血时，专人看护
    - 连续输液时，及时添加液体，输液完毕及时拔针
  - 处理
    - 立即停止输液，通知医师，进行抢救
    - 取左侧卧位和头低足高位
    - 立即给予高流量吸氧
    - 如条件允许，通过中心静脉导管抽出空气
    - 严密观察病情变化，对症处理，做好记录
    - 心理护理

图 1-13-1-12 空气栓塞

七 输液微粒污染

输液微粒污染的概念、来源、危害及预防见图1-13-1-13。

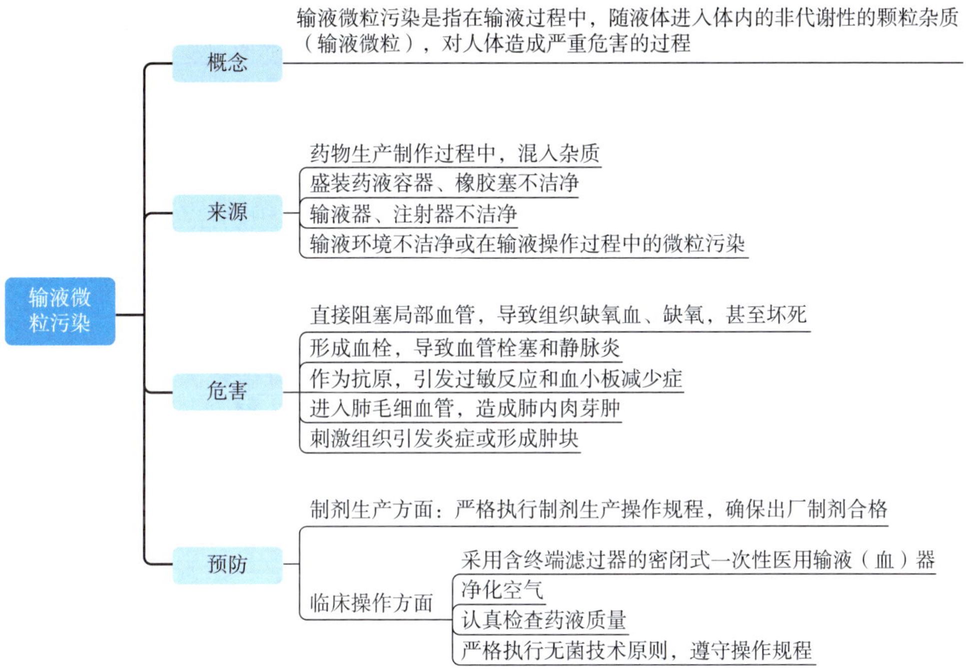

图1-13-1-13 输液微粒污染

第二节 静脉输血

一 静脉输血基础知识

（一）静脉输血的定义

静脉输血是利用大气压和液体静压的作用原理，将一定量的全血或某些血液成分通过静脉输入体内的方法，是临床用于急救和治疗的重要措施之一。

（二）血液制品的种类

血液制品的种类见图1-13-2-1。

- 血液制品的种类
  - 全血
    - 新鲜血：①在4 ℃冰箱内保存1周内的血液；②常用于血液病患者
    - 库存血：①在4 ℃冰箱内保存2～3周的血液；②大量输入库存血时，注意预防高血钾症和酸中毒；③常用于各种原因引起的大出血患者
  - 成分血
    - 血浆
      - 新鲜血浆：常用于凝血因子缺乏的患者
      - 保存血浆：常用于低血容量及血浆蛋白较低的患者
      - 冷冻血浆：输入前，放在37 ℃温水中融化，6 h内输完
      - 干燥血浆：①有效期为5年；②输入前，加适量等渗盐水或0.1%枸橼酸钠溶液溶解
    - 红细胞
      - 浓缩红细胞：常用于携氧功能缺陷和血容量正常的贫血患者
      - 洗涤红细胞：常用于免疫性溶血性贫血患者
      - 红细胞悬液：常用于战地急救及中小手术患者
    - 白细胞浓缩悬液：①在4 ℃冰箱内保存，有效期48 h；②常用于粒细胞缺乏伴严重感染的患者
    - 血小板浓缩悬液：①在22 ℃的环境中保存，有效期24 h；②常用于血小板减少、血小板功能障碍性出血的患者
    - 各种凝血制剂：①如凝血酶原复合物等；②常用于各种原因引起的凝血因子缺乏的出血性疾病
  - 其他血液制品
    - 白蛋白液：常用于各种原因导致的低蛋白血症患者
    - 纤维蛋白原：常用于纤维蛋白缺乏症、弥散性血管内凝血的患者
    - 抗血友病球蛋白浓缩剂：用于血友病患者
    - 抗铜绿假单胞菌血浆：用于铜绿假单胞菌感染的患者

图1-13-2-1　血液制品的种类

二 输血前准备

输血前准备见图1-13-2-2。

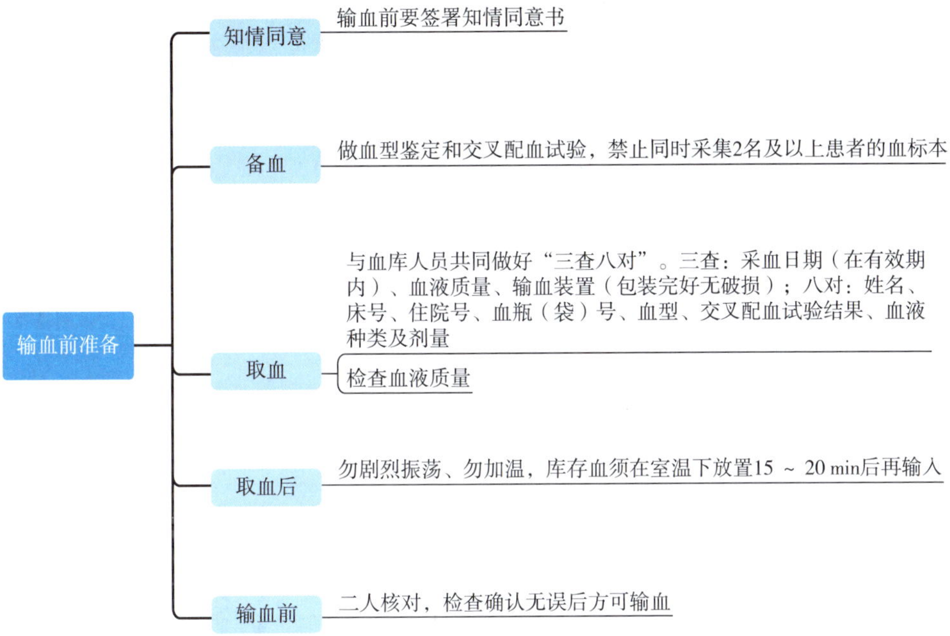

图1-13-2-2　输血前准备

三 静脉输血方法

（一）静脉输血的目的

1. 补充血容量。
2. 补充血红蛋白，促进携氧功能。
3. 补充血浆蛋白，维持血浆胶体渗透压。
4. 补充各种凝血因子和血小板，改善凝血功能。
5. 补充抗体、补体。
6. 中和、吞噬、吸附有害物质。

（二）间接输血法

间接输血法见图1-13-2-3。

- 间接输血法
  - 评估
    - 医嘱评估：核对医嘱、输血卡、配血单，明确输血目的
    - 患者评估：评估患者的病情、生命体征、意识状态、心肺功能、血型、输血史、过敏史等；评估穿刺部位皮肤情况、静脉状况及肢体活动能力等
    - 环境评估：环境整洁、安静、安全，光线适宜，符合输血要求
  - 计划
    - 护士准备：护士衣帽整洁，洗手，戴口罩
    - 用物准备：注射盘、输血器、输液敷贴、止血带、小垫枕，输血卡、配血单及血液制品、0.9%氯化钠溶液，输液架等
  - 操作要点
    - 核对医嘱、输血卡、配血单，检查输血器、0.9%氯化钠溶液及血液制品等
    - 填写标签，常规消毒
    - 打开输血器，关闭调节器，插输血管
    - 二人核对医嘱、输血卡、配血单
    - 携用物至床旁，再次核对、解释
    - 按静脉输液法输入少量0.9%氯化钠溶液
    - 以旋转动作轻轻摇匀贮血袋内的血液，连接输血袋
    - 调节滴速，开始不超过20滴/分，儿童酌减，密切观察15 min，再根据年龄、病情调节滴速
    - 再次核对，整理记录，向患者交代注意事项
    - 巡视观察
    - 停止输血：待血袋内血液输完后，再输入少量0.9%氯化钠溶液，直至输血管内的血液全部输完，拔针按压至无出血。整理、记录，输血袋送回血库保留24 h，其他用物按规定分类处理
  - 注意事项
    - 严格执行无菌技术操作、二人核对及“三查八对”制度
    - 输血前、后，两袋血之间，应间隔输入少量0.9%氯化钠溶液
    - 血液内不得随意加入其他药物，如钙剂，酸性或碱性药物，高渗或低渗溶液
    - 严格控制输血速度，开始速度不超过20滴/分。10～15 min后，无不适反应发生，再按输液滴速的调节原则重新调节滴速
    - 输血时，应加强巡视，倾听患者主诉，观察有无输血反应
    - 输血后血袋送回血库，保留24 h以上
  - 评价
    - 护士正确执行无菌操作及“三查八对”制度，操作规范、动作轻稳
    - 患者理解静脉输血的目的，主动配合操作，无输血反应发生

图1-13-2-3　间接输血法

（三）直接输血法

直接输血法见图 1-13-2-4。

- 直接输血法
  - 评估
    - 医嘱评估：核对医嘱、输血卡、配血单，明确输血目的
    - 患者评估：评估患者的病情、生命体征、意识状态、心肺功能、血型、输血史、过敏史等；评估穿刺部位皮肤情况、静脉状况及肢体活动能力等
    - 环境评估：环境整洁、安静、安全，光线适宜，符合输血要求
  - 计划
    - 护士准备：护士衣帽整洁，洗手，戴口罩
    - 用物准备：注射盘、50 ml注射器数副（依据输血量多少）、止血带、小垫枕，输血卡、配血单及3.8%枸橼酸钠溶液、0.9%氯化钠溶液，输液架等
  - 操作要点
    - 核对医嘱，备齐用物，做好检查
    - 评估患者，解释合作
    - 准备卧位：供血者和患者分别躺在相邻的两张床上，露出一侧手臂
    - 加抗凝剂：每50 ml血液加入3.8%枸橼酸钠溶液5 ml
    - 选择静脉，加压充气（压力维持在100 mmHg左右）
    - 消毒皮肤，静脉穿刺
    - 抽血输血：需三人合作，一人抽血，一人传递，另一人立即输血
    - 停止输血：拔针按压至无出血，整理记录
  - 注意事项
    - 抽血时，速度不可过快，注意观察供血者面色，有不适及时处理
    - 连续抽血时，针头不必拔出，用手压迫止血，立即更换新的注射器
  - 评价
    - 护士正确执行无菌操作及“三查八对”制度，操作规范、动作轻稳
    - 患者理解静脉输血的目的，主动配合操作，无输血反应发生

图 1-13-2-4　直接输血法

注：100 mmHg=13.3 kPa。

（四）自体输血法

自体输血法见图1-13-2-5。

- 自体输血法
  - 定义
    - 指采集患者体内血液或收集患者手术中丢失的自身血液，在需要时回输给本人
  - 优点
    - 不需检测血型和交叉配血试验
    - 节约血源
    - 避免因输血而引起的疾病传播
  - 适应证
    - 腹腔和胸腔内出血，如脾破裂，异位妊娠破裂
    - 手术出血在1000 ml以上的大手术
    - 手术后引流血液（术后6 h内）回输
    - 体外循环或低温下进行的心内直视手术
    - 患者是特殊血型，很难找到供血者
  - 方法
    - 预存式自体输血：对符合条件的择期手术患者，经患者同意，在术前2～3周，定期采血在血库低温储存，在术中或术后再回输给本人
    - 稀释式自体输血：在手术日或手术开始前，采集自体血，再输入等量晶体溶液或胶体溶液，使患者血容量保持不变，而血液处于稀释状态，采集的血液可在术中或术后再回输给本人
    - 回收式自体输血：利用血液回收机，对患者体腔积血、术中失血或术后引流血液进行收集、抗凝、滤过、洗涤等处理，符合条件时再回输给本人

图1-13-2-5 自体输血法

四 常见输血反应

（一）发热反应

引起输血发热反应的原因、临床表现、预防及处理见图1-13-2-6。

- 发热反应
  - 原因
    - 血液、血袋、保养液、输血用具被致热原污染
    - 多次输血，受血者血液中产生白细胞抗体或血小板抗体，再次输血时发生免疫反应引起发热
    - 操作违反无菌技术操作原则造成污染
  - 临床表现
    - 时间：输血过程中或输血后1～2 h发生
    - 表现：初起发冷、寒战，继而发热，体温升高至38～41 ℃，轻者1～2 h后可自行缓解；重者持续数小时，可伴有皮肤潮红、头痛、脉速、恶心、呕吐等症状
  - 预防
    - 严格管理血袋、血液及保养液
    - 尽量避免多次输血
    - 严格执行无菌技术原则
  - 处理
    - 轻者，减慢滴速或暂停输血，多数症状可自行缓解；严重者，立即停止输血，静脉滴注0.9%氯化钠溶液，维持静脉通路，通知医师，报告护士长
    - 对症处理：发冷、寒战者注意保暖，高热者给予物理降温
    - 观察并记录病情变化
    - 遵医嘱给予解热镇痛药、抗过敏药或激素类药物
    - 与患者及家属沟通，心理护理
    - 保留输血器具、剩余血制品及血袋，协助标本封存及检测，查找原因

图1-13-2-6　发热反应

（二）过敏反应

引起输血过敏反应的原因、临床表现、预防及处理见图1-13-2-7。

- 过敏反应
  - 原因
    - 患者自身为过敏体质
    - 输入血液中含有致敏物质
    - 多次输血，体内产生过敏性抗体，再次输血时，抗原和抗体相互作用而引起过敏反应
  - 临床表现
    - 时间：常发生在输血后期或输血即将结束时，反应程度轻重不一，一般症状出现越早，反应越严重
    - 表现为①轻者：皮肤瘙痒、荨麻疹，可在局部或全身出现，也表现为血管神经性水肿（眼睑、口唇水肿）；②中度：喉头水肿、支气管痉挛，可引发呼吸困难，两肺闻及哮鸣音；③重度：过敏性休克
  - 预防
    - 患者过敏体质或需多次输血，输血前遵医嘱给予抗过敏药物
    - 勿选用有过敏史的供血者
    - 供血者献血前不宜使用可致敏的药物，献血前4 h不宜进食高蛋白、高脂肪食物（如鱼、虾、鸡蛋）等可致敏的食物，可食用少量清淡饮食或饮用糖水，最好禁食
  - 处理
    - 轻者，减慢输血速度，遵医嘱给予抗过敏药物；严重者，立即停止输血，通知医师，报告护士长
    - 对症处理：呼吸困难给予氧气吸入；严重喉头水肿，配合进行气管插管或行气管切开；循环衰竭立即进行抗休克治疗
    - 观察并记录病情变化
    - 遵医嘱给以0.1%盐酸肾上腺素0.5～1.0 ml皮下注射，或者给予苯海拉明、异丙嗪、地塞米松等抗过敏药物
    - 与患者及家属沟通，心理护理
    - 保留输血器具、剩余血制品及血袋，协助标本封存及检测，并查找原因

图1-13-2-7　过敏反应

（三）溶血反应

引起溶血反应的原因、临床表现、预防及处理见图1-13-2-8。

- 溶血反应
  - 原因
    - 输入异型血：供血者与受血者的ABO血型不符，后果严重，病死率高
    - 输入变质血：输血前红细胞已经被破坏溶解
    - Rh因子不合：Rh阴性者，再次接受Rh阳性血液即可发生溶血反应。发生较慢，且较少见
    - 输血时，血液内加入高渗、低渗溶液或影响血液pH的药物等，导致红细胞破坏溶解
  - 临床表现
    - 开始阶段：头胀痛、四肢麻木、胸闷、腰背剧痛、恶心、呕吐
    - 中间阶段：黄疸和血红蛋白尿（酱油色），伴寒战、发热、呼吸困难、血压下降
    - 最后阶段：急性肾功能不全（少尿、无尿，氮质血症等），严重者可致死亡
  - 预防
    - 输血前，做好血型鉴定和交叉配血试验
    - 严格执行查对制度，严守操作规程
    - 加强管理，防止血液变质
  - 处理
    - 立即停止输血，静脉滴注0.9%氯化钠溶液，通知医师，紧急处理
    - 氧气吸入
    - 双侧腰部封闭或用热水袋热敷双侧肾区
    - 遵医嘱静脉注射碳酸氢钠溶液
    - 严密观察并记录病情变化
    - 出现休克，配合医师进行抗休克治疗
    - 保留余血，重新做血型鉴定和交叉配血试验
    - 与患者及家属沟通，心理护理

图1-13-2-8　溶血反应

（四）大量输血后反应

大量输血后反应见图1-13-2-9。

- 大量输血后反应
  - 循环负荷过重
  - 出血倾向
    - 原因：短时间大量或反复输入的库血中缺乏血小板及凝血因子，有过量枸橼酸钠抗凝剂输入，引起凝血障碍
    - 临床表现：皮肤、黏膜出现瘀点或瘀斑，穿刺部位见大块瘀斑或拔针后出血不止，手术伤口渗血，牙龈出血，甚至出现血尿
    - 预防：严格掌握输血量，每输入3～5个单位的库存血，间隔输入1个单位新鲜血，补充血小板和凝血因子
    - 处理：密切观察患者出血倾向、意识状态、生命体征变化，及时给予相应处理
  - 枸橼酸钠中毒反应
    - 原因：大量输入库存血，枸橼酸钠进入体内较多，如患者肝功能不良，枸橼酸钠不能完全氧化和排出，与血中游离钙结合，血钙降低致凝血功能障碍、毛细血管张力减低、血管收缩不良和心肌收缩无力
    - 临床表现：手足抽搐、血压下降、心率减慢，有出血倾向，甚至发生心搏骤停等
    - 预防：每输入库存血1000 ml以上，应静脉注射10%葡萄糖酸钙或10%氯化钙10 ml
    - 处理：严密观察病情变化、大量输血后反应，需要时遵医嘱注射钙剂
  - 高钾血症和酸中毒
    - 原因：库存血的血液成分随保存时间的延长而发生变化，其中血浆钾离子含量增多，血液酸性增高，大量输入可引起高钾血症和酸中毒
    - 临床表现：代谢性酸中毒及休克的表现
    - 预防：避免一次输入大量库存血，必要时，可与新鲜血交替使用，每输入库存血500 ml，遵医嘱静脉注射5%碳酸氢钠30～70 ml
    - 处理：根据血液酸碱度，遵医嘱补充碱性药物，纠正酸中毒
  - 其他反应
    - 空气栓塞
    - 体温过低
    - 微血管栓塞
    - 细菌污染反应及输血传染的疾病（如病毒性肝炎、艾滋病、疟疾及梅毒）等

图1-13-2-9　大量输血后反应

（张功劢）

第十四章 标本的采集

第一节 标本采集的意义和原则

标本采集的意义和原则见图1-14-1-1。

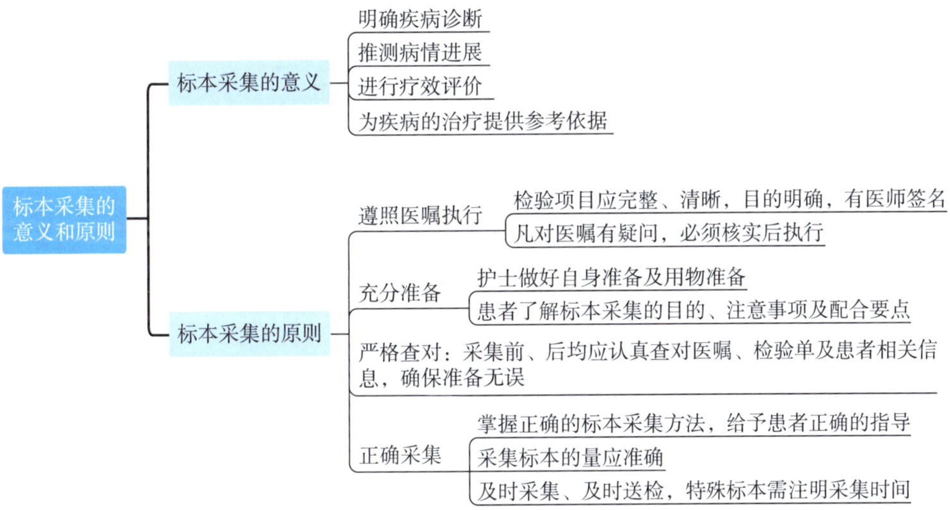

图1-14-1-1 标本采集的意义和原则

第二节 各种标本的采集

一 血标本采集法

（一）静脉血标本采集法

1. 目的

（1）全血标本：测定血常规、红细胞沉降率测定、血液中某些物质含量的检查。

（2）血清标本：测定肝功能、血清酶、脂类、电解质等。

（3）血培养标本：培养检测血液中的病原菌。

2. 评估

（1）医嘱评估：核对医嘱、采集标签，明确采集目的。

（2）患者评估

1）局部状况：穿刺部位的血管及皮肤状况。

2）健康知识：患者是否了解采血项目、注意事项及配合要点。

（3）环境评估：整洁、宽敞、明亮，30 min内无人员打扫及走动。

3. 计划

（1）护士准备：熟悉血标本采集方法。

（2）用物准备：采血管、采血标签、基础治疗盘等。

4. 操作要点

（1）核对：核对床号、姓名及检验项目。

（2）选择血管：在采血部位上方5～7.5 cm的位置扎止血带选择合适的静脉。

（3）消毒皮肤：常规消毒皮肤，消毒范围直径5 cm。

（4）再次核对：核对床号、姓名及检验项目。

（5）穿刺进针：采血针与手臂成30°左右的角度刺入静脉。

（6）留取标本：待采血管真空耗竭、血流停止后拔出采血管。

（7）拔针按压：拔出采血针后，用无菌棉签、棉球或纱布等，按压穿刺点5 min。

（8）标本处理：轻柔颠倒混匀含有添加剂的标本。

（9）再次查对：操作后再次查对床号、姓名、检验项目。

（10）安置患者、整理用物、及时送检。

5. 注意事项

（1）严格执行无菌技术操作及查对制度。

（2）静脉的选择：首选手臂肘前区静脉，优先顺序依次为正中静脉、头静脉及贵要静脉。当无法在肘前区的静脉进行采血时，也可选择手背的浅表静脉。在穿刺时可让患者攥拳（不可反复拍打采血部位），使静脉更加充盈，以利于成功穿刺。

（3）消毒剂发挥作用需与皮肤保持接触至少30 s，待自然干燥后穿刺，可防止标本溶血及烧灼感。如静脉穿刺比较困难，在消毒后需要重新触摸血管位置，宜在采血部位再次消毒后穿刺。

（4）采血针及型号的选择：常规宜使用直针采血。血培养标本采集时，宜使用蝶翼针。根据静脉的特点、位置，采血量选择合适的采血针针号，宜选用22 G采血针。

（5）宜在开始采集第一管血时松开止血带，止血带使用时间不宜超过1 min。如某些情况止血带需要在一个部位使用超过1 min，宜松开止血带，等待2 min后再重新绑扎。

（6）不同采血管的采集顺序如下：血培养瓶；柠檬酸钠抗凝采血管；血清采血管，包括含有促凝剂和/或分离胶；含有或不含分离胶的肝素抗凝采血管；含有或不含分离胶的乙二胺四乙酸（ethylenediaminete traacetic acid，EDTA）抗凝采血管；葡萄糖酵解抑制采血管。

（7）血液标本无法正常采集时的处理：轻微调整进针位置。如采血针刺入静脉过深，可略微抽出。如穿刺不够，可将采血针向静脉中略推入。不宜在不明静脉走向时盲目探查。如穿刺已成功，采集中途血流突然停止，可能是血管壁贴附了针孔，可将采血针旋转半周。如怀疑真空采血管真空度不足，应及时更换采血管。

6. 评价

（1）标本采集过程规范、熟练，符合无菌操作原则及检验项目要求。

（2）能与患者有效沟通，具有人文关怀精神。

（二）动脉血标本采集法

1. 目的　常用于血气分析，以判断患者氧合及酸碱平衡情况，为诊断、治疗及用药提供依据。

2. 评估

（1）医嘱评估：核对医嘱、采集标签，明确采集目的。

（2）患者评估

1）全身状况：患者目前的病情、血氧及呼吸情况。

2）局部状况：评估穿刺部位，常用穿刺部为桡动脉和股动脉。桡动脉在前臂掌侧腕关节上2 cm。股动脉位于股三角区，搏动较明显。

3）心理状况：患者是否紧张焦虑。

4）健康知识：患者是否了解采血项目、注意事项及配合要点。

（3）环境评估：整洁、宽敞、明亮，30 min内无人员打扫及走动。

3. 计划

（1）护士准备：熟悉血标本采集方法。

（2）用物准备：动脉采血针、采血标签、基础治疗盘等。

4. 操作要点

（1）核对：核对床号、姓名及检验项目。

（2）选择血管：选择动脉搏动明显处，定位。

（3）消毒皮肤：常规消毒皮肤，消毒范围直径8～10 cm。

（4）再次核对：核对床号、姓名及检验项目。

（5）穿刺抽血：用左手的示指、中指固定穿刺动脉，右手持注射器，在两指中间成90°或与动脉走向成40°刺入，见鲜红色回血后，右手固定穿刺针，待血液流至所需血量。

（6）拔针按压：抽血毕，嘱患者或其家属用无菌纱布压迫穿刺部位5～10 min。

（7）隔绝空气：拔针后，注意隔绝空气，并轻轻摇动针管。

（8）再次查对：操作后再次查对床号、姓名、检验项目。

（9）安置患者，整理用物，及时送检。

5. 注意事项

（1）严格执行无菌技术操作及查对制度。

（2）有出血倾向者，谨慎采集动脉血标本。

（3）血气分析采血量一般为0.5～1.0 ml。

（4）穿刺部位应压迫至不出血为止，并注意观察有无出血或血肿。

6. 评价

（1）标本采集过程规范、熟练，符合无菌操作原则及检验项目要求。

（2）能与患者有效沟通，具有人文关怀精神。

二 咽拭子标本采集法

（一）目的

从咽部及扁桃体取分泌物做细菌培养或病毒分离，以协助诊断。

（二）评估

1. 医嘱评估 核对医嘱、采集标签，明确采集目的。

2. 患者评估

（1）全身状况：患者目前的病情及诊断。

（2）局部状况：口腔及咽喉部有无溃疡及感染。

（3）心理状况：患者是否紧张。

（4）健康知识：患者是否了解咽拭子的采集目的、注意事项及配合要点。

3. 环境评估 整洁、宽敞、明亮。

（三）计划

1. 护士准备 熟悉咽拭子标本采集方法。

2. 用物准备 无菌咽拭子培养管、拭子、压舌板、标签、手消毒液等。

（四）操作要点

1. 核对　核对床号、姓名及检验项目。

2. 标本采集

（1）被采集人员采取坐位、头微仰、口张大，露出两侧咽扁桃体。

（2）将拭子越过舌根，在两侧咽扁桃体稍微用力来回擦拭，至少3次。

（3）然后再在咽后壁上下擦拭至少3次。

（4）取样完毕后，将拭子缓缓取出，拭子头放入含病毒保存液的收集管中，旋紧管盖，置于稳定的置物架上。

3. 再次核对　操作后再次查对床号、姓名、检验项目。

4. 安置整理　安置患者，整理用物、及时送检。

（五）注意事项

1. 采集时避免棉签触及其他部位，取出拭子时避免拭子头触碰其他物品。
2. 检测前30 min不要喝水，还应注意不吸烟、不喝酒，不吃刺激性的食物。
3. 检测前2 h尽量不进食，以防干呕、咳嗽，甚至呕吐。

（六）评价

1. 标本采集过程规范、熟练，符合检验项目要求。
2. 能与患者有效沟通，具有人文关怀精神。
3. 对于呼吸道传染性疾病，操作者应做好自身的防护。

三　尿液标本采集法

（一）目的

1. 尿常规标本　用于检查尿液的量、颜色、透明度、比重，尿蛋白和尿糖定性检测，有无细胞和管型等。

2. 尿培养标本　取未被污染的尿液做细菌培养或细菌敏感试验，以协助临床诊断和治疗。

3. 12 h或24 h尿标本　用于各种尿生化检查、尿浓缩查结核分枝杆菌、尿蛋白和尿糖定量等。

（二）评估

1. 医嘱评估　核对医嘱、采集标签，明确采集目的。

2. 患者评估

（1）局部状况：排尿情况。

（2）健康知识：患者是否了解采集尿标本的作用、注意事项及配合要点。

3. 环境评估　给予屏风遮挡，注意保护患者隐私。

（三）计划

1. 护士准备　熟悉尿标本采集方法。

2. 用物准备

（1）尿常规：一次性尿杯、普通试管。

（2）尿培养：无菌试管，其他物品需根据留取方法进行准备。

（3）12 h或24 h尿标本：带盖的小桶（容量3000～5000 ml），一次性尿杯、普通试管。

（四）操作要点

1. 核对　核对床号、姓名及检验项目。

2. 采集标本

（1）尿常规标本

1）可以自理的患者：留取清晨第一次尿液约50 ml于标本容器内（测量尿比重留取100 ml）。

2）行动不便的患者：协助其在床上使用便器或尿壶，再收集尿液于标本容器中。

3）留置导尿的患者：在集尿袋下方引流孔处留取。

（2）尿培养标本

1）中段尿留取法：患者取舒适卧位，用屏风遮挡，妥善放置便器，按导尿法清洁、消毒外阴；嘱患者自行排尿，弃去前段尿液，收集中段尿5～10 ml于无菌尿管中。

2）导尿术留取法：按照导尿术插入导尿管将尿液引出，弃去前段尿液，收集中段尿5～10 ml于无菌尿管中。

（3）12 h或24 h尿标本

1）12 h尿标本：嘱患者晚7时排空膀胱开始留取尿液，至次晨7时留取最后一次尿液。

2）24 h尿标本：嘱患者早7时排空膀胱开始留取尿液，至次晨7时留取最后一次尿液。

3）请患者先将尿液排在便盆或便壶内，留取最后一次尿液后，将12 h或24 h的尿液盛于集尿瓶内，测总量，记录于检验单上。

（五）注意事项

1. 尿液标本必须新鲜，留取后应及时送检（常规尿标本建议不超过2 h），如不能及时送检，需加入防腐剂或冷藏保存。

2. 不可将粪便、血、白带、精液等混于尿液中。

3. 早孕诊断试验应留取晨尿，晨尿浓度高，且未受饮食影响，所得结果较准确。

4. 留取12 h或24 h尿标本，集尿瓶应置于阴凉处，按要求添加防腐剂。

5. 尿标本留取后要至于有盖容器内，以免尿液蒸发影响检测结果。

（六）评价

1. 标本采集过程规范、熟练，符合检验项目要求。

2. 能与患者有效沟通，具有人文关怀精神。

（七）常用防腐剂

1. **甲醛** 能防腐和固定尿中有机成分，用于12 h尿细胞计数，每100 ml尿液加400 mg/L甲醛0.5 ml。

2. **浓盐酸** 具有防止尿中激素被氧化的作用，用于内分泌系统的检验，如17-羟类固醇、17-酮类固醇等检查，24 h尿中加5～10 ml。

3. **甲苯** 具有保持尿液中化学成分不变的作用，主要用于尿蛋白定量、尿糖定量检查，每100 ml尿液加0.5%～1.0%甲苯2 ml。

四 粪便标本采集法

（一）目的

1. **粪便常规标本** 检查粪便颜色、性状，有无脓血等。

2. **粪便培养标本** 检查粪便中的致病菌。

3. **粪便寄生虫或虫卵标本** 检查粪便中的寄生虫、幼虫及虫卵。

4. 粪便隐血试验标本　检查粪便中肉眼不能查见的微量血液。

（二）评估

1. 医嘱评估　核对医嘱、采集标签，明确采集目的。

2. 患者评估

（1）局部状况：排便情况。

（2）健康知识：患者是否了解便标本项目、注意事项及配合要点。

3. 环境评估　屏风遮挡，注意保护患者隐私。

（三）计划

1. 护士准备　熟悉便标本采集方法。

2. 用物准备

（1）常规、隐血、寄生虫或虫卵标本：普通试管、清洁便盆，另根据检查项目备其他用物。

（2）培养标本：无菌试管，消毒后的便器。

（四）操作要点

1. 核对　核对床号、姓名及检验项目。

2. 采集标本

（1）粪便常规标本：嘱患者排便于清洁便器内，用便匙取粪便中央部分，量约5 g，置于检便盒中。

（2）粪便培养标本：嘱患者排便于消毒后的便器内，用无菌棉签取中央部分或黏液脓血部分2～5 g置于无菌容器内。如患者无便意，则用无菌长棉签蘸无菌0.9%氯化钠溶液，插入肛门6～7 cm，轻轻旋转并退出，将棉签置于无菌试管内，塞紧瓶塞。

（3）粪便寄生虫或虫卵标本

1）检查寄生虫及虫卵：嘱患者排便于清洁便器内，用检便匙取不同部位带血或黏液部分5～10 g于标本容器中。

2）检查蛲虫：①方法一。睡前或清晨未起床前将透明胶带贴于肛门周围，取下胶带粘在载玻片上或对合；②方法二。晚12时，或清晨排便前，用无菌棉签蘸0.9%氯化钠溶液，于肛门周围皱襞处拭取，然后插入试管内，塞好管口。

3）检查阿米巴原虫：将便器加温至接近人体的体温，排便后将标本同便器立即送验。

（4）隐血标本：嘱患者排便于清洁便器内，用检便匙取黏液脓血部分5 g左右置于检便盒中。嘱患者前3天禁食肉类、动物肝、动物血及含铁丰富的药物、食物等，3天后采集标本，以免造成假阳性结果。

（五）注意事项

1. 不留取混有尿液的便盆中的粪便标本，不应从卫生纸或纸尿裤上留取标本。
2. 留取培养标本时，应按照无菌操作原则将标本收集于灭菌容器内。
3. 采集寄生虫标本时，患者服驱虫药后，应排便于清洁便器中留取全部粪便。
4. 患者如有腹泻，排水样便应盛于容器中送检。

（六）评价

1. 标本采集过程规范、熟练，符合检验项目要求。
2. 能与患者有效沟通，具有人文关怀精神。

五 痰标本采集法

（一）目的

1. **常规痰标本** 检查痰液中的细菌、虫卵或癌细胞等。
2. **痰培养标本** 检查痰液中的致病菌，为选择抗生素提供依据。
3. **24 h痰标本** 检查24 h的痰量，并观察痰液的性状，协助诊断。

（二）评估

1. **医嘱评估** 核对医嘱、采集标签，明确采集目的。
2. **患者评估**

（1）局部状况：患者的咳痰情况、痰液性质。

（2）健康知识：患者是否了解痰标本项目、注意事项及配合要点。

3. **环境评估** 痰培养标本的留取应符合无菌操作的环境要求。

（三）计划

1. **护士准备** 熟悉痰标本采集方法。
2. **用物准备**

（1）常规痰标本：清洁的痰盒。

（2）痰培养标本：无菌痰盒。

（3）24 h痰标本：清洁的集痰容器。

（四）操作要点

1. 核对 核对床号、姓名及检验项目。

2. 采集标本

（1）常规痰标本

1）能自行咳痰者：清晨起床漱口，深呼吸数次后用力咳出气管深处的痰液，并置于痰盒内。

2）无力咳痰或不合作者：采用吸痰法留取2～5 ml痰液于集痰盒内。

（2）痰培养标本

1）能自行咳痰者：清晨起床先用漱口液漱口，再用清水漱口，深呼吸数次后用力咳出气管深处的痰液，并置于无菌痰盒内。

2）无力咳痰或不合作者：采用吸痰法留取2～5 ml痰液于无菌痰盒内。

（3）24 h痰标本：嘱患者将晨起7时漱口后至次晨7时漱口后的24 h痰液全部收集于容器内。

（五）注意事项

1. 勿将唾液、漱口水、鼻涕等混入痰液中，以免影响检验结果。
2. 收集痰液时间宜选择在清晨，此时痰量较多，痰内细菌也较多，以提高阳性率。
3. 如查癌细胞，应用10%甲醛溶液或95%乙醇溶液固定痰液后立即送验。
4. 留取痰培养标本时，应用朵贝氏液及冷开水漱口数次，尽量排除口腔的杂菌。

（六）评价

1. 标本采集过程规范、熟练，符合检验项目要求。
2. 能与患者有效沟通，具有人文关怀精神。

（申靓亮）

第十五章 病情观察和危重患者的抢救及护理

第一节 病 情 观 察

病情观察的方法、内容、各类患者的观察重点及要求见图 1-15-1-1。

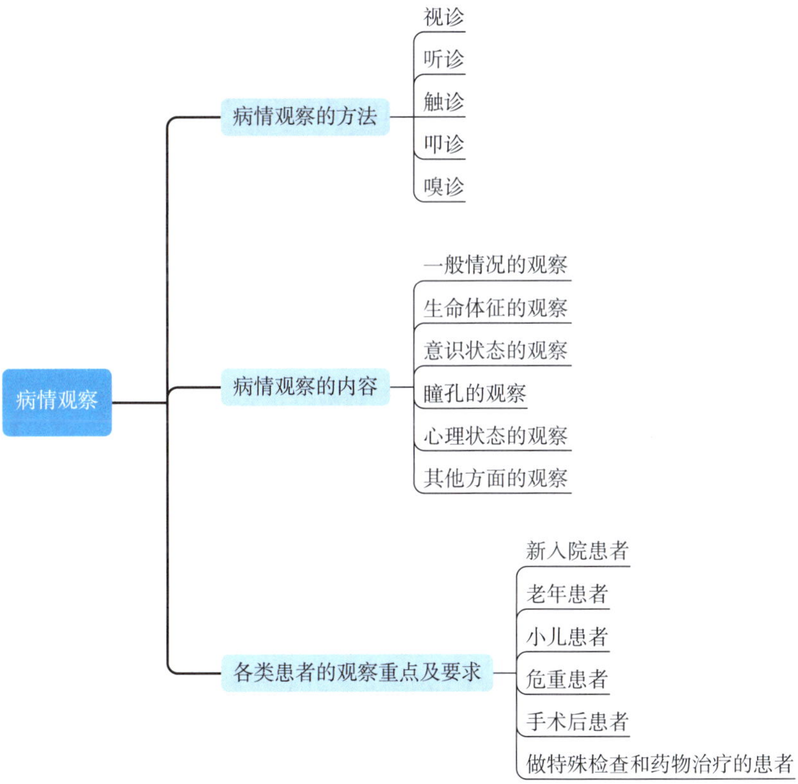

图 1-15-1-1 病情观察

一 病情观察的内容

（一）一般情况的观察

1. 发育与体型。

2. 饮食与营养状态。

3. 面容与表情。急性病容、慢性病容、病危面容、贫血面容、满月面容、二尖瓣面容。

4. 体位。主动体位、被动体位和强迫体位。

5. 姿势与步态。常见的异常步态有醉酒步态、间歇性跛行、共济失调步态、蹒跚步态。

6. 皮肤与黏膜。①贫血患者，结膜、口唇、皮肤苍白；②肝胆疾病患者巩膜、皮肤黄染；③缺氧患者口唇、指端发绀；④休克患者皮肤湿冷；⑤出血性疾病患者皮肤黏膜可出现瘀点、瘀斑；⑥肾疾病患者多为晨起眼睑、颜面水肿；⑦心力衰竭患者表现为下肢和全身水肿。

（二）生命体征的观察

密切观察患者的体温、脉搏、呼吸、血压及血氧饱和度等指标。

（三）意识状态的观察

1. 意识障碍　是指个体对外界环境刺激缺乏正常反应的一种精神状态。

2. 意识障碍的程度

（1）嗜睡：最轻的意识障碍。患者持续处于睡眠状态，能被轻度刺激或言语唤醒，醒后能正常、简单地回答问题，但反应慢，刺激停止后很快入睡。

（2）意识模糊：患者的思维和语言不连贯，表情淡漠，对时间、地点、人物的定向力完全或部分发生障碍。可有错觉、幻觉、躁动不安、谵妄或精神错乱。

（3）昏睡：患者处于熟睡状态，不易唤醒。压迫眶上神经，摇动身体等强烈刺激可唤醒，醒后答话含糊或答非所问，刺激停止后又进入熟睡状态。

（4）昏迷

1）轻度昏迷：意识大部分丧失，无自主运动，对光、声刺激无反应，对疼痛刺激（如压迫眶上缘）可有痛苦表情及防御反应。角膜反射、瞳孔对光反射、眼球运动、吞咽反射、咳嗽反射等可存在。

2）中度昏迷：对各种刺激均无反应，对于剧烈刺激可出现防御反射。角膜反射减弱、瞳孔对光反射迟钝、眼球无转动。

3）深度昏迷：意识完全丧失，对各种刺激均无反应。全身肌肉松弛，深、浅反射均消失。

（四）瞳孔的观察

1. 正常的瞳孔　呈圆形，位置居中，边缘整齐，两侧等大等圆，在自然光线下，直径为2～5 mm，对光反射和调节反射灵敏。

2. 异常的瞳孔

（1）大小的异常

1）瞳孔缩小：瞳孔直径小于2 mm为瞳孔缩小；小于1 mm为针尖样瞳孔。单侧瞳孔缩小常提示同侧小脑幕裂孔疝早期；双侧瞳孔缩小常见于有机磷农药、氯丙嗪、吗啡等的中毒。

2）瞳孔散大：瞳孔直径大于5 mm为瞳孔散大。单侧瞳孔扩大、固定常提示同侧小脑幕裂孔疝的发生；双侧瞳孔散大常见于双侧小脑幕裂孔疝、枕骨大孔疝、颠茄类药物中毒、颅内压增高及濒死状态。

（2）形态异常：如瞳孔呈椭圆形并伴散大，常见于青光眼；呈不规则形，常见于虹膜粘连。

（3）对光反应异常：当瞳孔大小不随光线刺激而变化时，称瞳孔对光反应消失，常见于危重或深昏迷的患者。

（五）心理状态的观察

护士可通过面部表情、语言、肢体动作等各个方面，关注患者是否有紧张、焦虑、担忧，甚至恐惧等心理反应，针对患者的心理状态及时给予安慰和疏导。

二　各类患者的观察重点及要求

（一）新入院患者

1. 全面了解病情，确定观察重点。
2. 注意潜在及并发症的观察。
3. 注重心理状态的观察。

（二）老年患者

1. 注意观察症状和体征不典型的疾病。
2. 注意观察有无脑及心血管意外的发生。
3. 注意观察疾病的并发症。
4. 注意观察患者的心理状态并及时疏导心理问题。

（三）小儿患者

重点观察患儿的精神状态、饮食情况、大小便、啼哭等情况。

（四）危重患者

护士应重点观察患者的意识、瞳孔、生命体征、尿量等，以及与疾病相关的症状和体征，早发现和预见病情的变化，及时采取预防或急救措施，抢救患者生命。

（五）手术后患者

严密观察患者的病情变化。护士应通过观察脉搏、呼吸、瞳孔及浅反射等评估麻醉深度，预估患者的清醒时间。

第二节　危重患者的抢救和护理

危重患者的抢救和护理见图 1-15-2-1。

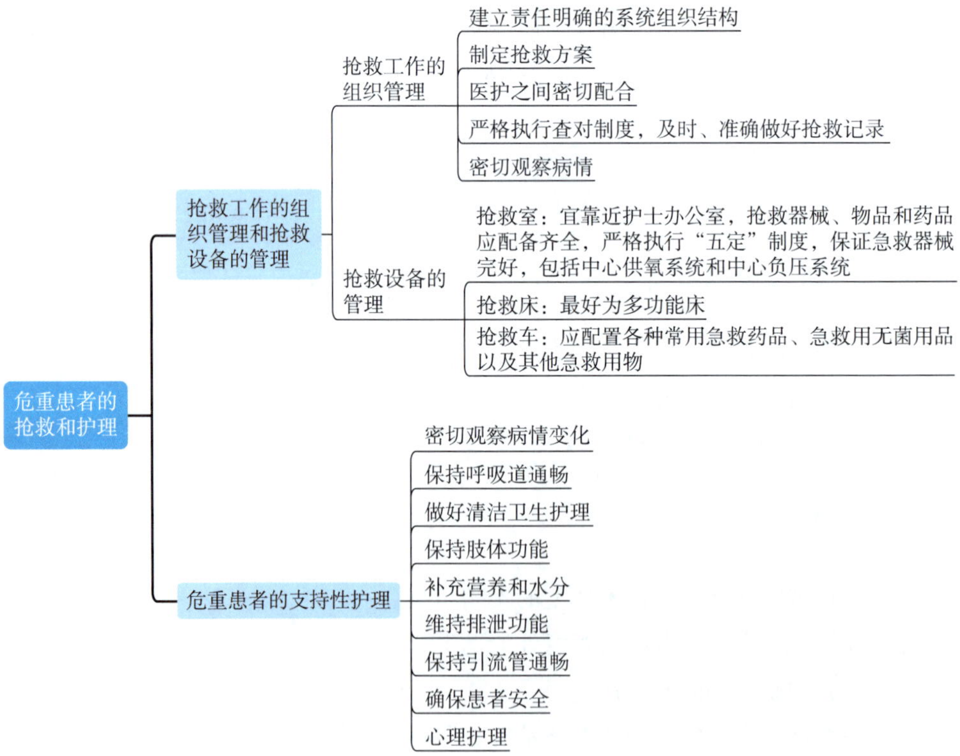

图 1-15-2-1　危重患者的抢救和护理

一 洗胃法

（一）概念

洗胃法是将洗胃导管由口腔或鼻腔插入胃内，利用重力、虹吸或负压吸引作用的原理，将大量溶液灌入胃内反复冲洗，清除胃内容物的技术。

（二）常用的洗胃溶液和禁忌药物

1. 酸性物（非强酸） 可用镁乳、蛋清水、牛奶洗胃。

2. 碱性物（非强碱） 可用5%醋酸、白醋、蛋清水、牛奶洗胃。

3. 氰化物 可用1∶15 000～1∶20 000高锰酸钾洗胃。

4. 敌敌畏 可用2%～4%碳酸氢钠、1%盐水、1∶15 000～1∶20 000高锰酸钾洗胃。

5. 敌百虫 可用1%盐水或清水、1∶15 000～1∶20 000高锰酸钾洗胃，禁忌用碱性药物洗胃。

6. 巴比妥类（催眠药） 可用1∶15 000～1∶20 000高锰酸钾洗胃，硫酸钠导泻，禁忌用硫酸镁洗胃。

7. 4049（乐果）1605、1059 可用2%～4%碳酸氢钠洗胃，禁忌用高锰酸钾洗胃。

8. 磷化锌（灭鼠药） 可用1∶15 000～1∶20 000高锰酸钾、0.1%硫酸铜洗胃，禁忌用鸡蛋、牛奶及其他的油类食物洗胃。

9. 敌鼠钠（灭鼠药） 催吐、温水洗胃、硫酸钠导泻，禁忌碳酸氢钠溶液。

（三）全自动洗胃机洗胃法

1. 目的

（1）解毒：清除胃内毒物或刺激物，还可应用不同性质的灌洗液进行中和解毒。适用于急性食物或药物中毒的患者，服毒物后4～6 h洗胃最有效。

（2）减轻胃黏膜水肿：幽门梗阻患者，洗出胃内滞留食物，减轻潴留物对胃黏膜的刺激，减轻胃黏膜水肿和炎症。

（3）为某些手术或检查做准备：如胃、食管下段、十二指肠手术前。

2. 评估

（1）医嘱评估：评估医嘱，明确患者病情及洗胃的目的。

（2）患者评估

1）全身状况：患者的意识状态，生命体征，中毒情况包括中毒时间、途径、中毒量、毒物性质，来院前是否呕吐。

2）局部状况：口腔黏膜有无损伤、有无活动义齿。

3）心理状况：患者及家属有无焦虑、恐惧或拒绝合作等。

（3）环境评估：病室温度适宜，可用屏风遮挡，保护患者隐私。

3. 计划

（1）护士准备：熟悉洗胃的方法，能根据不同的中毒物选择洗胃溶液。

（2）用物准备：一次性胃管包、送检标本容器、洗胃溶液、水桶2个，全自动洗胃机等。

4. 操作要点

（1）检查连管：连接好各管路，检查调试自动洗胃机，确保正常运转。

（2）插管固定：经口插入胃管45～55 cm，确定胃管在胃内后妥善固定。

（3）吸胃内物：按“手吸”键，吸出胃内容物。

（4）自动灌洗：再按“自动”键，直至洗出液澄清无味以后，按“停机”键。

（5）拔管整理：拔出胃管，协助患者漱口，取舒适卧位。

（6）清理用物：机器及管道清洗、消毒备用。

（7）记录：记录洗胃液的名称、量，洗出液的性状、气味、颜色、量，观察患者的反应。

5. 注意事项

（1）洗胃前应了解患者的中毒情况，昏迷患者洗胃需谨慎。

（2）掌握洗胃的适应证和禁忌证

1）适应证：非腐蚀性毒物。

2）禁忌证：食管-胃底静脉曲张，近期内有上消化道出血及胃穿孔、胃癌、吞服强腐蚀性药物。

（3）急性中毒的清醒合作者，立即采用口服催吐法洗胃。

（4）毒物不明时，洗胃液可选用温开水或0.9%氯化钠溶液，待明确毒物后针对性选用洗胃液。

（5）胃管洗胃时插管动作应轻、快，切勿损伤食管黏膜或误入气管。

（6）洗胃液每次灌入量以300～500 ml为宜。

（7）洗胃过程中密切观察患者的面色、意识、生命体征、瞳孔等变化。

（8）明确洗胃并发症：急性胃扩张、胃穿孔、水及电解质紊乱、酸碱平衡失调、昏迷患者误吸、迷走神经兴奋致反射性心搏骤停。

6. 评价

（1）抢救及时、患者安全无并发症。

（2）操作熟练、灵活，能正确处理洗胃过程中的突发情况。

（3）善于和患者及家属沟通，具有人文关怀素养。

二 简易呼吸器使用法

（一）目的

1. 增加或辅助患者的自主通气。
2. 纠正患者的低氧血症。
3. 为临床抢救争取时间。

（二）评估

1. **医嘱评估** 评估医嘱，明确患者病情及使用简易呼吸器的目的。

2. **患者评估**

（1）全身状况：患者的病情、生命体征、意识状态。

（2）局部情况：呼吸道是否通畅，有无义齿。

3. **环境评估** 安静、整洁、宽敞、明亮。

（三）计划

1. **护士准备** 熟悉人工呼吸器的使用及检查方法。

2. **用物准备** 简易呼吸器由球体、面罩、储氧袋、氧气连接管四部分组成。有6个重要的阀门，为单向阀（鸭嘴阀）、呼气阀、压力安全阀、进气阀、储气阀、储氧安全阀。

（四）操作要点

1. **核对** 确认患者。

2. **安置体位** 患者去枕仰卧，如有活动义齿需取下。

3. **开放气道** 松解衣领、腰带，清除呼吸道分泌物，托起患者下颌使头后仰。

4. **扣紧面罩** 采用“EC”手法（将右手的拇指和示指充分张开呈“C”形）将面罩扣紧于患者口鼻部。

5. **挤压通气** 反复有规律地挤压与放松，一般挤压频率16～20次/分，同时观察患者呼吸情况，若有自主呼吸，挤压气囊应与自主呼吸同步。

6. **安置处理** 根据情况妥善安置患者，消毒处理用物。

7. **观察记录** 观察患者病情，记录使用简易呼吸器后的效果。

（五）注意事项

1. 简易呼吸器使用之前应检查是否完好、无漏气。

2. 根据患者选择合适的面罩，避免漏气及压伤。

3. 挤压气囊时，压力适中，注意频率和患者呼吸的协调性。在患者呼气与气囊膨胀复位之间应留有足够的时间，以防在患者呼气时挤压气囊。

4. 清醒患者做好心理护理，解释应用呼吸器的目的和意义，使其主动配合，并边挤压边指导患者吸、呼气。

（六）评价

1. 抢救及时，患者安全无并发症。

2. 护士操作熟练、规范，能正确处理抢救中的突发情况。

3. 善于和患者及家属沟通，具有人文关怀素养。

（申靓亮）

第十六章　临终患者的护理

第一节　概　　述

临终关怀的定义、发展、组织形式及理念见图 1-16-1-1。

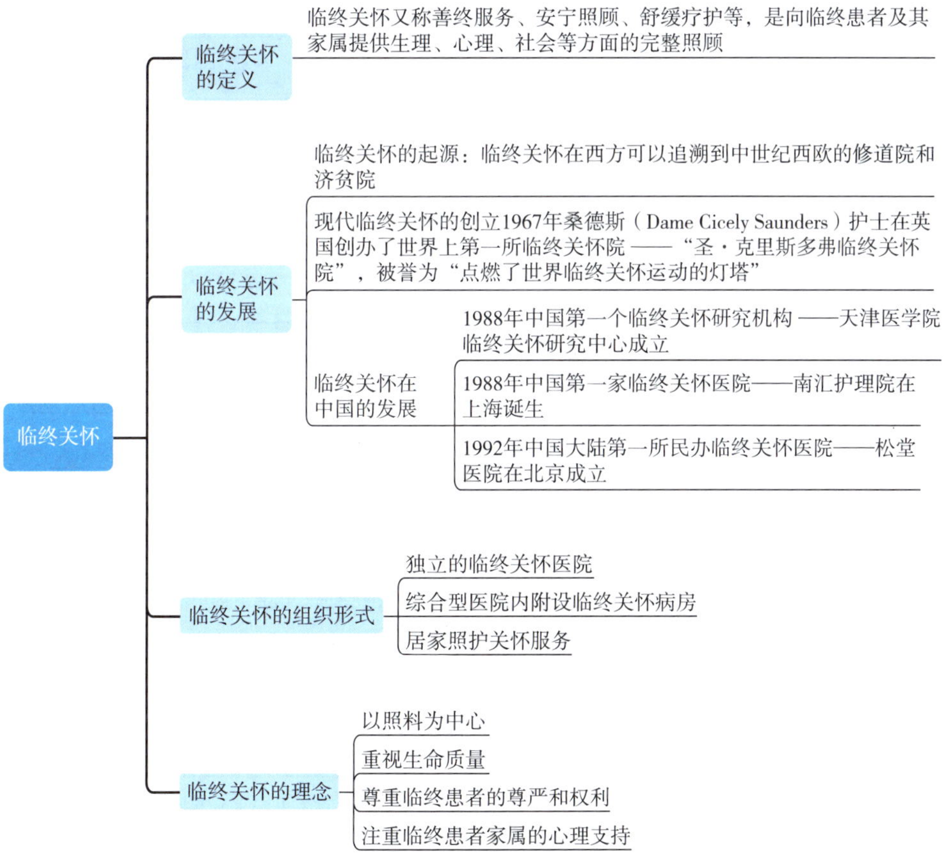

图 1-16-1-1　临终关怀概述

第二节　濒死和死亡

濒死和死亡的定义、脑死亡的诊断标准及死亡过程的分期见图1-16-2-1。

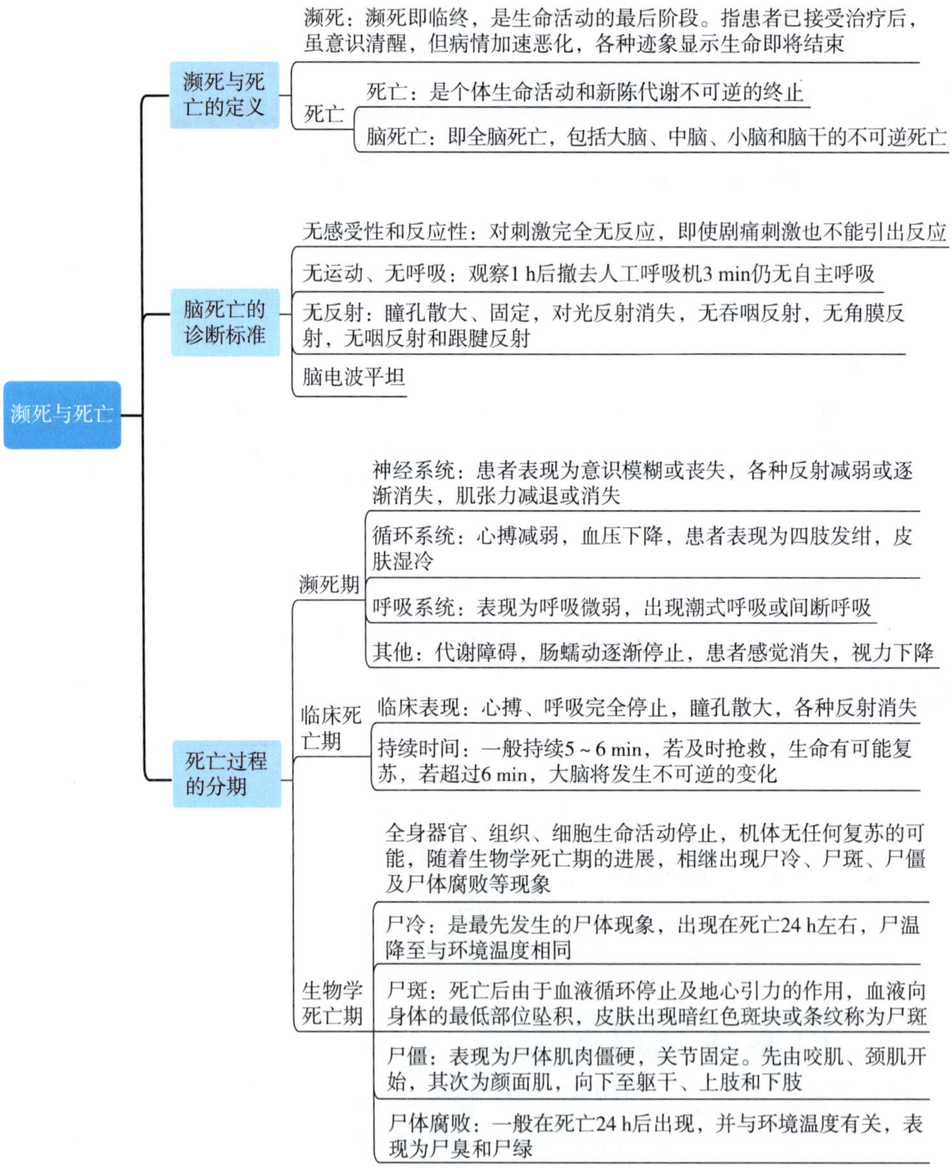

图1-16-2-1　濒死与死亡

第三节　临终患者及家属的护理

临终患者及家属的护理见图 1-16-3-1。

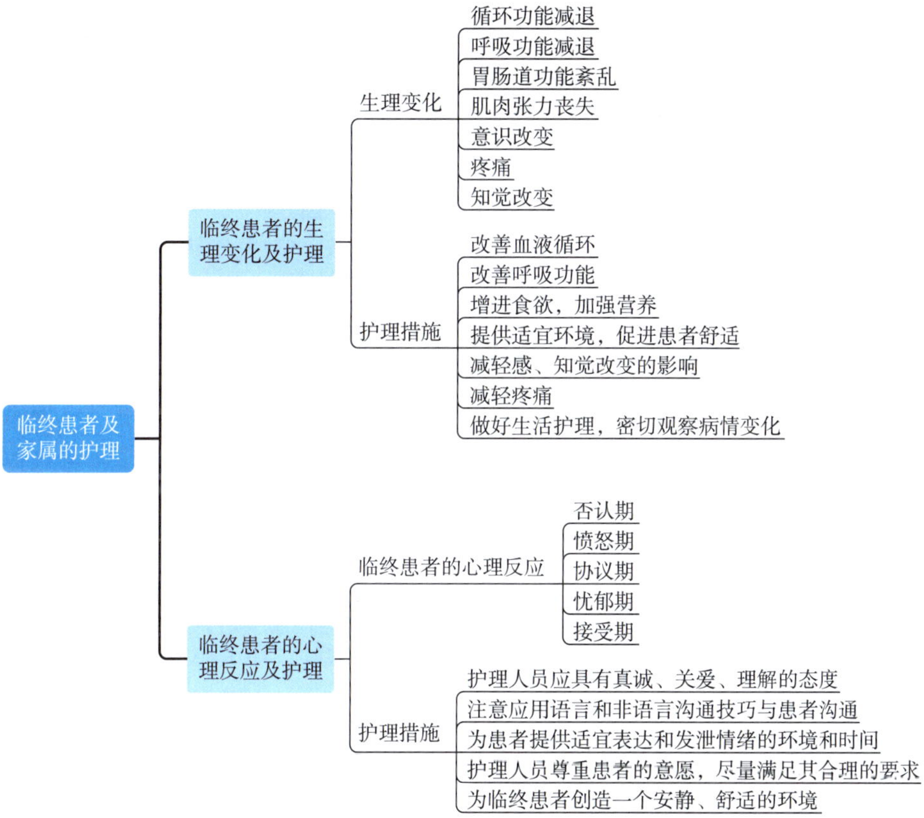

图 1-16-3-1　临终患者及家属的护理

第四节　死亡后的护理

一　尸体护理

（一）目的

1. 保持尸体整洁，维持良好的尸体外观，易于辨别。

2．避免体液外流及疾病的传播。

3．安慰家属，减轻哀痛。

（二）评估

1. 医嘱评估　确认有无医嘱或死亡诊断书。

2. 死者评估

（1）尸体的清洁程度、有无伤口、引流管及医疗器械等。

（2）死者的民族及宗教信仰。

3. 家属评估　询问家属的意愿及要求。

4. 环境评估　保持安静、肃穆，必要时用屏风遮挡。

（三）计划

1. 护士准备　护士熟悉尸体护理的操作方法及注意事项。

2. 用物准备　清洁衣裤、擦洗用具、有伤口者准备换药敷料、棉球、血管钳等。

（四）实施

1. 撤除用物　撤去所有治疗用物。

2. 安置体位　将床放平，使尸体仰卧，头下垫软枕，用大单遮盖尸体。

3. 整理遗容　洗脸，闭合口眼，梳理头发。

4. 填塞孔道　用血管钳将棉花填塞口、鼻、耳、阴道及肛门等孔道。

5. 清洁全身　脱去衣裤，擦净全身。

6. 换衣包裹　更换清洁的衣裤，用尸单包裹尸体。

7. 尸体交接　与太平间人员进行尸体交接工作。

8. 终末处理　将患者的遗物交给家属，处理床单位及各种用物。

（五）注意事项

1．必须由医师开出死亡医嘱，得到家属许可后，护士方能进行尸体护理。

2．注意用屏风遮挡尸体，维护死者的隐私。

3．正确放置尸体识别卡，便于识别死者身份。

4．如为传染病患者，应用消毒液擦洗尸体，并用消毒液浸泡的棉球填塞孔道，尸体用尸单包裹后装入不透水的袋子中，外面应有传染标识。

5．在与家属沟通的过程中，应具有同理心，为悲痛的患者家属送去关爱和温暖。

（六）评价

1. 尸体姿势摆放良好，整洁，表情安详。
2. 善于安慰死者家属，具有同理心和人文关怀素养。

二 丧亲者的护理

（一）丧亲者的心理反应

1. 麻木震惊阶段。
2. 渴望阶段。
3. 颓丧阶段。
4. 复原阶段。

（二）丧亲者的护理

1. 做好尸体护理。
2. 陪伴鼓励家属。
3. 加强心理疏导。
4. 提供生活指导。
5. 培养新的兴趣。
6. 追踪随访家属。

（申靓亮）

第十七章　医疗和护理文件记录

第一节　医疗和护理文件记录的意义、原则及保管

医疗和护理文件记录的意义、原则及保管见图 1-17-1-1。

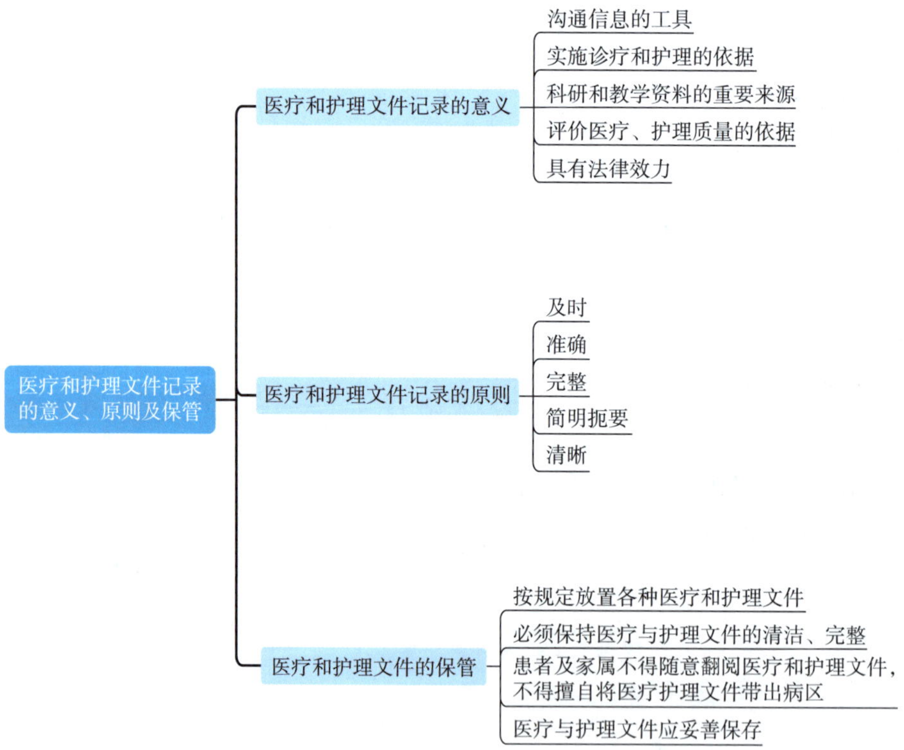

图 1-17-1-1　医疗和护理文件记录的意义、原则及保管

第二节 体 温 单

一 眉栏

（一）填写要求

使用蓝（黑）笔并以阿拉伯数字填写眉栏。

（二）基本情况

填写患者的姓名、年龄、性别、科别、床号、住院病历号、入院日期、住院日数、手术（分娩）后日数等项目。年龄以周岁计算，婴儿以足月计算。

（三）日期

住院日期每页第1天需填写年-月-日（如：2022-01-01），其余6天只写日。如在6天中遇到跨年或跨月的第1天则需填写年-月-日或月-日。

（四）住院天数

自患者入院当天为第1天开始填写，直至出院。

（五）手术后天数

自手术次日为第1天开始填写，连续填写14天，若在14天内进行第二次手术，则将第一次手术后天数作为分母，第二次手术后天数作为分子填写。

二 40～42 ℃横栏之间

（一）填写内容

填写患者的入院、转入、手术、分娩、出院、死亡等信息。

（二）填写格式

入院、转入、手术等项目后写“于”或画一竖线，其下用中文书写时间。

（三）填写要求

1. 用红色笔纵向填写。
2. 除手术不写具体名称和时间外，其余均按24 h制，并精确到分钟。
3. 转入时间由转入科室填写。

三 体温、脉搏、呼吸

（一）体温的绘制

1. 体温符号　口温以蓝“●”表示，腋温以蓝“×”表示，肛温以蓝“○”表示。

2. 每小格为0.2 ℃，将实际测量的度数，用蓝色笔绘制于体温单35～42 ℃，相邻温度用蓝线相连，相同两次体温间可不连线。

3. 药物或物理降温30 min后应重测体温，并以红圈“○”表示，画在降温前温度的同一纵格内，以红虚线与降温前的温度相连，下一次测得的温度仍应和降温前的温度相连。

4. 体温低于35 ℃，为体温不升，应在35 ℃线以下相应时间纵格内用红色笔写“不升”，不再与相邻温度相连。

5. 若患者因拒测、外出或请假等未测量体温时，则在体温40～42 ℃横线之间用红色笔在相应时间纵格内填写“拒测”“外出”或“请假”等，并且前后2次体温断开不相连。

（二）脉搏、心率的绘制

1. 脉搏以红点“●”表示，心率用红圈“○”表示。

2. 每一小格为4次/分，将实际测量的脉率或心率，用红笔绘制于相应时间格内，相邻的脉搏和心率以红直线相连。

3. 脉搏与体温重叠时，先画体温符号，再用红色笔在体温符号外画红圈以表示脉搏。如系肛温，则先以蓝圈表示体温，其内以红点表示脉搏。

4. 脉搏短绌时，相邻的脉搏、心率以红线相连，脉搏和心率之间用红色直线填满。

（三）呼吸的记录

1. 呼吸次数以阿拉伯数字表示，用红色笔填写，免写计量单位，相邻的两次呼吸上下错开记录，每页首次记录的呼吸从上开始写。

2. 使用呼吸机患者的呼吸以®表示，在体温单相应时间内顶格用黑色笔画®。

四 底栏

底栏的内容包括血压、入量、尿量、大便次数，体重、身高等。填写时均用蓝（黑）笔以阿拉伯数字填写在相应栏内。填写时只写数据，不写计量单位。

（一）排便次数

1. 填写前1天的排便次数，每天记录1次。

2. 符号。如患者未排便以“0”表示；大便失禁以“※”表示；人工肛门以“☆”表示；灌肠以“E”表示，灌肠后排便以E做分母，排便次数做分子，如：$^0/_E$ 表示灌肠后无排便；$^1/_E$ 表示灌肠后排便1次；$1^2/_E$ 表示自行排便1次，灌肠后又排便2次；$^3/_{2E}$ 表示灌肠2次后排便3次。

（二）尿量

1. 填写前一天的尿液总量，每天记录1次。

2. 符号。导尿以“C”表示，尿失禁以“※”表示。导尿患者排尿2000 ml，记录为：“2000/C。”

（三）出入量

1. 入量 将前一天24 h总入量记录在相应日期栏内，每24 h填写1次。

2. 出量 将前一天24 h总出量记录在相应日期栏内，每24 h填写1次。

（四）血压

1. 记录方式为收缩压/舒张压。

2. 新入院患者应测量血压并记录（如为下肢血压应当标注）。

3. 一天内连续测量血压时，上午血压写在前半个格内，下午血压写在后半格内，术前血压写在前面，术后血压写在后面。

（五）体重

1. 新入院患者当天应测量体重并记录。

2. 如因病情重不能测量者，在栏内填写“卧”字。

（六）其他

可根据病情需要记录，如药物过敏试验、特殊用药、各种管路情况等。

第三节 医嘱处理

医嘱的种类见图1-17-3-1。

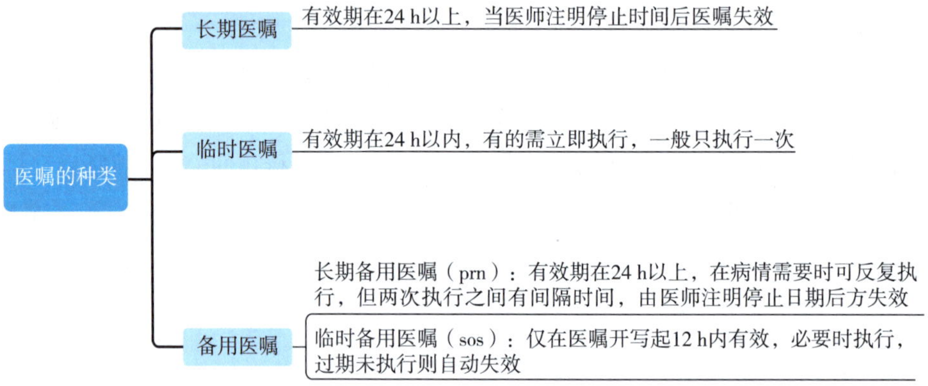

图1-17-3-1 医嘱的种类

一 医嘱处理方法

1. 任何医嘱，护士执行后都需记录执行时间，签全名。
2. “st”医嘱，护士需在15 min内执行。
3. 因故未执行或未用的医嘱，均需注明“未用”，签名并写明原因。
4. 停止的医嘱，护士应注明停止日期、时间，并签全名。
5. 以下情况需重整医嘱，如医嘱调整项目较多、术后、分娩后、转科后。
6. 需2名护士判定皮试的结果，阳性用红色笔记录为（+），阴性用蓝（黑）色笔记录为（-）。

二 医嘱处理注意事项

1. 医嘱须经具备执业资格的医师签名后方有效。对有疑问的医嘱，护士必须核对清楚后才能执行。

2. 处理医嘱时，应先急后缓，先执行临时医嘱，再执行长期医嘱。

3. 一般情况下护士不执行口头医嘱，仅在抢救和手术中时可执行。执行口头医嘱时，护士应复诵一遍，与医师确认无误后方可执行，执行过程中应记录执行的时间。当抢救、手术结束后应及时督促医师补写医嘱。

4. 护士处理医嘱时应及时、准确，书写时字迹整齐、清楚，不得涂改。

5. 护士应对医嘱进行每班核对，每天总查对一次，并在查对后注明查对时间和签全名。

6. 凡需下一班执行的临时医嘱须交班，并在护士交班记录上注明。

第四节 特别护理记录单

一 记录内容

特别护理记录单的内容包括患者的意识状态、生命体征、治疗用药、病情变化，存在的护理问题及采取的护理措施，患者的出入量，饮食情况，皮肤状况，管路等。

二 记录方法

1. 用蓝（黑）色笔填写眉栏各项，包括患者姓名、性别、年龄、科室、床号、病案号、入院日期、诊断等。

2. 日间7时至19时用蓝（黑）色笔记录，夜间19时至次晨7时用红色笔记录。

3. 及时准确地记录患者的生命体征，通常每隔1小时记录一次。

4. 准确记录出入液量。除填写量外，还应将颜色、性状记录于病情栏内。并将24 h总出入量填在体温单相应的栏内。

5. 病情及处理栏内要详细记录患者的病情变化，治疗、护理措施及效果，并签全名。

6. 12 h或24 h应对患者的整体情况书写总结报告，以便交接班时下一班护士快速了解患者的情况。

7. 患者出院或死亡后，特别护理记录单应随病历留档保存。

第五节 病室交班报告

一 交班内容

（一）眉栏

眉栏包括病室、日期、时间、患者总数、入院、出院、转出、转入、手术、分娩、病危及死亡人数。

（二）表内

1. **出院、转出、死亡的患者** 记录出院患者离开时间；转出患者注明转往的医院、科室及转出时间；死亡的患者简要记录抢救过程及死亡时间。

2. **入院、转入患者** 记录入院或转入的原因，时间，医疗诊断，既往重要病史等。

3. **病危患者** 记录神志、生命体征、病情变化及处理措施，下一班需重点观察和注意的事项等。

4. **手术患者** 准备手术的患者应注明手术名称、时间及术前准备情况。当天术后的患者应注明手术名称、回病房时间、生命体征、伤口情况等。

5. **特殊检查或治疗的患者** 注明检查、治疗项目及需要注意的事项等。

二 书写顺序

1. 先写离开病室的患者（出院、转出、死亡）。
2. 再写进入病室的患者（入院、转入）。
3. 最后写本班重点患者（手术、分娩、危重及有异常情况的患者）。
4. 同一栏内的患者按床号先后顺序写。

三　书写要求

1．应在经常巡视病房和了解患者病情的基础上认真书写。

2．书写内容应全面、真实、简明扼要、重点突出。

3．按规定顺序书写，楣栏各项填写准确、齐全。

4．字迹清楚，不得随意涂改、粘贴。

5．写完后，注明页数并签全名。

6．护士长对每班的病区交班报告进行检查，确认无问题后签全名。

（申靓亮）

下　篇
常用护理技术操作

操作1　无菌持物钳的使用

用物准备

无菌包内盛无菌持物钳（镊）及容器、标签、笔。

实施步骤（表2-0-1-1）

表2-0-1-1　无菌持物钳的使用实施步骤

操作流程	操作内容	要点说明	学生易错点	思政内容
护士着装符合基本要求	着装规范	•服装、鞋、帽、整洁，着装符合要求	•头发未整理好，衣服不整洁，鞋、袜不符合着装规范要求 •未戴圆帽	•护士精神面貌积极向上
洗手、戴口罩	七步洗手法洗手	•洗手液用量合适，每个部位均应洗到且洗手时间不少于15 s	•洗手时间未达到标准时长，未充分揉搓，遗漏步骤	•具备慎独精神和严谨、求实、认真的工作态度 •具备科学精神
	戴口罩	•不污染口罩内面	•口罩内面被污染	
准备用物	环境准备	•环境整洁、宽敞、安全，30 min前通风，停止人员打扫，减少人员走动	•未通风	
	内盛无菌持物钳（镊）及容器的无菌包	•将无菌包合理放置于清洁干燥的操作台面上	•操作台面不干燥	
检查用物	检查灭菌物品是否合格	•检查无菌包灭菌日期是否在有效期内，化学指示胶带是否变黑或灰黑色；包布是否松散，有无潮湿。合格的灭菌物品方能使用	•检查项目不全	
取无菌持物钳（镊）	打开无菌包	•解开无菌包系带，卷放于包布角下，用拇指和示指揭开包布外角，再揭开左、右两角，最后揭开内角，用手接触容器外壁，将包内容器稳妥地放置于清洁操作台面上 •注意手不得接触容器内壁	•手触及容器内壁 •无菌持物钳（镊）从容器内滑出	

续表

操作流程	操作内容	要点说明	学生易错点	思政内容
	记录启用日期及时间	•将无菌持物钳（镊）的启用日期及时间贴于容器外壁，使用干燥保存法，4 h更换一次	•未记录时间	
	打开容器盖取出钳（镊）	•打开盛放无菌持物钳（镊）的容器盖，手持无菌持物钳（镊）的上1/3处，闭合钳（镊）端，将钳（镊）移至容器中央，垂直取出，关闭容器盖。容器盖闭合时，不可从盖孔中取、放无菌持物钳（镊），取、放时，无菌持物钳（镊）不可触及容器口边缘	•无菌持物钳（镊）触及容器口边缘 •未打开盖子直接取无菌持物钳	
使用无菌持物钳（镊）	规范使用无菌持物钳（镊）	•使用时保持钳（镊）端向下，并只能在肩以下、腰以上视线范围内活动，保持无菌持物钳（镊）处于无菌状态 •如需夹取远处无菌物品，应连同容器一起搬移，就地取出使用 •污染或疑似污染时，应立即更换 •无菌持物钳可夹取刀、剪、镊、治疗碗、弯盘等 •无菌持物镊适用夹取针头、棉球、纱布等 •无菌持物钳只用于夹取无菌物品，不能夹取油纱条，以免油沾于钳端，影响消毒效果	•未按规定使用无菌持物钳（镊）取物	
放钳并且盖好盖子	闭合钳（镊）端，打开容器盖，放回容器中，盖好容器盖	•快速垂直将钳（镊）放回容器 •防止无菌持物钳（镊）在空气中暴露过久而污染 •污染或疑似污染不得再放回容器内	•未及时放回容器	

（关文也　孙桂荣　苏伟才）

操作2　无菌容器的使用

用物准备

盛有无菌持物钳的无菌罐、盛放无菌物品的容器（如无菌盒、无菌贮槽）、盛无盖无菌容器（如无菌弯盘、无菌治疗碗）的无菌包、标签、笔。

实施步骤（表2-0-2-1）

表2-0-2-1　无菌容器的使用实施步骤

操作流程	操作内容	要点说明	学生易错点	思政内容
护士着装符合基本要求	着装规范	•服装、鞋、帽整洁，着装符合要求	•头发未整理好，衣服不整洁，鞋、袜不符合着装规范要求 •未戴圆帽	•护士精神面貌积极向上
洗手、戴口罩	七步洗手法洗手	•洗手液用量合适，每个部位均应洗到且洗手时间不少于15 s	•洗手时间未达到标准时长，未充分揉搓，遗漏步骤	•具备慎独精神和严谨、求实、认真的工作态度 •具备科学精神
	戴口罩	•戴口罩应不污染口罩内面	•口罩内面被污染	
准备用物	环境准备	•环境整洁、宽敞、安全，30 min前通风，停止人员打扫，减少人员走动	•未提前通风	
	盛放无菌物品的容器（如无菌盒、无菌贮槽）	•将容器合理放置于清洁干燥的操作台面上	•操作台面不干燥	
	盛无盖无菌容器的无菌包	•将无菌包合理放置于清洁干燥的操作台面上		
检查用物	检查盛放无菌物品的容器（如无菌盒、无菌贮槽）是否合格	•检查容器的灭菌日期是否在有效期内，化学指示胶带是否变黑或灰黑色 •无菌贮槽需检查侧孔底孔是否封闭 •合格的灭菌物品方能使用	•检查项目不全	

续表

操作流程	操作内容	要点说明	学生易错点	思政内容
	盛无盖无菌容器（如弯盘、治疗碗）的无菌包	•检查无菌包灭菌日期是否在有效期内，化学指示胶带是否变黑或灰黑色，包布是否松散，有无潮湿 •合格的灭菌物品方能使用		
		•临床一次性使用无盖无菌容器，如弯盘，治疗碗，需检查包装是否完整，有无破损，是否再有效期内		
使用盛放无菌物品的容器	打开容器盖并记录开启的日期和时间	•无菌罐：打开容器盖，平移离开容器，内面向上置于稳妥处或拿在手中 •盖子不得在无菌容器上方翻转，以防灰尘落于容器内造成污染 •拿盖子时，手勿触及容器盖的边缘及内面，防止污染盖的内面 •将开启的日期和时间贴于容器外壁，有效期一般为7天 •无菌贮槽：以无菌贮槽的轴关节为支点，打开容器盖，注意不要跨越无菌区	•跨越无菌区 •手触及容器盖边缘及内面 •未记录时间	
	使用无菌持物钳夹取无菌物品	•无菌持物钳从容器内垂直夹取无菌物品 •无菌持物钳及物品不可触及容器边缘	•无菌持物钳触及容器边缘	
	盖容器盖	•无菌罐：容器盖内面向下，由近向远或从一侧向另一侧盖严 •无菌贮槽：以无菌贮槽的轴关节为支点，盖严容器盖，注意不要跨越无菌区 •避免容器内无菌物品在空气中暴露过久	•跨越无菌区 •手触及容器内壁	
使用无盖无菌容器	打开无菌包	•在操作台上解开无菌包系带，卷放于包布角下，用拇指和示指揭开包布外角，再揭开左、右两角，最后揭开内角 •手上开包法，将无菌包托在手上打开，另一手抓住包布四角并完全包裹住手	•手触及包布内面 手触及无菌物品	
	取无盖无菌容器	•可使用无菌持物钳从打开的无菌包内夹取无菌容器放入无菌区域内 •在手上开包后，也可用被无菌包布包裹住的手将包内无菌容器平稳的放入无菌区域内 •取用一次性使用无菌容器时，撕开外包装，暴露物品后，用无菌持物钳夹取。也可根据不同物品的要求开启	•触及无菌容器	
	持无菌容器	•持无菌容器时，应托住容器底部，手指不可触及容器边缘及内面	•触及容器边缘及内面	

（关文也　孙桂荣　苏伟才）

操作3 取用无菌溶液

用物准备

玻璃瓶装无菌溶液（易拉式）、弯盘、无菌容器、无菌持物钳、无菌盒内装无菌短镊、消毒液、棉签、笔。

实施步骤（表2-0-3-1）

表2-0-3-1 取用无菌溶液实施步骤

操作流程	操作内容	要点说明	学生易错点	思政内容
护士着装符合基本要求	着装规范	•服装、鞋、帽整洁，着装符合要求	•头发未整理好，衣服不整洁，鞋、袜不符合着装规范要求 •未戴圆帽	•护士精神面貌积极向上
洗手、戴口罩	七步洗手法洗手	•洗手液用量合适，每个部位均应洗到且洗手时间不少于15 s	•洗手时间未达到标准时长，未充分揉搓，遗漏步骤	•具备慎独精神和严谨、求实、认真的工作态度 •具备科学精神
	戴口罩	•戴口罩应不污染口罩内面	•口罩内面被污染	
准备用物	环境准备	•环境整洁、宽敞、安全，30 min前通风，停止人员打扫，减少人员走动	•未提前通风	
	清洁瓶外	•取盛有无菌溶液的密闭玻璃瓶，擦净瓶外灰尘	•未擦瓶外灰尘	
检查用物	核对检查	•核对瓶签上的药名、剂量、浓度、有效期，检查瓶盖有无松动，瓶身有无裂缝，对光检查溶液的澄清度，确定溶液无变色、无浑浊、无沉淀、无絮状物。确认质量可靠，方可使用	•检查项目不全	
打开瓶盖	拉开拉环去除密封瓶外盖	•完全暴露出橡胶瓶塞 •不污染瓶内无菌溶液	•未完全暴露橡胶瓶塞 •污染瓶内无菌溶液	

续表

操作流程	操作内容	要点说明	学生易错点	思政内容
消毒开瓶取液	消毒瓶塞、瓶口、瓶颈	•用棉签蘸取消毒液，自瓶口螺旋向上消毒至瓶塞中央2遍 •自瓶口螺旋向下消毒至瓶颈2遍	•消毒区域有遗漏	
	开瓶	•从无菌盒中取出无菌短镊并交于另一只手上，注意不要污染无菌短镊的头端 •使用无菌短镊打开瓶塞 •不可把任何物品伸入无菌溶液瓶内蘸取	•污染短镊头端	
	冲洗瓶口	•手握溶液瓶标签面，倒出少量溶液至弯盘内，以冲洗瓶口 •瓶口不能接触弯盘，与弯盘保持一定的距离，以免沾湿标签	•瓶签未握在手心	
	原处倒液	•由原处倒出所需溶液于无菌容器中，已倒出的溶液不可再倒回瓶内 •瓶口不能接触容器 •液体流出处应小于冲洗处		
盖瓶塞	倒液后立即塞好瓶塞	•使用无菌短镊塞好瓶塞		
记录整理	注明开瓶日期、时间	•在瓶签上注明开瓶日期和时间 •剩余无菌溶液的有效期为24 h	•未记录时间	
	按要求整理用物并处理	•冲洗瓶口的液体按规定分类处理		

注意事项

目前临床上也使用软包装的无菌溶液，取用方法可使用无菌剪刀剪开软包装后倒取无菌溶液，或者使用无菌针头插入软瓶塞取用无菌溶液。如果所需无菌溶液的用量较少，也可采用小包装无菌溶液。总之，取用无菌溶液时，应根据实际情况，做到仔细检查无菌溶液的质量，不污染无菌溶液，倒出溶液时，不可触及容器，也不能将无菌敷料堵塞瓶口或伸入瓶内蘸取溶液。

（关文也　孙桂荣　苏伟才）

操作4　无菌包的使用

用物准备

无菌持物钳、无菌治疗巾包、标签、笔。

实施步骤（表2-0-4-1）

表2-0-4-1　无菌包的使用实施步骤

操作流程	操作内容	要点说明	学生易错点	思政内容
护士着装符合基本要求	着装规范	•服装、鞋、帽整洁，着装符合要求	•头发未整理好，衣服不整洁，鞋、袜不符合着装规范要求 •未戴圆帽	•护士精神面貌积极向上
洗手、戴口罩	七步洗手法洗手	•洗手液用量合适，每个部位均应洗到且洗手时间不少于15 s	•洗手时间未达到标准时长，未充分揉搓，遗漏步骤	•具备慎独精神和严谨、求实、认真的工作态度 •具备科学精神
	戴口罩	•戴口罩应不污染口罩内面	•口罩内面被污染	
准备用物	环境准备	•环境整洁、宽敞、安全，30 min前通风，停止人员打扫，减少人员走动	•未提前通风	
	无菌治疗巾包	•将无菌治疗巾包合理放置于清洁、干燥的操作台面上	•操作台面不干燥	
检查用物	检查灭菌物品是否合格	•检查无菌治疗巾包的灭菌日期是否在有效期内，化学指示胶带是否变黑或灰黑色，包布是否松散，有无潮湿。合格的灭菌物品方能使用	•检查项目不全	
		•使用一次性无菌治疗巾包前，应检查包装是否完整，有无破损，是否在有效期内		

续表

操作流程	操作内容	要点说明	学生易错点	思政内容
取无菌治疗巾	打开无菌包	•解开无菌包系带，卷放于包布角下，用拇指和示指揭开包布外角，再揭开左、右两角，最后揭开内角。手不可触及包布内面，不可在潮湿处开包，开包过程，手不可跨越无菌区 •如需将包内无菌物品一次性取完，也可将包在手上打开，另一手抓住包布四角，将手包裹住 •临床使用一次性无菌治疗巾包，可在包装上特定的标记处用手撕开外包装	•手触及包布内面 •手触及无菌物品	
	取治疗巾	•在桌上开包后，使用无菌持物钳取出一块治疗巾，放在指定区域 •手上开包后，可用包布把手完全裹住，使无菌物品全部稳妥地放入指定区域 •操作时不可跨越无菌区 •临床使用一次性无菌治疗巾包可在撕开外包装后，用无菌持物钳夹取或放在手上开包后稳妥放入指定区域	•跨越无菌区	
还原记录	按原折痕包好包布	•如果包内物品未用完，按原折痕包好，“一”字形系带包扎，注意不可触及包布内面，包布不可松散	•手触及包布内面 •手触及无菌物品	
	记录	•注明开包日期及时间 •已开过的无菌包有效期为24 h	•未记录时间	

（关文也　孙桂荣　苏伟才）

操作5 铺无菌盘法

用物准备

无菌持物钳、无菌治疗巾包、治疗盘、所需使用的无菌物品及容器、标签、笔。

实施步骤（表2-0-5-1）

表2-0-5-1　铺无菌盘法实施步骤

操作流程	操作内容	要点说明	学生易错点	思政内容
护士着装符合基本要求	着装规范	•服装、鞋、帽整洁，着装符合要求	•头发未整理好，衣服不整洁，鞋、袜不符合着装规范要求 •未戴圆帽	•护士精神面貌积极向上
洗手、戴口罩	七步洗手法洗手	•洗手液用量合适，每个部位均应洗到且洗手时间不少于15 s	•洗手时间未达到标准时长，未充分揉搓，遗漏步骤	•具备慎独精神和严谨、求实、认真的工作态度 •具备科学精神
	戴口罩	•戴口罩应不污染口罩内面	•口罩内面被污染	
准备用物	环境准备	•环境整洁、宽敞、安全，30 min前通风，停止人员打扫，减少人员走动	•未提前通风	
	无菌治疗巾包	•将无菌治疗巾包合理放置于清洁、干燥的操作台面上	•操作台面不干燥	
	治疗盘	•将清洁干燥治疗盘合理放置于清洁干燥的操作台面上		
检查用物	检查灭菌物品是否合格	•检查无菌治疗巾包灭菌日期是否在有效期内，化学指示胶带是否变黑或灰黑色，包布是否松散，有无潮湿。合格的灭菌物品方能使用	•检查项目不全	
		•应检查一次性无菌治疗巾包的包装是否完整，有无破损，是否在有效期内		

续表

操作流程	操作内容	要点说明	学生易错点	思政内容
取无菌治疗巾	打开无菌包	•解开无菌包系带，卷放于包布角下，用拇指和示指揭开包布外角，再揭开左、右两角，最后揭开内角。手不可触及包布内面，不可在潮湿处开包，开包过程，手不可跨越无菌区 •如需将包内无菌物品一次性取完，也可将包在手上打开，另一手抓住包布四角，将手包裹住 •临床使用一次性无菌治疗巾包，可在包装上特定的标记处用手撕开外包装	•手触及包布内面 •手触及无菌物品	
	取治疗巾	•无菌治疗巾包在桌上开包后，使用无菌持物钳取出一块治疗巾，放在清洁治疗盘内或交于另一只手上 •手上开包后可用包布把手完全裹住，使无菌物品全部稳妥地放入清洁治疗盘内 •操作时不可跨越无菌区 •临床使用一次性无菌治疗巾包，可在撕开外包装后用无菌持物钳夹取或放在手上开包后稳妥放入清洁治疗盘内	•跨越无菌区 •无菌持物钳触及非无菌物品（面）	
铺治疗巾	展开第一个治疗巾	•双手接触治疗巾外层，逐层展开治疗巾，并将其双折铺于治疗盘内，开口端背向操作者 •手不可触及治疗巾内面	•手触及无菌治疗巾内面	
	展开第二个治疗巾	•双手接触治疗巾外层，逐层展开治疗巾，并将其双折铺于治疗盘内，开口朝向操作者 •手不可触及治疗巾内面		
还原无菌包并记录	按原折痕包好包布	•如果包内物品未用完，按原折痕包好，“一”字形系带包扎，注意不可触及包布内面，包布不可松散		
	记录	•注明开包日期及时间 •已开过的无菌包有效期为24 h	•未记录时间	
整理	扇形折叠	•将第二块治疗巾上层扇形折叠至对侧，暴露治疗巾内面，开口向外 •手不可触及治疗巾内面，不可跨越无菌区	•跨越无菌区 •手触及无菌治疗巾内面	
	盖无菌盘	•放入无菌物品并进行整理，尽量将无菌物品整理在治疗巾中央区域，拉平扇形折叠层，盖于物品上，边缘对齐。治疗巾开口边缘向上折，左、右两边各向下折 •保持盘内物品无菌	•物品整理不到位 •跨越无菌区 •包裹不规范	
记录	记录铺盘的日期及时间	•记录准确无误 •保持盘内无菌，铺好的无菌盘4 h内有效	•未记录	

（关文也　孙桂荣　苏伟才）

操作6 戴脱无菌手套

用物准备

无菌手套包。

实施步骤（表2-0-6-1）

表2-0-6-1 戴脱无菌手套实施步骤

操作流程	操作内容	要点说明	学生易错点	思政内容
护士着装符合基本要求	着装规范	•服装、鞋、帽整洁，着装符合要求	•头发未整理好，衣服不整洁，鞋、袜不符合着装规范要求 •未戴圆帽	•护士精神面貌积极向上
洗手、戴口罩	七步洗手法洗手	•洗手液用量合适，每个部位均应洗到且洗手时间不少于15 s	•洗手时间未达到标准时长，未充分揉搓，遗漏步骤	•慎独精神 •具备严谨认真的工作态度 •具有科学精神
	戴口罩	•戴口罩应不污染口罩内面	•口罩内面被污染	
准备用物	环境准备	•环境整洁、宽敞、安全，30 min前通风，停止人员打扫，减少人员走动	•未提前通风	
	选择型号合适的无菌手套包	•将无菌手套包合理放置于清洁、干燥的操作台面上	•操作台面不干燥	
检查用物	检查灭菌物品是否合格	•检查手套型号是否合适 •检查无菌手套包灭菌日期是否在有效期内，化学指示胶带是否变黑或灰黑色，包布是否松散，有无潮湿。合格的灭菌物品方能使用 •临床使用一次性无菌手套应检查包装是否完整，有无破损，是否在有效期内	•检查项目不全	

续表

操作流程	操作内容	要点说明	学生易错点	思政内容
戴无菌手套	打开无菌手套包	•解开无菌包系带，卷放于包布角下，用拇指和示指揭开包布外角，再揭开左右两角，最后揭开内角，转动包布，将包布内的手套袋调整到适合操作的位置 •不可在潮湿处开包 •临床使用一次性无菌手套包，可从包装上特定的标记处撕开外包装袋	•触及手套包内面	
	涂滑石粉	•取出滑石粉包，涂擦双手，避免滑石粉飞扬 •重复灭菌的手套，在使用时必须使用滑石粉涂擦双手，否则无法佩戴 •临床使用一次性无菌手套均没有滑石粉包，可不用涂粉		
	戴手套	•分次取戴手套法：一手掀开手套袋开口外层，另一手捏住手套翻折部分（即手套内面），取出手套，对准五指戴上，未戴无菌手套的手掀起另一袋口，已戴无菌手套的手指插入另一手套的翻折内面（即手套外面），取出手套，同法戴好 •一次取戴手套法：两手同时掀起手套袋开口处外层，分别捏住两只手套的反折部分，取出手套，将两手套五指对准，先戴一只手，再以戴好手套的手指插入另一只手套翻折部分，同法戴好 •临床使用一次性无菌手套较多，可采用一次取戴手套法	•未戴手套的手触及手套的外面 •已戴手套的手触及未戴手套的手或另一手套的内面 •戴好的手套未保持在腰部以上视线范围内	
	调整手套	•双手对合交叉调整手套的位置，然后将手套翻折扣套在工作衣袖外面，不可强拉手套 •检查是否漏气	•暴力撕扯	
脱手套	脱下手套	•用戴手套的手捏住另一手套外面翻转脱下，已脱下手套的手指插入另一手套内将其翻转脱下，污染面朝里 •手套外面（污染面）勿接触到皮肤 •不可强拉手套边缘或手指部分，以免损坏	•污染清洁面 •污染皮肤	
整理用物	按要求整理用物	•需要重复使用的手套，放入消毒液中浸泡消毒，在清洁后进行灭菌处理 •使用过的一次性无菌手套放入医疗垃圾袋内	•整理用物不规范	
	七步洗手法洗手	•洗手液用量合适，每个部位均应洗到且洗手时间不少于 15 s	•洗手时间未达到标准时长，未充分揉搓，遗漏步骤	

（关文也　孙桂荣　苏伟才）

操作7　周围静脉输液法（留置针）

用物准备

1. **治疗车上层**　一次性输液器、静脉留置针（含无针输液接头）、皮肤消毒剂、无菌液体、药物、封管液（0.9%氯化钠溶液）5～10 ml、10 ml注射器、无菌棉签、输液贴、输液治疗单、输液标签、止血带、一次性垫巾、砂轮、无菌纱布、污物碗、手消液。

2. **治疗车下层**　生活垃圾桶、医疗垃圾桶、锐器回收盒。

3. **其他用物**　输液架。

实施步骤（表2-0-7-1）

表2-0-7-1　周围静脉输液法（留置针）实施步骤

操作流程	操作内容	要点说明	学生易错点	思政内容
护士着装符合基本要求	着装规范	•服装、鞋、帽整洁，着装符合要求	•头发未整理好，衣服不整洁，鞋、袜不符合着装规范要求 •未戴圆帽	•护士精神面貌积极向上
核对医嘱	双人核对医嘱包括患者的床号、姓名，使用的药物名称、浓度、剂量、用法、时间	•认真执行查对制度，对有疑问的医嘱要及时与医生沟通	•未双人核对或核对内容不全	•具备严谨、求实、认真的工作态度
核对解释	护士自我介绍，问候患者	•护士沟通态度和蔼，语言自然恰当	•沟通不自然	•具备良好的沟通能力和护理人文关怀素养

续表

操作流程	操作内容	要点说明	学生易错点	思政内容
	至少采用两种方式核对患者身份信息	•建议采用查看床头卡、患者腕带及反向识别（护士询问患者的床号和姓名等信息）的方法进行患者身份识别 •护士沟通态度和蔼 •可使用PDA进行患者身份识别	•反向识别患者身份时，直接询问："请问您是×床×××吗？"不符合反向识别身份的要求，应由患者说出床号和姓名	•具备严谨、求实、认真的工作态度 •具备护理人文关怀素养
	解释并取得配合	•解释静脉输液的目的、方法、注意事项、配合要点，药物作用及其不良反应，取得患者配合 •语言通俗易懂	•沟通态度生硬 •解释内容缺项 •解释过于专业化	•具备良好的沟通能力
患者评估	全身情况	•患者年龄、目前病情及既往病史、静脉治疗方案、自理能力、治疗及用药情况、意识状态、生命体征、是否去卫生间等	•评估态度生硬 •评估内容缺项	•具备严谨、求实、认真的工作态度
	局部情况	•穿刺部位的皮肤有无瘢痕、感染等，静脉是否显露，有无炎症及肢体活动受限等情况		
	心理状态	•有无恐惧、焦虑等，是否能够配合操作		
	健康知识	•患者对疾病与输液作用的认知程度		
病室环境评估	合理安置输液架	•输液架放置的位置不妨碍患者下床，与输液的肢体在同侧	•输液架放置位置不当	•具备护理人文关怀素养
	评估病室环境	•病室环境整洁，光线充足，符合操作条件	•未评估	
准备并检查核对用物	七步洗手法洗手，戴口罩	•洗手液用量合适，每个部位均应洗到并且洗手时间不少于15 s，戴口罩应不污染口罩内面，受到患者血液、体液污染后，应及时更换	•洗手时间未达到标准时长，未充分揉搓，遗漏步骤	•具备慎独精神和严谨、求实、认真的工作态度
		•临床工作中，所有可能会接触患者体液及血液的操作均应戴医用手套		
	治疗室准备用物	•按用物准备备齐用物，摆放的位置合理	•用物准备有遗漏	
	根据医嘱备药并检查药物	•一次性使用无菌物品应检查包装有无破损，是否在有效期内 •在光线充足的条件下，采用直立-倒置"Z"形检查法，检查药物，检查时间不少于10 s，确保药物质量	•未仔细检查	
	根据医嘱及患者情况选择合适的输液器及输液使用物品	•根据患者输液的目的及血管情况，选择型号合适的静脉留置针	•留置针的型号选择不合适	

续表

操作流程	操作内容	要点说明	学生易错点	思政内容
	双人核对医嘱内容及所备药物和输液物品是否正确	•摆药后应双人进行核对，核对内容包括所备药物与医嘱内容是否一致，核对药物的名称、剂量、浓度、用法、有效期及输注时间	•未双人核对或核对内容不全	
配制药液	按操作规范配制药液并注明配制时间	•从瓶塞的中心点开始至瓶颈螺旋式消毒两次，按正确的方法加入药物并注意药物之间的配伍禁忌 •将配制时间记录在输液标签上	•违反无菌原则 •未将药液全部抽吸干净，造成药液浪费	
	保留安瓿（密封瓶）	保留安瓿	•未保留	
贴输液标签	贴输液标签	•不能遮挡输液袋上的相关信息，便于后续核对	•输液标签遮盖输液袋上相关信息	•具备严谨、求实、认真的工作态度
插输液器	关闭调节器	•将调节器关闭，防止药液漏出	•未关闭调节器	•具备慎独精神和严谨、求实、认真的工作态度
	将输液器插入输液袋内至针头根部	•注意避免污染粗针头及已消毒的瓶塞	•插输液器时有污染或忘记插输液器	
再次核对	双人再次核对	•双人核对：再次核对医嘱中患者的床号、姓名，药物的名称、剂量、浓度、用法、输注时间，以及核对安瓿（密封瓶）的有效期	•未双人核对或核对内容不全	
	核对药液	•要求所配制的药液与医嘱单，输液单和输液标签均相符		
操作前核对	推治疗车至患者床旁	•行为规范符合护士礼仪 •将治疗车放置于方便操作的位置	•未做到走路轻、说话轻、操作轻、关门轻等礼仪规范要求 •治疗车放置随意，不方便操作	•护士精神面貌积极向上 •具备慎独精神和严谨、求实、认真的工作态度 •具备良好的沟通能力和护理人文关怀素养
	至少采用两种方式核对患者身份信息	•建议采用查看床头卡、患者腕带及反向识别（护士询问患者的床号和姓名等信息）的方法进行患者身份识别 •护士沟通态度和蔼 •可使用PDA进行患者身份识别	•不符合反向识别患者身份的要求	
	核对药液	•要求所配制好的药液与医嘱单、输液单和输液标签均相符	•未核对或核对内容不全	
	挂输液袋于输液架上	•稳定牢固，避免滑落	•未关闭调节器，导致药液浪费	

续表

操作流程	操作内容	要点说明	学生易错点	思政内容
第一次排气	输液器排气至末端	• 展开输液管，一手持输液器末端，一手倒置茂菲滴管，打开调节器，待滴管内液面达到1/2～2/3时，折叠滴管根部，迅速放正滴管，松开折叠部，待液体流至输液管与留置针相交处（输液管末端），关闭调节器	• 未掌握动作要领，一次排气不成功	
	检查有无气泡	• 检查茂菲滴管以下的输液管内是否有气泡。如果发现有小气泡，可以轻弹输液管，使气泡进入茂菲滴管	• 未正确检查和处理输液管内的气泡	
	连接输液器与留置针	• 将留置针与输液器通过无针输液接头紧密连接		
消毒皮肤	取合适体位，垫一次性治疗巾	• 动作轻柔，在安全的前提下，取合适体位，暴露操作部位 • 避免污染床单位	• 体位摆放不合适 • 动作粗鲁	• 具备慎独精神和严谨、求实、认真的工作态度 • 具备爱伤观念和护理人文关怀素养 • 具备科学精神
	穿刺点上方6～8 cm处扎止血带，再次评估血管情况	• 止血带不能扎得过低，以防感染。松紧适宜，以免造成患者不适	• 止血带扎得过低或过高 • 止血带扎得过紧或过松	
	松开止血带	• 快速松开	• 未快速松开	
	第一遍消毒皮肤	• 以穿刺点为中心，由内向外缓慢螺旋式旋转擦拭消毒，直径≥8 cm	• 消毒范围不够 • 消毒面有遗漏	
	待干	• 消毒后自然待干，避免吹、扇等动作	• 消毒后未完全待干就进行下一步操作	
	准备输液用物	• 备输液贴		
	再次扎止血带	• 勿跨越无菌区，时间小于2 min。止血带不能扎得过低，以防感染。松紧适宜，以免造成患者不适	• 止血带扎得过低或过高 • 止血带扎得过紧或过松跨越无菌区 • 扎止血带时间过长	
	第二遍皮肤消毒	• 消毒时以穿刺点为中心，由内向外缓慢螺旋式旋转擦拭，消毒范围小于第一遍		
	待干	• 消毒后自然待干，避免吹、扇等动作		
第二次排气	调试留置针	• 一手固定导管座，一手垂直向上，轻轻除去护针帽，左右转动针芯，避免针芯提前与套管分离	• 未调试留置针 • 针芯与导管分离	• 具备慎独精神和严谨、求实、认真的工作态度
	二次排气后关闭调节器	• 打开调节器，二次排气至有少量药液排出（不能排成线状），排尽留置针延长管及留置针内的空气，防止发生空气栓塞 • 保持针尖向下，避免药液反流污染 • 药液排至污物碗内	• 浪费药液	

续表

操作流程	操作内容	要点说明	学生易错点	思政内容
	再次检查有无气泡	•检查茂菲滴管以下的输液管内是否有气泡。如果发现有小气泡，可以轻弹输液管，使气泡进入茂菲滴管	•未正确检查和处理输液管内的气泡	
操作中核对	核对药液	•要求所配制好的药液与医嘱单、输液单和输液标签均相符	•未核对或核对内容不全	
	核对患者身份	•核对患者腕带及反向识别（护士询问患者的床号和姓名等信息）	•不符合反向识别患者身份的要求	
穿刺固定	嘱患者握拳，绷紧皮肤，15°～30°角进针	•一手绷紧静脉下端皮肤，固定静脉，一手持留置针针翼，保持针尖斜面向上，从血管上方使针头与皮肤成15°～30°角进针	•未绷紧皮肤 •进针角度不合适	•具备慎独精神和严谨、求实、认真的工作态度 •具备爱伤观念和护理人文关怀素养
	将套管与针芯全部送入血管	•见回血后降低到5°～10°角，再沿静脉走向将穿刺针继续推进，直至套管与针芯全部送入血管 •确保留置针外套管在血管内 •动作轻柔	•操作不熟练 •动作粗鲁	
	撤出针芯	•一手固定针座，一手撤出针芯并置于锐器回收盒内 •一旦针芯撤出，不得再次插入	•针芯和导管一起撤出 •撤出的针芯送回套管内	
	“三松”（松止血带、松拳、松调节器）	•一手继续固定留置针，一手松开止血带，嘱患者松拳，打开调节器，见液体滴入通畅	•不能及时“三松”	
	固定留置针	•以穿刺点为中心，轻轻将敷料无张力放置在留置针上，透明敷料完全覆盖隔离塞，塑形固定牢固，松紧适宜，无菌，透气，易于观察	•有张力放置 •覆盖位置不合适，不能完全覆盖 •粘贴不牢固	
	固定留置针延长管与输液管路	•采用高举平台法固定输液管并U形固定延长管，输液接头高于导管尖端，输液接头高于导管尖端，与血管平行 •固定牢固，松紧适宜 •不能遮盖穿刺部位，以便于观察穿刺点情况	•未按高举平台固定 •未按要求固定	
	记录	•在记录标签上标注穿刺日期、时间、穿刺者姓名，记录清晰准确 •标签覆盖在隔离塞，操作规范	•记录不清晰	
	取走止血带和一次性治疗巾	•污物按规定分类处理，避免交叉感染	•不能区分医用垃圾和生活垃圾	

续表

操作流程	操作内容	要点说明	学生易错点	思政内容
调节滴速	根据年龄、病情、药物性质调节滴速	•一手拿表放在茂菲滴管旁边，一手控制调节器。一般成人每分钟40～60滴，儿童每分钟20～40滴，婴幼儿、年老体弱、心肺肾功能不良者及输入刺激性较强的药物、含钾药物、高渗药物或血管活性药物等滴速应慢，对休克、脱水严重、血容量不足、心肺肾功能良好的患者滴速可以适当加快，一般药液、利尿剂输入速度可稍快，升压药物速度应慢	•调节滴速动作不规范 •未根据患者情况合理调节滴速	•具备慎独精神和严谨、求实、认真的工作态度 •具备科学精神
操作后核对	核对医嘱单与空安瓿（密封瓶）	•核对医嘱的内容与空安瓿（密封瓶）的信息是否一致	•未核对或核对内容不全	
	核对药液	•要求所配制好的药液与医嘱单、输液单和输液标签均相符	•未核对或核对内容不全	
	核对患者身份	•核对患者腕带及反向识别（护士询问患者的床号和姓名等信息）	•不符合反向识别患者身份的要求	
安置患者	协助患者取舒适卧位	•动作轻柔，在安全的情况下，协助患者取舒适卧位，盖好被子，感谢其配合，询问其需求和感受 •整理床单位	•体位摆放不舒适 •动作粗鲁	•具备爱伤观念和人文关怀素养
	放置呼叫器	•置呼叫器于患者易取得处	•未放置呼叫器或位置放置不合理	
洗手记录签字	七步洗手法洗手，记录	•洗手液用量合适，每个部位均应洗到并且洗手时间不少于15 s •记录输液时间、滴速并在输液单上签全名，记录清晰准确	•洗手时间未达到标准时长，未充分揉搓，遗漏步骤 •未记录或记录不规范	•具备严谨、认真、求实的工作态度
健康宣教	健康宣教	•告知患者不可随意调节滴速，注意保护输液部位，不要按压、扭曲输液管。穿刺部位出现肿胀、疼痛等异常不适时，及时告知医务人员 •沟通时态度和蔼，同时体现护理工作的专业性	•未宣教或宣教要点不全面 •宣教过于专业化	•具备人文关怀素养
用物处理	垃圾分类处理	•污物按规定分类处理，避免交叉感染	•不能区分医疗垃圾与生活垃圾	

续表

操作流程	操作内容	要点说明	学生易错点	思政内容
观察病情	发现异常及时处理	•加强巡视，倾听患者主诉，观察输液部位有无肿胀、针头有无阻塞、输液管道是否通畅，注意有无输液故障及输液反应。发现异常立即处理，必要时终止输液，通知医生	•未巡视	•具备慎独精神和严谨、求实、认真的工作态度 •具备爱伤观念和人文关怀素养
更换药液	及时更换药液	•及时换瓶，防止发生空气栓塞 •更换输液时，认真执行查对制度，避免事故发生 •严格执行无菌操作，24 h持续输液，每日更换输液器，防止污染	•无菌操作不规范	
	七步洗手法洗手，记录	•洗手液用量合适，每个部位均应洗到并且洗手时间不少于15 s •记录输液时间、滴速并在输液单上签全名，记录清晰准确	•洗手时间未达到标准时长，未充分揉搓，遗漏步骤 •未记录或记录不规范	
正压封管	观察穿刺点情况	•观察穿刺点有无红肿、渗出，询问患者穿刺点有无疼痛	•未注意观察	
	关闭调节器，断开输液器与留置针连接	•在实际需要断开时断开，或在滴管药液滴完，输液管液面下降速度减慢或停止时断开	•未按实际情况断开	
	消毒无针输液接头	•消毒输液接头横截面及周边，至少15 s	•消毒时间不够	
	冲管	•将封管液抽吸至10 ml注射器，连接输液接头，先抽回血，观察有无回血，再缓慢推注少量封管液，如果推注通畅无阻再使用推一下、停一下的冲洗方法，使封管液在导管内形成小漩涡，有利于把导管内残留药物冲洗干净	•脉冲方法不对	
	正压技术封管	•一边脉冲式推注封管液，一边在尽量靠近针座处夹闭延长管上的小夹子	•正压封管技术不规范	
	断开注射器与输液接头连接	—		
	妥善固定留置针	•“U”形固定延长管，输液接头高于导管尖端，与血管平行 •固定牢固，松紧适宜		
健康宣教	健康宣教	•询问患者有无不适，倾听患者的主诉，告知患者药物的不良反应 •使用留置针输液期间患者应适当限制肢体活动，避免管路脱出。留置侧手臂应避免剧烈运动 •穿刺部位避免碰撞，洗手、淋浴时防止局部进水引起感染 •沟通时态度和蔼，体现护理工作的专业性	•未宣教或宣教要点不全面 •宣教过于专业化	

续表

操作流程	操作内容	要点说明	学生易错点	思政内容
用物处理	垃圾分类处理	•污物按规定分类处理，避免交叉感染	•不能区分医疗垃圾与生活垃圾	
再次输液	消毒输液接头，打开留置针延长管处的小夹子	•常规消毒，注意无菌操作	•未注意消毒及无菌操作	•具备慎独精神和严谨、求实、认真的工作态度 •具有科学精神
	连接10 ml注射器（内有0.9%氯化钠溶液）与输液接头，抽回血，见回血后，推注5～10 ml 0.9%氯化钠溶液	•应用无菌操作技术 •每次输液前检查穿刺部位及局部静脉情况 •应倾听患者主诉，询问患者有无疼痛与不适 •若无回血或推注0.9%氯化钠溶液有阻力，勿强行推注封管液 •患者主诉疼痛，则应拔针		
	连接输液器与输液接头，打开调节器	•应用无菌操作技术 •调节滴速		
拔针按压	移除透明敷料	•180°度角或0°角移除透明敷料 •严格掌握留置时间，一般可保留3～5天，最长不超过7天，具体参照使用说明书 •最佳拔针时间在滴管药液滴完，输液管液面下降速度减慢或停止，严防造成空气栓塞 •规范移除透明敷料，减少皮肤损伤	•暴力移除敷料	
	拔除导管后按压穿刺点	•在穿刺点上方沿静脉走行纵向按压穿刺点5 min，直至不出血 •止血功能异常的患者宜适当延长时间	•按压时间短	
	检查导管完整性	•避免导管残留在患者体内	•未检查	
安置患者	安置患者	•动作轻柔，在安全的前提下，取舒适的体位 •整理床单位	•体位摆放不舒适 •动作粗鲁	•具备爱伤观念和人文关怀素养
健康宣教	健康宣教	•询问患者有无不适，倾听患者的主诉，告知患者药物的不良反应 •护士应做好患者的心理护理，多倾听患者主诉，帮助消除患者焦虑和烦躁情绪	•未宣教或宣教要点不全面 •宣教过于专业化	
整理记录	垃圾分类处理	•污物按规定分类处理，避免交叉感染	•不能区分医疗垃圾与生活垃圾	•具备严谨、求实、认真的工作态度
	七步洗手法洗手，记录	•洗手液用量合适，每个部位均应洗到并且洗手时间不少于15 s •按要求记录并记录清晰准确	•洗手时间未达到标准时长，未充分揉搓，遗漏步骤 •未记录或记录不规范	

注：PDA．掌上电脑；—．无内容。

（陶香君　孙桂荣　苏伟才）

操作8 周围静脉输液法（头皮针）

用物准备

1. 治疗车上层　一次性输液器（带针）、皮肤消毒剂、无菌液体、药物、无菌棉签、输液贴（或胶布）、输液治疗单、输液标签、止血带、一次性垫巾、砂轮、无菌纱布、污物碗、手消液。

2. 治疗车下层　生活垃圾桶、医疗垃圾桶、锐器回收盒。

3. 其他用物　输液架、必要时备夹板、棉垫和绷带。

实施步骤（表2-0-8-1）

表2-0-8-1　周围静脉输液法（头皮针）实施步骤

操作流程	操作内容	要点说明	学生易错点	思政内容
护士着装符合基本要求	着装规范	•服装、鞋、帽整洁，着装符合要求	•头发未整理好，衣服不整洁，鞋、袜不符合着装规范要求 •未戴圆帽	•护士精神面貌积极向上
核对医嘱	双人核对医嘱包括患者的床号、姓名、所要使用的药物的药名，浓度、剂量、用法、时间	•认真执行查对制度，对有疑问的医嘱要及时与医生沟通	•未双人核对或核对内容不全	•具备严谨、求实、认真的态度
核对解释	护士自我介绍，问候患者	•护士沟通态度和蔼，语言自然恰当	•沟通不自然	•具备良好的沟通能力和护理人文关怀素养

续表

操作流程	操作内容	要点说明	学生易错点	思政内容
	至少采用2种方式核对患者身份信息	•建议采用查看床头卡、患者腕带及反向识别（护士询问患者的床号和姓名等信息）的方法进行患者身份识别 •护士沟通态度和蔼 •临床目前也普遍使用PDA进行患者身份识别	•反向识别患者身份时，直接询问：“请问您是×床×××吗？”不符合反向识别身份的要求，应由患者说出床号和姓名	•具备严谨、求实、认真的工作态度 •具备护理人文关怀素养
	解释并取得配合	•解释静脉输液的目的、方法、注意事项、配合要点，药物作用及其不良反应，取得患者配合	•沟通态度生硬 •解释内容缺项 •解释过于专业化	•具备良好的沟通能力
患者评估	全身情况	•患者年龄、目前病情及既往病史、静脉治疗方案、自理能力、治疗及用药情况、意识状态、生命体征、是否去卫生间等	•评估态度生硬 •评估内容缺项	•具备严谨、求实、认真的工作态度
	局部情况	•穿刺部位的皮肤有无瘢痕、感染等，静脉是否显露，有无炎症及肢体活动受限等情况		
	心理状态	•有无恐惧、焦虑等，是否能够配合操作		
	健康知识	•对疾病与输液作用的认知程度		
病室环境评估	合理安置输液架	•输液架放置位置不妨碍患者下床，与输液的肢体在同侧	•输液架放置位置不当	•具备护理人文关怀素养
	评估病室环境	•病室环境整洁，光线充足，符合输液条件	•未评估病室环境	
准备并检查核对用物	护士七步洗手法洗手，戴口罩	•洗手液用量合适，每个部位均应洗到并且洗手时间不少于15 s，戴口罩应不污染口罩内面，受到患者血液、体液污染后，应及时更换 •临床工作中，所有可能会接触患者体液及血液的操作均应戴医用手套	•洗手时间未达到标准时长，未充分揉搓，遗漏步骤	•具备慎独精神和严谨、求实、认真的工作态度
	治疗室准备用物	•按用物准备备齐用物，摆放合理	•用物准备有遗漏	
	根据医嘱备药并检查药物	•一次性使用无菌物品应检查包装有无破损，是否在有效期内。在光线充足的条件下，采用直立-倒置“Z”形检查法，检查药物，检查时间不少于10 s，确保药物质量	•未仔细检查	
	根据医嘱及患者情况选择合适的输液器及输液使用物品	•根据患者输液的目的及患者的血管情况，选择合适的输液器及头皮针型号	•选择的输液器及输液使用物品不合适	

续表

操作流程	操作内容	要点说明	学生易错点	思政内容
	双人核对医嘱内容及所备药物和输液物品是否正确	•摆药后应双人进行核对，核对内容包括所备药物与医嘱内容是否一致，核对药物的名称、浓度、剂量、用法、要求使用的时间和有效期	•未双人核对或核对内容不全	
配制药液	按操作规范配制药液并注明配制时间	•从瓶塞的中心点开始至瓶颈螺旋式消毒2次，按正确的方法加入药物并注意药物之间的配伍禁忌 •将配制时间记录在输液标签上	•违反无菌原则 •未将药液全部抽吸干净，造成药液浪费	
	保留安瓿（密闭瓶）	保留安瓿	•未保留	
贴输液标签	贴输液标签	•不能遮挡输液袋上的相关信息，以便后续核对	•输液标签遮盖输液袋上相关信息	•具备严谨、求实、认真的工作态度
插输液器	关闭调节器	•将调节器关闭，防止药液漏出	•未关闭调节器	•具备慎独精神和严谨、求实、认真的工作态度
	将输液器插入输液袋内至针头根部	•注意避免污染粗针头及已消毒的瓶塞	•插输液器时有污染或忘记插输液器	
再次核对	双人再次核对	•双人核对：核对内容包括患者的姓名、床号，药物的名称，浓度、剂量，用法，时间，有效期	•未双人核对或核对内容不全	
	核对输液单与配制的药液	•要求所配制的药液与医嘱单，输液单和输液标签均相符		
操作前核对	推治疗车置患者床旁	•行为规范符合护士礼仪 •将治疗车放置于方便操作的位置	•未做到走路轻、说话轻、操作轻、关门轻等礼仪规范 •治疗车放置随意，不方便操作	•护士精神面貌积极向上 •具备慎独精神和严谨求实、认真的工作态度 •具备良好的沟通能力和护理人文关怀素养 •具备严谨认真的工作态度
	至少采用2种以上方式核对患者身份信息	•建议采用查看床头卡、患者腕带及反向识别（护士询问患者的床号和姓名等信息）的方法进行患者身份识别 •护士沟通态度和蔼	•不符合反向识别患者身份的要求	
	核对药液	•要求所配制的药液与医嘱单，输液单和输液标签均相符	•未核对或核对内容不全	
	挂输液袋于输液架上	•稳定牢固，避免滑落	•忘记关闭调节器，导致药液浪费	

续表

操作流程	操作内容	要点说明	学生易错点	思政内容
第一次排气	输液器排气至末端	•展开输液管，一手持输液器末端，一手倒置茂菲滴管，打开调节器，待滴管内液面达到1/2～2/3时，折叠滴管根部，迅速放正滴管，松开折叠部，待液体流至输液管与头皮钢针延长管连接处（输液管末端），关闭调节器	•未掌握动作要领，一次排气不成功	
	检查有无气泡	•检查茂菲滴管以下的输液管内是否有气泡。如果发现有小气泡，可以轻弹输液管，使气泡进入茂菲滴管	•未正确检查和处理输液管内的气泡	
消毒皮肤	取合适体位，垫一次性治疗巾	•动作轻柔，在安全的前提下，取合适体位，暴露操作部位 •避免污染床单位	•体位摆放不合适 •动作粗鲁	•具备慎独精神和严谨、求实、认真的工作态度 •具备爱伤观念和护理人文关怀素养 •具备科学精神
	穿刺点上方6～8 cm处扎止血带，再次评估血管情况	•止血带不能扎得过低，以防感染。松紧适宜，以免造成患者不适	•止血带扎的过低或过高 •止血带扎的过紧或过松	
	松开止血带	•快速松开	•未快速松开	
	第一遍消毒皮肤，直径≥5 cm	•消毒时以穿刺点为中心，由内向外缓慢螺旋式旋转擦拭	•消毒范围不够 •消毒面有遗漏	
	待干	•消毒后自然待干，避免吹、扇等动作，以免感染	•未完全待干就进行下一步操作	
	准备输液用物	•备输液贴		
	再次扎止血带	•勿跨越无菌区，时间小于2 min。止血带不能扎得过低，以防感染。松紧适宜，以免造成患者不适	•止血带扎得过低或过高 •止血带扎得过紧或过松 •跨越无菌区 •扎止血带时间过长	
	第二遍皮肤消毒	•消毒时以穿刺点为中心，由内向外缓慢螺旋式旋转擦 •消毒范围小于第一遍	•消毒范围不够 •消毒面有遗漏 •消毒范围过大	
	待干	•消毒后自然待干，避免吹、扇等动作，以免感染	•未完全待干就进行下一步操作	

续表

操作流程	操作内容	要点说明	学生易错点	思政内容
第二次排气	二次排气后关闭调节器	•打开调节器，二次排气至有少量药液排出（不能排成线状）排尽头皮针延长管及针内的空气，防止发生空气栓塞 •保持针尖向下，避免药液反流污染 •药液排至污物碗	•排出药液过多，浪费药液	
	再次检查有无气泡	•检查茂菲滴管以下的输液管内是否有气泡。如果发现有小气泡，可以轻弹输液管，使气泡进入茂菲滴管	•未按要求检查	
操作中核对	核对药液	•要求所配制好的药液与医嘱单、输液单和输液标签均相符	•未核对或核对内容不全	
	核对患者身份	•核对患者腕带＋反向识别（护士询问患者的床号和姓名等信息）	•不符合反向识别患者身份的要求	
穿刺固定	嘱患者握拳，绷紧皮肤，15°～30°角进针	•一手绷紧静脉下端皮肤，固定静脉，一手持针翼，保持针尖斜面向上，从血管上方使针头与皮肤成15°～30°角进针	•未绷紧皮肤 •进针角度不合适	•具备慎独精神和严谨、求实、认真的工作态度 •具备爱伤观念和护理人文关怀素养
	见回血后放平针头再沿静脉方向潜行进针	•沿血管走行平行送入针梗的1/2～2/3 •确保针头在血管内 •动作轻柔	•操作不熟练 •动作粗鲁	
	“三松”（松止血带，松拳，松调节器）	•一手继续固定针柄，一手松开止血带，嘱患者松拳，打开调节器，见液体滴入通畅	•不能及时“三松”	
	固定头皮针	•保持穿刺点处无菌，使用输液贴固定，一条先固定针柄，带敷料的一条覆盖针眼处并固定；另一条将针头附近的输液管环绕采用高举平台的方法进行固定	•固定顺序错误 •固定不牢固 •污染穿刺点	
	取走止血带和一次性治疗巾	•污物按规定分类处理，避免交叉感染	•不能区分医疗垃圾和生活垃圾	
调节滴速	根据年龄、病情、药物性质调节滴速	•一手拿表放在茂菲滴管旁边，一手控制调节器。一般成人每分钟40～60滴，儿童每分钟20～40滴，婴幼儿、年老体弱，心肺肾功能不良者及输入刺激性较强的药物、含钾药物、高渗药物或血管活性药物等患者滴速应慢，对休克、脱水严重、血容量不足、心肺肾功能良好的患者滴速可以适当加快，一般药液、利尿剂输入速度可稍快，升压药物速度应慢	•调节滴速动作不规范 •未根据患者情况合理调节滴速	•具备慎独精神和严谨、求实、认真的工作态度 •具备科学精神
操作后核对	核对输液单与空安瓿（密封瓶）	•核对医嘱的内容与空安瓿（密封瓶）的信息是否一致	•未核对或核对内容不全	

续表

操作流程	操作内容	要点说明	学生易错点	思政内容
	核对药液	•要求所配制好的药液与医嘱单，输液单和输液标签均相符	•未核对或核对内容不全	
	核对患者身份	•核对患者腕带+反向识别（护士询问患者的床号和姓名等信息）	•不符合反向识别患者身份的要求	
安置患者	协助患者取舒适卧位	•动作轻柔，在安全的情况下，协助患者取舒适卧位，盖好被子，感谢其配合，询问其需求和感受 •整理床单位	•体位摆放不舒适 •动作粗鲁	•具备爱伤观念和人文关怀素养
	放置呼叫器	•置呼叫器于患者易取得处	•忘记放置呼叫器或位置放置不合理	
洗手记录签字	七步洗手法洗手，记录	•洗手液用量合适，每个部位均应洗到且洗手时间不少于15 s •记录输液时间、滴速并在输液单上签全名，记录清晰准确	•洗手时间未达到标准时长，未充分揉搓，遗漏步骤 •未记录或记录不规范	•具备严谨、求实、认真的工作态度
健康宣教	健康宣教	•告知患者不可随意调节滴速，注意保护输液部位，不要按压、扭曲输液管 •穿刺部位出现肿胀、疼痛等异常不适时，及时告知医务人员 •沟通时态度和蔼，同时体现护理工作的专业性	•未宣教 •宣教内容缺乏 •宣教语气生硬，过于专业化	•具备人文关怀素养
用物处理	垃圾分类处理	•污物按规定分类处理，避免交叉感染	•不能区分医疗垃圾与生活垃圾	
观察病情	发现异常及时处理	•加强巡视，倾听患者主诉并观察输液部位有无肿胀、针头有无阻塞、输液管道是否通畅 •观察有无输液故障及输液反应。发现异常立即处理，必要时终止输液，通知医生	•未巡视	•具备慎独精神和严谨、求实、认真的工作态度 •具备爱伤观念和人文关怀素养
更换药液	及时更换药液	•及时换瓶，防止发生空气栓塞 •更换药液时，认真执行查对制度，避免事故发生 •严格执行无菌操作，24 h持续输液，每日更换输液器，防止污染	•无菌操作不规范	
	七步洗手法洗手，记录	•洗手液用量合适，每个部位均应洗到并且洗手时间不少于15 s •记录输液时间、滴速并在输液单上签全名，记录清晰准确	•洗手时间未达到标准时长，未充分揉搓，遗漏步骤 •未记录或记录不规范	
拔针按压	核对医嘱，确认输液完毕	•核对医嘱，确认患者所有输液均已执行	•未核对	

续表

操作流程	操作内容	要点说明	学生易错点	思政内容
	关闭调节器，拔针后纵向按压穿刺点	•最佳拔针时间在滴管药液滴完，输液管液面下降速度减慢或停止，严防造成空气栓塞 •轻揭输液贴，用带敷料的输液贴轻压穿刺针上方快速拔针 •在穿刺点上方沿静脉走行纵向按压穿刺点 5 min，直至不出血	•暴力移除敷料 •按压时间不够	
安置患者	安置患者	•动作轻柔，在安全的前提下，取舒适的体位 •整理床单位	•体位摆放不舒适 •动作粗鲁	
健康宣教	健康宣教	•询问患者有无不适，倾听患者的主诉，告知患者药物的不良反应 •护士应做好患者的心理护理，多倾听患者主诉，帮助消除患者焦虑和烦躁情绪	•未宣教或宣教要点不全面 •宣教过于专业化	•具备人文关怀素养和爱伤观念
整理记录	垃圾分类处理	•污物按规定分类处理，避免交叉感染	•不能区分医疗垃圾与生活垃圾	•具备严谨、求实、认真的工作态度
	七步洗手法洗手，记录	•洗手液用量合适，每个部位均应洗到且洗手时间不少于 15 s •按要求记录并记录清晰、准确	•洗手时间未达到标准时长，未充分揉搓，遗漏步骤 •未记录或记录不规范	

注：PDA．掌上电脑。

（陶香君　孙桂荣　苏伟才）

操作9 静脉血标本采集

用物准备

1. **治疗车上层** 一次性密闭式双向采血针，根据采血项目选择合适的标本容器（真空采血管、血培养瓶）、皮肤消毒剂、无菌棉签、无菌纱布或棉球、检验申请单、采血条码、止血带、一次性垫巾、手消液。

2. **治疗车下层** 锐器盒、医用垃圾桶、生活垃圾桶。

实施步骤（表2-0-9-1）

表2-0-9-1 静脉血标本采集实施步骤

操作流程	操作内容	要点说明	学生易错点	思政内容
护士着装符合基本要求	着装规范	•服装、鞋、帽整洁，着装符合要求	头发未整理好，衣服不整洁，鞋、袜不符合着装规范要求	•护士精神面貌积极向上
核对医嘱	双人核对医嘱，打印采血条码并核对患者的床号、姓名、住院号、检验项目及目的、标本类型、标本采集时间。核对无误后，将条码粘贴于标本容器外壁上	•认真执行查对制度，对有疑问的医嘱要及时与医生沟通	•未双人核对或核对内容不全 •条码粘贴的方式不正确	•具备严谨、求实、认真的工作态度
核对解释	护士自我介绍，问候患者	•护士沟通态度和蔼，语言自然恰当	•沟通不自然	•具备良好的沟通能力和护理人文关怀素养

续表

<table>
<tr><th>操作流程</th><th>操作内容</th><th>要点说明</th><th>学生易错点</th><th>思政内容</th></tr>
<tr><td rowspan="2"></td><td>至少采用2种方式核对患者身份信息</td><td>•建议采用查看床头卡、患者腕带及反向识别（护士询问患者的床号和姓名等信息）的方法进行患者身份识别
•护士沟通态度和蔼
•临床目前也普遍使用PDA进行患者身份识别</td><td>•反向识别患者身份时，直接询问：“请问您是×床×××吗？”不符合反向识别身份的要求，应由患者说出床号和姓名</td><td>•具备严谨、求实、认真的工作态度
•具备护理人文关怀素养</td></tr>
<tr><td>解释并取得配合</td><td>•向患者及家属解释静脉血标本采集的目的、方法、临床意义及配合要点
•语言通俗易懂</td><td>•沟通态度生硬
•解释内容缺项
•解释过于专业化</td><td>•具备良好的沟通能力</td></tr>
<tr><td rowspan="4">患者评估</td><td>全身情况</td><td>•患者的年龄、病情、诊断、治疗用药情况以及有无其他影响血标本检验结果的因素</td><td rowspan="4">•评估态度生硬
•评估内容缺项</td><td rowspan="4">•具备严谨、求实、认真的工作态度</td></tr>
<tr><td>局部情况</td><td>•评估穿刺部位的静脉充盈度及管壁弹性，穿刺部位皮肤状况，如有无红肿、炎症、结节、瘢痕、破损等</td></tr>
<tr><td>心理状态</td><td>•患者的心理状态及合作情况</td></tr>
<tr><td>健康知识</td><td>•患者对疾病的认知情况，对采集血标本项目及注意事项是否了解
•是否按要求做好采血前准备：空腹项目要求至少禁食8 h，以12～14 h为宜，但不宜超过16 h</td></tr>
<tr><td>环境评估</td><td>评估病室环境</td><td>•病室环境整洁，光线充足，符合采血要求
•必要时拉上屏风或隔帘，保护患者隐私</td><td>•未使用屏风或隔帘遮挡患者</td><td>•具备护理人文关怀素养</td></tr>
<tr><td rowspan="4">准备并检查核对用物</td><td rowspan="2">七步洗手法洗手，戴口罩</td><td>•洗手液用量合适，每个部位均应洗到并且洗手时间不少于15 s，戴口罩应不污染口罩内面，受到患者血液、体液污染后，应及时更换</td><td rowspan="2">•洗手时间未达到标准时长，未充分揉搓，遗漏步骤</td><td rowspan="4">•具备慎独精神和严谨、求实、认真的工作态度</td></tr>
<tr><td>•临床工作中，所有可能会接触患者体液及血液的操作均应戴医用手套</td></tr>
<tr><td>治疗室准备用物</td><td>•按用物准备备齐用物，摆放合理
•根据检验项目选择标本容器（真空采血管、血培养瓶），容器外贴好采血条码，标明科别、床号、姓名、性别、检验项目
•根据静脉的特点、位置、采血量选择合适的采血针针号</td><td>•用物准备有遗漏</td></tr>
<tr><td>检查物品外包装及有效期</td><td>•一次性使用无菌物品应检查包装有无破损，是否在有效期内</td><td>•未仔细检查或有遗漏</td></tr>
</table>

续表

操作流程	操作内容	要点说明	学生易错点	思政内容
再次核对	推治疗车至患者床旁	•行为规范符合护士礼仪 •将治疗车放置在方便操作的位置	•未做到走路轻、说话轻、操作轻等礼仪规范 •治疗车放置随意，不方便操作	•护士精神面貌积极向上 •具备慎独精神和严谨、求实、认真的工作态度 •具备良好的沟通能力和护理人文关怀素养
	操作前核对	•核对患者身份：核对患者腕带＋反向识别（护士询问患者的床号和姓名等信息） •核对检验项目：核对检验申请单、采血条码、标本容器信息是否一致	•未核对或核对内容不全 •不符合反向识别患者身份的要求	
定位消毒	协助患者取舒适体位（坐位或卧位）	•门诊患者采用坐位采血，病房患者采用卧位采血。体位对某些检测项目（如肾素、血管紧张素、醛固酮等）的检测结果有明显影响，需遵循医嘱要求的体位进行采血 •注意动作轻柔	•未考虑采血体位 •动作粗鲁	•具备慎独精神和严谨、求实、认真的工作态度 •具备爱伤观念和护理人文关怀素养
	选择采血部位	•首选手臂肘前区静脉，优先顺序依次为正中静脉、头静脉及贵要静脉 •避免在输液的同侧上肢或下肢采血	•采血部位选择不恰当	
	充分暴露采血部位	•坐位采血：要求患者侧身坐，上身与地面垂直，将手臂置于稳固的操作台面上，肘关节置于垫巾上，使上臂与前臂呈直线，手掌略低于肘部 •卧位采血：要求患者仰卧，使上臂与前臂呈直线，手掌略低于肘部 •告知患者不宜穿着袖口紧的上衣，以减少采血后出血和血肿	•体位摆放不正确 •动作粗鲁	
	扎、松止血带	•在穿刺点上方5.0～7.5 cm处扎止血带，探清静脉走行及深浅，准确定位穿刺点 •及时松止血带，防止止血带绑扎时间过久影响检验结果	•未及时松止血带	•具备严谨、求实、认真的工作态度和科学精神
	第一遍消毒	•以穿刺点为中心，由内向外缓慢螺旋式旋转擦拭消毒两遍（直径≥5 cm） •消毒后自然待干，避免吹、扇等动作，以免感染	•消毒范围小，消毒面有遗漏 •未完全待干就进行下一步操作	
	扎止血带，第二遍消毒，待干	•再次在穿刺点上方5.0～7.5 cm处扎止血带 •进行第二遍消毒，如静脉穿刺比较困难，在消毒后需要重新触摸血管位置，宜再次消毒后穿刺	•扎止血带时，跨越无菌区	

续表

操作流程	操作内容	要点说明	学生易错点	思政内容
穿刺采血	备好拔针用无菌干棉签（棉球或纱布），将采血针橡胶塞端连接持针器	•持针器能减少针刺伤的风险	•未使用持针器	•具备职业防护意识
	操作中核对	•核对检验项目：核对检验申请单、采血条码、标本容器信息是否一致 •核对患者身份：核对患者腕带＋反向识别（护士询问患者的床号和姓名等信息）	•未核对或核对内容不全	•具备严谨、求实、认真的工作态度和科学精神
	穿刺进针	•取下针头保护帽，嘱患者握拳，左手紧绷皮肤，右手持采血针，与皮肤成15°～30°角进针，见回血后，沿静脉走行继续推进，保持采血针在静脉内的稳定 •在开始采集第一管血时松开止血带，松拳 •2020版《静脉血液标本采集指南》推荐：使用止血带的时间不宜超过1 min。如某些情况止血带需要在一个部位使用超过1 min，宜松开止血带，等待2 min后再重新绑扎	•反复拍打采血部位 •进针角度过小或过大至穿刺失败 •未能及时松开止血带 •未及时嘱患者松拳	
	采血	•将第一支采血管推入持针器，连接到采血针上，等待采血管真空耗竭、血流停止后从持针器/采血针上拔出采血管 •采血管内若有柠檬酸盐抗凝剂，采血后血凝管应颠倒180°混匀至少4～5次 •其他抗凝试管应颠倒混匀至少5～10次或参照产品说明书 •不可剧烈振荡，以免溶血	•抗凝管未及时颠倒混匀或颠倒混匀动作过于剧烈	
拔针按压	拔针按压	•从采血针上拔出最后一支采血管后，从静脉拔出采血针 •用无菌干棉签（棉球或纱布）在穿刺点上方沿静脉走行纵行按压穿刺点5 min，直至不出血，止血功能异常的患者宜适当延长时间	•按压手法不正确	•具备严谨、求实、认真的工作态度
	处理锐器	•及时处理锐器，防止针刺伤	•未及时处理锐器	•具备职业防护意识
再次核对	操作后核对	•核对检验项目：核对检验申请单、采血条码、标本容器信息是否一致 •核对患者身份：核对患者腕带＋反向识别（护士询问患者的床号和姓名等信息）	•未核对或核对内容不全 •不符合反向识别患者身份的要求	•具备严谨、求实、认真的工作态度
安置患者	撤止血带、垫巾	•及时撤除止血带和一次性垫巾 •注意观察穿刺点情况，观察是否有血肿情况	•未及时撤除止血带和一次性垫巾 •穿刺点出现血肿未发现	•具备严谨、求实、认真的工作态度

续表

操作流程	操作内容	要点说明	学生易错点	思政内容
	安置患者，协助患者取舒适卧位	•动作轻柔，在安全的情况下，协助患者取舒适卧位，盖好被子，感谢其配合，询问其需求和感受	•动作粗鲁	•具备爱伤观念
健康宣教	健康宣教	•嘱患者不宜曲肘按压，会增加额外的压力，导致出血、淤血、疼痛等情况发生风险的增加 •嘱患者注意观察穿刺部位有无血肿或出血，如有及时呼叫及处理 •对于已形成的血肿或淤青，24 h内可给予冷敷止血，避免该侧肢体提拎重物，24 h后可热敷以促进淤血吸收	•未宣教或宣教要点不全面 •宣教过于专业化	•具备严谨、求实、认真的工作态度 •具备护理人文关怀素养和良好的沟通能力
整理记录	垃圾分类处理	•污物按规定分类处理，避免交叉感染	•不能区分医疗垃圾与生活垃圾	•具备严谨、求实、认真的工作态度
	七步洗手法洗手，记录	•洗手液用量合适，每个部位均应洗到并且洗手时间不少于15 s •记录采血项目，采血及送检时间等记录清晰准确	•洗手时间未达到标准时长，未充分揉搓，遗漏步骤 •未记录或记录不规范	
及时送检	标本分类，及时送检	•宜在2 h内完成送检及离心分离血清/血浆（全血检测标本除外） •不能及时送检者则应按照要求进行存储	•送检不及时	•具备慎独精神和严谨、认真的工作态度

注：PDA．掌上电脑。

注意事项

2020年3月发布的卫生行业标准《WS/T 661—2020 静脉血液标本采集指南》中指出，如需多管采血，依次接入所需的真空采血管。不同采血管的采集顺序如下。

1. 血培养瓶。
2. 柠檬酸钠抗凝采血管（蓝管/黑管）。
3. 血清采血管，包括含有促凝剂（红管）和/或分离胶（黄管）。
4. 含有或不含分离胶的肝素抗凝采血管（绿管）。
5. 含有或不含分离胶的EDTA抗凝采血管（紫管）。
6. 葡萄糖酵解抑制采血管（灰管）。

（朱笑丛　孙桂荣　程　芳）

操作 10 肌内注射法

用物准备

1. **治疗车上层** 药液（按医嘱准备）、2 ～ 5 ml注射器、医嘱本或治疗本（卡）、皮肤消毒剂、无菌棉签、无菌纱布或棉球、无菌治疗巾、砂轮、污物碗、手消液。

2. **治疗车下层** 锐器盒、医用垃圾桶、生活垃圾桶。

实施步骤（表2-0-10-1）

表2-0-10-1 肌内注射法实施步骤

操作流程	操作内容	要点说明	学生易错点	思政内容
护士着装符合基本要求	着装规范	•服装、鞋、帽整洁，着装符合要求	•头发未整理好，衣服不整洁，鞋、袜不符合着装规范要求	•护士精神面貌积极向上
核对医嘱	双人核对医嘱中患者的床号、姓名、药物的名称、浓度、剂量、给药方法及时间	•认真执行查对制度，对有疑问的医嘱要及时与医生沟通	•未双人核对或核对内容不全	•具备严谨、求实、认真的工作态度
核对解释	护士自我介绍，问候患者	•护士沟通态度和蔼，语言自然恰当	•沟通不自然	•具备良好的沟通能力和护理人文关怀素养

续表

操作流程	操作内容	要点说明	学生易错点	思政内容
	至少采用两种方式核对患者身份信息	•建议采用查看床头卡、患者腕带及反向识别（护士询问患者的床号和姓名等信息）的方法进行患者身份识别 •临床目前也普遍使用PDA进行患者身份识别	•反向识别患者身份时，直接询问："请问您是×床×××吗？"不符合反向识别身份的要求，应由患者说出床号和姓名	•具备严谨、求实、认真的工作态度 •具备护理人文关怀素养
	解释并取得配合	•解释肌内注射的目的、方法、注意事项、配合要点、药物作用及其不良反应，取得患者配合 •语言通俗易懂	•沟通态度生硬 •解释内容缺项 •解释过于专业化	•具备良好的沟通能力
患者评估	全身情况	•患者的年龄、病情、诊断及治疗用药情况	•评估态度生硬 •评估内容缺项	•具备严谨、求实、认真的工作态度
	局部情况	•评估注射部位皮肤及肌肉情况，皮肤有无红肿、炎症、结节、瘢痕、破损等。肌肉弹性是否良好，有无萎缩等		
	心理状态	•有无恐惧、焦虑等，是否合作及合作程度		
	健康知识	•对自身疾病、肌内注射知识的认知程度 •对用药目的及注意事项是否了解		
环境评估	评估病室环境	•病室环境整洁，光线充足，符合注射要求 •必要时拉上屏风或隔帘，保护患者隐私	•未使用屏风或隔帘遮挡患者	•具备护理人文关怀素养
准备并检查核对用物	七步洗手法洗手，戴口罩	•洗手液用量合适，每个部位均应洗到并且洗手时间不少于15 s •戴口罩应不污染口罩内面，受到患者血液、体液污染后，应及时更换	•洗手时间未达到标准时长，未充分揉搓，遗漏步骤	•具备慎独精神和严谨、求实、认真的工作态度
		•临床工作中，所有可能会接触患者体液及血液的操作均应戴医用手套		
	治疗室准备用物	•按用物准备备齐用物，摆放合理	•用物准备不全	
	根据医嘱备药并检查药物	•一次性使用无菌物品应检查包装有无破损，是否在有效期内 •在光线充足的条件下，倒置对光检查药液质量，如发现药物有浑浊、沉淀、变色、絮状物，瓶身有裂缝，密封的瓶盖有松动，超过有效期等现象，均不可使用；检查时间不少于10 s	•未仔细检查	
	双人核对医嘱内容和所备药物是否正确	•摆药后应双人进行核对，核对内容包括所备药物与医嘱内容是否一致，核对药物的名称、剂量、浓度、用法、有效期及注射时间	•未双人核对或核对内容不全	

续表

操作流程	操作内容	要点说明	学生易错点	思政内容
抽吸药液	消毒药液（根据药液容器不同，消毒方式不同）	•消毒安瓿：手指轻弹安瓿顶端，使安瓿颈部药液流至体部，用消毒剂消毒安瓿颈部及砂轮，砂轮在颈部划一锯痕（约1/4周），用消毒剂消毒锯痕处去屑。若有蓝色锯痕标记，则用消毒剂消毒一遍即可 •取无菌纱布包住安瓿颈部轻轻折断安瓿，稳妥放于操作台上 •消毒瓶塞：除去密封瓶铝盖中心部分，用棉签蘸取消毒剂由内向外消毒瓶塞及瓶塞边缘两遍，待干	•未将药液弹至瓶体致药液浪费 •折断安瓿瓶颈时发生锐器伤	•具备慎独精神，严谨、求实、认真的工作态度和职业防护意识
	检查并打开注射器	•检查注射器外包装是否完整、有无漏气及是否在有效期内。打开外包装取出注射器，旋转针栓使针头斜面与空筒刻度背向并拧紧针栓。检查注射器刻度是否清晰，轻轻推拉活塞，活动是否自如；摘除针帽放置于无菌治疗巾内，检查针头，针尖是否锐利、无钩无锈，针梗有无弯曲	•打开注射器时，将针帽扔入生活垃圾桶	
	抽吸药液	•自安瓿中抽吸药液：持注射器，以示指固定针栓，将针尖斜面向下置入安瓿内的液面下，手持活塞柄，抽动活塞，吸尽药液 •自密封瓶内抽吸药液：注射器内抽入与所需药液等量的空气，以示指固定针栓，将针头刺入瓶内，注入空气，倒转药瓶，使针头在液面下，抽动活塞，吸取药液至所需量，示指固定针栓，拔出针头 •注意抽药时手不触及活塞体，避免污染药液	•未抽尽药液 •手触及活塞体，违法无菌原则 •自密封瓶内抽吸药液时，未先抽入与所需药液等量的空气 •抽药及拔针过程中，未用示指固定住针栓	•具备慎独精神
	保留安瓿瓶（密封瓶）	•便于抽药后及操作前、中、后查对	•抽药后，随手处理安瓿瓶（密封瓶）	•具备严谨、求实、认真的态度
	第一次排气	•排气前，轻轻回拉注射器，将滞留在针头内的药液抽回注射器内，避免药液浪费 •排气时，针头垂直向上，使气泡集中在乳头根部，排尽气体 •若针筒远离乳头处有气泡，可一手持注射器，用另一只手震动该手背部，将气体赶至乳头根部再排尽空气	•排气前，忘记回拉活塞，致针头内的药液浪费 •操作不熟练，浪费药液	
	单手回帽	•避免双手回帽，防止锐器伤	•双手回帽，存在锐器伤风险	•具备职业防护意识

续表

操作流程	操作内容	要点说明	学生易错点	思政内容
再次核对	双人再次核对	•双人核对：再次核对医嘱单上患者的床号、姓名，药物的名称、剂量、浓度、用法、输注时间，再次核对安瓿（密封瓶）的有效期	•未双人核对或核对内容不全	•具备慎独精神和严谨、求实、认真的工作态度
	核对药液	•要求抽吸好的药液与医嘱单、注射单、注射标签相符		
	放置药液	•将抽吸好的药液放置于无菌治疗巾内	•违反无菌操作原则	
操作前核对	推治疗车至患者床旁	•行为规范符合护士礼仪 •将治疗车放置在方便操作的位置	•未做到走路轻、说话轻、操作轻等礼仪规范要求 •治疗车放置随意，不方便操作	•护士精神面貌积极向上 •具备慎独精神和严谨、求实、认真的工作态度 •具备良好的沟通能力和护理人文关怀素养
	操作前核对	•核对患者身份：核对患者腕带＋反向识别（护士询问患者的床号和姓名等信息） •核对药液：要求抽吸好的药液与医嘱单、注射单、注射标签相符	•未核对或核对内容不全 •不符合反向识别患者身份的要求	
定位消毒	根据病情不同协助患者安置合适的注射体位	•在保障患者安全的前提下，根据病情取合适体位，暴露操作部位 •使患者注射部位肌肉放松 ①侧卧位：上腿伸直并放松，下腿稍弯曲 ②俯卧位：足尖相对，足跟分开，并将头偏向一侧 ③仰卧位：常用于危重和不能自行翻身的患者的臀中肌、臀小肌内注射 ④坐位：座椅应稍高，以便于操作，常用于门诊注射患者 •注意动作轻柔，患者保暖及隐私保护	•体位摆放不正确 •动作粗鲁	•具备慎独精神和严谨、求实、认真的工作态度 •具备爱伤观念，护理人文关怀素养和科学精神
	根据患者病情、药物性质及剂量选择注射部位	•臀大肌注射定位方法 ①十字法：以臀裂顶点向左或右侧画一水平线，从髂嵴最高点做一垂直线，将一侧臀部分为4个象限，其外上象限并避开内角（从髂后上棘至股骨大转子连线），即为注射部位 ②连线法：取髂前上棘与尾骨连线的外上1/3处为注射部位 •臀中肌、臀小肌注射定位方法 ①以示指尖和中指尖分别置于髂前上棘和髂嵴下缘处，使示指中指与髂嵴构成一个三角形，其示指和中指构成的内角，即为注射部位 ②髂前上棘外侧三横指处为注射部位 •股外侧肌注射定位法：在大腿中段外侧，成人取膝关节上10 cm，髋关节下10 cm处，约7.5 cm宽的范围为注射部位 •上臂三角肌注射定位方法：上臂外侧自肩峰下2～3横指处 •定位时，注意保护患者隐私	•臀大肌注射定位时，髂前上棘与髂嵴最高点混淆	

续表

操作流程	操作内容	要点说明	学生易错点	思政内容
	消毒注射部位皮肤，待干	•以穿刺点为中心，由内向外缓慢螺旋式旋转擦拭消毒两遍（直径≥5 cm），消毒后自然待干，避免吹、扇等动作，以免感染	•消毒范围小 •消毒面有遗漏 •未完全待干就进行下一步操作	
固定进针	操作中核对	•核对药液：要求抽吸好的药液与医嘱单、注射单、注射标签相符 •核对患者身份：核对患者腕带＋反向识别（护士询问患者的床号和姓名等信息）	•未核对或核对内容不全 •不符合反向识别患者身份的要求	•具备慎独精神和严谨、求实、认真的工作态度
	二次排气	•摘除针帽，进行第二次排气，排出针尖1～2滴药液至污物碗内 •注意动作轻柔，避免药液浪费，保障剂量准确	操作不熟练，浪费药液	
	穿刺进针	•左手夹取无菌干棉签（纱布或干棉球），拇指示指绷紧皮肤，右手示指固定针栓，执笔式握针，以90°角快速刺入针梗2/3 •消瘦者或儿童进针深度酌减 •勿将针头全部刺入，以防针头从根部衔接处折断，难以取出 •操作过程中注意分散患者注意力，关注患者感受及反应	•进针前未绷皮 •进针速度过慢 •进针深度过浅或过深	
注药拔针	缓慢推药	•右手固定注射器，左手抽回血，无回血，确保针头未进入血管内，缓慢推注药液	•未抽回血	•具备严谨、求实、认真的工作态度
	快速拔针	•注药毕，迅速拔针，用干棉签（纱布或棉球）按压至不出血	•拔针速度过慢	
	操作后核对	•核对医嘱的内容与空安瓿（密封瓶）的信息是否一致 •核对患者身份：核对患者腕带＋反向识别（护士询问患者的床号和姓名等信息）	•未核对或核对内容不全	
	及时正确地处理锐器	•将注射器针头、空安瓿及时扔进锐器盒内，避免锐器伤	•未将锐器扔进锐器盒里	•具备职业防护意识
安置宣教	询问患者感受，感谢配合	•询问、观察患者有无不适，对患者的配合表示感谢	•未询问	•具备护理人文关怀素养和良好的沟通能力
	安置患者，协助患者取舒适卧位	•动作轻柔，在安全的前提下，取舒适的体位	•体位摆放不舒适 •动作粗鲁	•具备爱伤观念
	拉开屏风或隔帘	—	—	

续表

操作流程	操作内容	要点说明	学生易错点	思政内容
	健康宣教	•告知患者如出现任何不适，及时呼叫医护人员	•未宣教或宣教要点不全面 •宣教过于专业化	•具备护理人文关怀素养和良好的沟通能力
整理记录	垃圾分类处理	•污物按规定分类处理，避免交叉感染	•不能区分医疗垃圾与生活垃圾	•具备严谨、求实、认真的工作态度
	七步洗手法洗手，记录	•洗手液用量合适，每个部位均应洗到并且洗手时间不少于15 s •记录注射时间，药物名称、浓度、剂量及患者的反应等 •记录清晰、准确	•洗手时间未达到标准时长，未充分揉搓，遗漏步骤 •未记录或记录不规范	

注：PDA. 掌上电脑；—. 无内容。

（朱笑丛　孙桂荣　程　芳）

操作11 皮内注射法

用物准备

1. **治疗车上层** 基础治疗盘、1 ml注射器、皮肤消毒剂（75%酒精或0.9%氯化钠溶液）、无菌治疗巾、按医嘱备药、如做药物过敏试验需备0.1%盐酸肾上腺素及2 ml注射器、无菌棉签、手消毒液、医嘱本或治疗本、污物碗等。

2. **治疗车下层** 医用垃圾桶、生活垃圾桶、锐器盒。

实施步骤（表2-0-11-1）

表2-0-11-1 皮内注射法实施步骤

操作流程	操作内容	要点说明	学生易错点	思政内容
护士着装符合基本要求	着装规范	•服装、鞋、帽整洁，着装符合要求	•头发未整理好，衣服不整洁，袜子不符合行为规范要求	•护士精神面貌积极向上
核对医嘱	双人核对医嘱中患者的床号、姓名、药物的药名，浓度、剂量、用法、时间	•认真执行查对制度，对有疑问的医嘱要及时与医生沟通	•未双人核对或核对内容不全	•具备严谨、求实、认真的态度
核对解释	护士自我介绍，问候患者	•护士沟通态度和蔼，语言自然恰当	•沟通不自然	•具备良好的沟通能力和护理人文关怀素养

续表

操作流程	操作内容	要点说明	学生易错点	思政内容
	至少采用两种方式核对患者身份信息	•建议采用查看床头卡、患者腕带及反向识别（护士询问患者的床号和姓名等信息）的方法进行患者身份识别 •临床目前也普遍使用PDA进行患者身份识别	•反向识别患者身份时，直接询问："请问您是×床×××吗？"不符合反向识别身份的要求，应由患者说出床号和姓名	•具备严谨、求实、认真的工作态度 •态度和蔼，具备护理人文关怀素养
	解释并取得配合	•解释皮内注射的目的、方法、注意事项、配合要点、药物作用及其不良反应，取得患者配合 •语言通俗易懂，体现专业性	•沟通态度生硬 •解释内容缺项 •解释过于专业化	•具备良好的沟通能力
患者评估	全身情况	•患者的病情、治疗及用药史、过敏史、家族史、意识状态、生命体征等。	•评估态度生硬 •评估内容缺项	•具备严谨、求实、认真的工作态度
	局部情况	•注射部位的皮肤有无瘢痕、感染等 •药物过敏试验常选择前臂掌侧下段内侧，预防接种常选择上臂三角肌下缘，局部麻醉的先驱步骤选择在需要局部麻醉的部位		
	心理状态	•有无恐惧、焦虑等，是否合作及合作程度		
	健康知识	•患者对自身疾病、皮内注射知识的认知情况 •对用药目的及注意事项是否了解		
环境评估	评估病室环境	•病室环境整洁，光线充足，符合操作条件 •必要时拉上屏风或隔帘，保护患者隐私	•未使用屏风或隔帘遮挡患者	•尊重患者，具备护理人文关怀素养
准备并检查核对用物	七步洗手法洗手，戴口罩	•洗手液用量合适，每个部位均应洗到并且洗手时间不少于15 s •戴口罩应不污染口罩内面，受到患者血液、体液污染后，应及时更换	•洗手时间未达到标准时长，未充分揉搓，遗漏步骤	•具备慎独精神和严谨、求实、认真的工作态度
		•临床工作中，所有可能会接触患者体液及血液的操作均应戴医用手套		
	治疗室准备用物	•按用物准备备齐用物，摆放合理	•用物准备不全	
	根据医嘱备药并检查药物	•一次性使用无菌物品应检查包装有无破损，是否在有效期内 •在光线充足的条件下，倒置对光检查药液质量，如发现药物有浑浊、沉淀、变色、絮状物，瓶身有裂缝，密封的瓶盖有松动，超过有效期等现象，均不可使用；检查时间不少于10 s	•未仔细检查	
	双人核对医嘱内容与所备药物是否正确	•摆药后应双人进行核对，核对内容包括所备药物与医嘱内容是否一致，核对药物的名称、剂量、浓度、用法、有效期及注射时间	•未双人核对或核对内容不全	

续表

操作流程	操作内容	要点说明	学生易错点	思政内容
抽吸药液	消毒（根据药液容器不同，消毒方式不同）	•安瓿消毒：手指轻弹安瓿顶端，使安瓿颈部药液流至体部，用消毒剂消毒安瓿颈部及砂轮，砂轮在颈部划一锯痕（约1/4周），用消毒剂消毒锯痕处去屑。若有蓝色锯痕标记，则用消毒剂消毒一遍即可 •取无菌纱布包住安瓿颈部轻轻折断安瓿，稳妥放于操作台上 •密封瓶消毒：除去密封瓶铝盖中心部分，用棉签蘸取消毒剂由内向外消毒瓶塞及瓶塞边缘两遍，待干	•未将药液弹至瓶体致药液浪费 •折断安瓿瓶颈时发生锐器伤	•具备慎独精神，严谨、求实、认真的工作态度和职业防护意识
	检查并打开注射器	•检查注射器外包装是否完整、有无漏气及是否在有效期内 •打开外包装取出注射器，旋转针栓使针头斜面与空筒刻度背向并拧紧针栓 •检查注射器刻度是否清晰，轻轻推拉活塞，活动是否自如；摘除针帽放置于无菌治疗巾内，检查针头，针尖是否锐利、无钩无锈，针梗有无弯曲	•打开注射器外包装后，将针帽扔入生活垃圾桶中	
	抽吸药液	•自安瓿中抽吸药液：持注射器，以示指固定针栓，将针尖斜面向下置入安瓿内的液面下，手持活塞柄，抽动活塞，吸尽药液 •自密封瓶内抽吸药液：注射器内抽入与所需药液等量的空气，以示指固定针栓，将针头刺入瓶内，注入空气，倒转药瓶，使针头在液面下，抽动活塞，吸取药液至所需量，示指固定针栓，拔出针头 •注意抽药时手不触及活塞体，避免污染药液	•未抽尽药液 •手触及活塞体 •自密封瓶内抽吸药液时，未先抽入与所需药液等量的空气 •抽药及拔针过程中，未用示指固定住针栓	•具备慎独精神
	保留安瓿瓶（密封瓶）	•便于抽药后及操作前、中、后查对	•抽药后，随手处理安瓿瓶（密封瓶）	•具备严谨、求实、认真的态度
	第一次排气	•排气前，轻轻回拉注射器，将滞留在针头内的药液抽回注射器内，避免药液浪费 •排气时，针头垂直向上，使气泡集中在乳头根部，排尽气体 •若针筒远离乳头处有气泡，可一手持注射器，用另一只手震动该手背部，将气体赶至乳头根部再排尽空气	•排气前，忘记回拉活塞，致针头内的药液浪费 •操作不熟练，浪费药液	
	单手回帽	•避免双手回帽，防止锐器伤	•双手回帽，存在锐器伤风险	•具备职业防护意识

续表

操作流程	操作内容	要点说明	学生易错点	思政内容
再次核对	双人再次核对	•双人核对：再次核对医嘱单上患者的床号、姓名，药物的名称、剂量、浓度、用法、注射时间，再次核对安瓿（密封瓶）的有效期	•未双人核对或核对不全	•具备慎独精神和严谨、求实、认真的工作态度
	核对药液	•要求抽吸好的药液与医嘱单、注射单与注射标签相符		
	放置药液	•将抽吸好的药液放置在无菌治疗巾内	•违反无菌操作原则	
操作前核对	推治疗车至患者床旁	•行为规范符合护士礼仪 •将治疗车放置在方便操作的位置	•未做到走路轻、说话轻、操作轻、关门轻等礼仪规范 •治疗车放置随意，不方便操作	•护士精神面貌积极向上 •具备慎独精神和严谨、求实、认真的工作态度 •具备良好的沟通能力和护理人文关怀素养
	操作前核对	•核对患者身份：核对患者腕带＋反向识别（护士询问患者的床号和姓名等信息） •核对药液：要求抽吸好的药液与医嘱单、注射单、注射标签相符 •与患者沟通态度和蔼	•核对内容不全 •不符合反向识别患者身份的要求	
定位消毒	安置合适的注射体位	•在安全的前提下根据病情不同协助患者取仰卧位或坐位，暴露操作部位 •动作轻柔	•体位摆放不正确 •动作粗鲁	•具备慎独精神和严谨、求实、认真的工作态度，具备爱伤观念，护理人文关怀素养和科学精神
	选择注射部位	•根据注射目的选择注射部位，禁止在皮肤有瘢痕、感染等处进针	•对注射部位把握不准确	
	消毒注射皮肤，待干	•以穿刺点为中心，由内向外缓慢螺旋式旋转擦拭消毒两遍（直径≥5 cm），消毒后自然待干，避免吹、扇等动作，以免感染	•消毒范围小 •消毒面有遗漏 •未完全待干就进行下一步操作	
固定进针	操作中核对	•核对药液：要求抽吸好的药液与医嘱单、注射单、注射标签相符 •核对患者身份：核对患者腕带＋反向识别（护士询问患者的床号和姓名等信息）	•未核对或核对内容不全 •不符合反向识别患者身份的要求	•具备慎独精神和严谨、求实、认真的工作态度
	二次排气	•摘除针帽，进行第二次排气，排出针尖1～2滴药液至污物碗内 •注意动作轻柔，避免药液浪费，保障剂量准确	•操作不熟练，浪费药液	
	穿刺进针	•操作者左手绷紧皮肤，右手持注射器，以示指固定针栓，针尖斜面向上与皮肤成5°角刺入皮内，待针尖斜面完全进入皮内后，放平注射器	•进针前未绷皮 •进针速度过慢 •进针角度过小或过大	

续表

操作流程	操作内容	要点说明	学生易错点	思政内容
注药拔针	缓慢推药	•左手拇指固定针栓，右手轻推活塞柄，缓慢注入药液	•注药速度过快	•具备严谨、求实、认真的工作态度
	快速拔针	•注药完毕，迅速拔针	•拔针速度过慢	
	操作后核对	•核对医嘱的内容与空安瓿（密封瓶）的信息是否一致 •核对患者身份：核对患者腕带＋反向识别（护士询问患者的床号和姓名等信息）	•未核对或核对内容不全 •不符合反向识别患者身份的要求	
	及时正确处理锐器	•将注射器针头、空安瓿及时扔进锐器盒内，避免锐器伤	•未将锐器扔进锐器盒内	•具备职业防护意识
安置宣教	询问患者感受，感谢配合	•询问、观察患者有无不适，对患者的配合表示感谢	•未告知注意事项或告知注意事项不全	•具备护理人文关怀精神和良好的沟通能力
	安置患者，协助患者取舒适卧位	•动作轻柔，在安全的前提下，取舒适的体位	•动作不轻柔	•具备爱伤观念
	拉开屏风或隔帘	—	—	
	健康宣教	•告知患者不要挠抓、按压皮丘，皮试部位不要沾水，20 min内不要离开病房，如有心慌、胸闷等不适及时按呼叫器	•未宣教或宣教要点不全面 •宣教过于专业化	
整理记录	垃圾分类处理	•污物按规定分类处理，避免交叉感染	•不能区分医疗垃圾与生活垃圾	•具备严谨、求实、认真的工作态度
	七步洗手法洗手，记录	•洗手液用量合适，每个部位均应洗到且洗手时间不少于15 s •记录注射时间，药物名称、浓度、剂量及患者的反应等 •记录清晰、准确	•洗手时间未达到标准时长，未充分揉搓，遗漏步骤 •未记录或记录不规范	

注：PDA．掌上电脑；—．无内容。

（朱笑丛　孙桂荣　郝亚兴）

操作12 皮下注射法

用物准备

1. 治疗车上层 基础治疗盘、按医嘱备药、依据药量选择合适的一次性注射器、皮肤消毒剂、无菌治疗巾、无菌棉签、手消毒液、医嘱本或治疗本、污物碗等。

2. 治疗车下层 医用垃圾桶、生活垃圾桶、锐器盒。

实施步骤（表2-0-12-1）

表2-0-12-1 皮下注射法实施步骤

操作流程	操作内容	要点说明	学生易错点	思政内容
护士着装符合基本要求	着装规范	•服装、鞋、帽整洁，着装符合要求	•头发未整理好，衣服不整洁，袜子不符合行为规范要求	•护士精神面貌积极向上
核对医嘱	双人核对医嘱中患者的床号、姓名、所要使用的药物的药名，浓度、剂量、用法、时间	•认真执行查对制度，对有疑问的医嘱要及时与医生沟通	•未双人核对或核对内容不全	•具备严谨、求实、认真的态度
核对解释	护士自我介绍，问候患者	•护士沟通态度和蔼，语言自然恰当	•沟通不自然	•态度和蔼，具备良好的沟通能力和护理人文关怀素养

续表

操作流程	操作内容	要点说明	学生易错点	思政内容
	至少采用两种方式核对患者身份信息	•建议采用查看床头卡及患者腕带＋反向识别（护士询问患者的床号和姓名等信息）的方法识别患者身份 •临床目前也普遍使用PDA进行患者身份识别	•反向识别患者身份时，直接询问："请问您是×床×××吗？"不符合反向识别身份的要求，应由患者说出床号和姓名	•具备严谨、求实、认真的工作态度 •态度和蔼，具备护理人文关怀素养
	解释并取得患者配合	•解释皮下注射的目的、方法、注意事项、配合要点、药物作用及其不良反应，取得患者配合 •语言通俗易懂	•沟通态度生硬 •解释内容缺项 •解释过于专业化	•具备良好的沟通能力
患者评估	全身情况	•患者目前病情、治疗及用药史、过敏史、意识状态、生命体征等	•评估态度生硬 •评估内容缺项	•具备严谨、求实、认真的工作态度
	局部情况	•注射部位的皮肤有无瘢痕、感染等。常用注射部位有上臂三角肌下缘、两侧腹壁、后背、大腿前侧和外侧方		
	心理状态	•有无恐惧、焦虑等，是否合作及合作程度		
	健康知识	•患者对自身疾病、皮下注射知识的认知情况；对用药目的及注意事项是否了解		
环境评估	评估病室环境	•病室环境整洁，光线充足，符合操作条件 •必要时拉上屏风或隔帘，保护患者隐私	•未使用屏风或隔帘遮挡患者	•尊重患者，具备护理人文关怀素养
准备并检查核对用物	七步洗手法洗手，戴口罩	•洗手液用量合适，每个部位均应洗到并且洗手时间不少于15s，戴口罩应不污染口罩内面 •受到患者血液、体液污染后，应及时更换	•洗手时间未达到标准时长，未充分揉搓，遗漏步骤	•具备慎独精神和严谨、求实、认真的工作态度
		•临床工作中，所有可能会接触患者体液及血液的操作均应戴医用手套		
	治疗室准备用物	•按用物准备备齐用物，摆放合理	•用物准备有遗漏	
	根据医嘱备药并检查药物	•一次性使用无菌物品应检查包装有无破损，是否在有效期内；在光线充足的条件下，倒置对光检查药液质量，如发现药物有浑浊、沉淀、变色、絮状物，瓶身有裂缝，密封的瓶盖有松动，超过有效期等现象，均不可使用；检查时间不少于10 s	•未仔细检查	
	双人核对医嘱内容与所备药物是否正确	•摆药后应双人进行核对，核对内容包括所备药物与医嘱内容是否一致，核对药物的名称、剂量、浓度、用法、有效期及注射时间	•未双人核对或核对内容不全	

续表

操作流程	操作内容	要点说明	学生易错点	思政内容
抽吸药液	消毒药液（根据药液容器不同，消毒方式不同）	•消毒安瓿：手指轻弹安瓿顶端，使安瓿颈部药液流至体部，用消毒剂消毒安瓿颈部及砂轮，砂轮在颈部划一锯痕（约1/4周），用消毒剂消毒锯痕处去屑。若有蓝色锯痕标记，则用消毒剂消毒一遍即可 •取无菌纱布包住安瓿颈部轻轻折断安瓿，稳妥放于操作台上 •消毒瓶塞：除去密封瓶铝盖中心部分，用棉签蘸取消毒剂由内向外消毒瓶塞及瓶塞边缘两遍，待干	•未将药液弹至瓶体致药液浪费 •折断安瓿瓶颈时发生锐器伤	•具备慎独精神，严谨、求实、认真的工作态度和职业防护意识
	检查并打开注射器	•检查注射器外包装是否完整、有无漏气及是否在有效期内。打开外包装取出注射器，旋转针栓使针头斜面与空筒刻度背向并拧紧针栓。检查注射器刻度是否清晰，轻轻推拉活塞，活动是否自如；摘除针帽放置于无菌治疗巾内，检查针头，针尖是否锐利、无钩无锈，针梗有无弯曲	•打开注射器外包装后，将针帽扔入生活垃圾桶中	
	抽吸药液	•自安瓿中抽吸药液：持注射器，以示指固定针栓，将针尖斜面向下置入安瓿内的液面下，手持活塞柄，抽动活塞，吸尽药液 •自密封瓶内抽吸药液：注射器内抽入与所需药液等量的空气，以示指固定针栓，将针头刺入瓶内，注入空气，倒转药瓶，使针头在液面下，抽动活塞，吸取药液至所需量，示指固定针栓，拔出针头 •注意抽药时手不触及活塞体，避免污染药液	•未抽尽药液 •手触及活塞体 •自密封瓶内抽吸药液时，未先抽入与所需药液等量的空气 •抽药及拔针过程中，未用示指固定住针栓	•具备慎独精神
	保留安瓿瓶（密封瓶）	•便于抽药后以及操作前、中、后查对	•抽药后，随手处理安瓿瓶（密封瓶）	•具备严谨、求实、认真的态度
	第一次排气	•排气前，轻轻回拉注射器，将滞留在针头内的药液抽回注射器内，避免药液浪费 •排气时，针头垂直向上，使气泡集中在乳头根部，排尽气体 •若针筒远离乳头处有气泡，可一手持注射器，用另一只手震动该手背部，将气体赶至乳头根部再排尽空气	•排气前，忘记回拉活塞，致针头内的药液浪费	
	单手回帽	•避免双手回帽，防止锐器伤	•双手回帽，存在锐器伤风险	•具备职业防护意识

续表

操作流程	操作内容	要点说明	学生易错点	思政内容
再次核对	双人再次核对	•双人核对：再次核对医嘱单上患者的床号、姓名，药物的名称、剂量、浓度、用法、注射时间，再次核对安瓿（密封瓶）的有效期	•未双人核对或核对不全	•具备慎独精神和严谨、求实、认真的工作态度
	核对药液	•要求抽吸好的药液与医嘱单、注射单与注射标签相符		
	放置药液	•将抽吸好的药液放置在无菌治疗巾内	•违反无菌操作原则	
操作前核对	推治疗车至患者床旁	•行为规范符合护士礼仪 •将治疗车放置在方便操作的位置	•未做到走路轻、说话轻、操作轻、关门轻等礼仪规范 •治疗车放置随意，不方便操作	•护士精神面貌积极向上 •具备慎独精神和严谨、求实、认真的工作态度 •具备良好的沟通能力和护理人文关怀素养
	操作前核对	•核对患者身份：核对患者腕带＋反向识别（护士询问患者的床号和姓名等信息） •核对药液：要求抽吸好的药液与医嘱单、注射单、注射标签相符 •与患者沟通态度和蔼	•核对内容不全 •不符合反向识别患者身份的要求	
定位消毒	根据病情不同协助患者安置合适的注射体位	•动作轻柔 •在安全的前提下取合适体位，暴露操作部位	•体位摆放不正确 •动作粗鲁	•具备慎独精神和严谨、求实、认真的工作态度，具备爱伤观念，护理人文关怀素养和科学精神
	选择注射部位	•禁止在皮肤有瘢痕、感染等处进针 •根据注射目的选择	•对注射部位把握不准确	
	消毒注射皮肤，待干	•以穿刺点为中心，由内向外缓慢螺旋式旋转擦拭消毒两遍（直径≥5 cm），消毒后自然待干，避免吹、扇等动作，以免感染	•消毒范围小 •消毒面有遗漏 •未完全待干就进行下一步操作	
固定进针	操作中核对	•核对药液：要求抽吸好的药液与医嘱单、注射单、注射标签相符 •核对患者身份：核对患者腕带＋反向识别（护士询问患者的床号和姓名等信息）	•未核对或核对内容不全 •不符合反向识别患者身份的要求	•具备慎独精神和严谨、求实、认真的工作态度
	二次排气	•摘除针帽，进行第二次排气，排出针尖1～2滴药液至污物碗内 •注意动作轻柔，避免药液浪费，保障剂量准确	•操作不熟练，浪费药液	
	穿刺进针	•操作者左手绷紧皮肤，右手持注射器，以示指固定针栓，针尖斜面向上与皮肤成30°～40°角，刺入针梗的1/2～2/3	•进针前未绷皮 •进针速度过慢 •进针角度过小或过大	

续表

操作流程	操作内容	要点说明	学生易错点	思政内容
注药拔针	缓慢推药	•左手拇指固定针栓，右手抽动活塞柄，抽吸无回血，缓慢推注药液	•注药速度过快	•具备严谨、求实、认真的工作态度
	快速拔针	•注药毕用无菌干棉签轻压穿刺点快速拔针	•拔针速度过慢	
	操作后核对	•核对医嘱的内容与空安瓿（密封瓶）的信息是否一致 •核对患者身份：核对患者腕带＋反向识别（护士询问患者的床号和姓名等信息）	•未核对或核对内容不全 •不符合反向识别患者身份的要求	
	及时正确处理锐器	•将注射器针头、空安瓿及时扔进锐器盒内，避免锐器伤	•未将锐器扔进锐器盒内	•具备职业防护意识
安置宣教	询问患者感受，感谢配合	•询问、观察患者有无不适，对患者的配合表示感谢	•未告知注意事项或告知注意事项不全	•具备护理人文关怀精神和良好的沟通能力
	安置患者	•动作轻柔，在安全的前提下，取舒适的体位	•动作不轻柔	•具备爱伤观念
	拉开屏风或隔帘	—	—	
	健康宣教	•告知患者如出现任何不适，及时呼叫医护人员	•未宣教或宣教要点不全面 •宣教过于专业化	
整理记录	垃圾分类处理	•污物按规定分类处理，避免交叉感染	•不能区分医疗垃圾与生活垃圾	•具备严谨、求实、认真的工作态度
	七步洗手法洗手，记录	•洗手液用量合适，每个部位均应洗到并且洗手时间不少于15 s •记录注射时间，药物名称、浓度、剂量及患者的反应等 •记录清晰、准确	•洗手时间未达到标准时长，未充分揉搓，遗漏步骤 •未记录或记录不规范	

注：PDA．掌上电脑；—．无内容

（陶香君　孙桂荣　郝亚兴）

操作13　卧床患者更换床单法

用物准备

1. **护理车上层**　从上往下依次放置大单、中单、被套、枕套；床刷、扫床巾（以不滴水为宜），衣裤。

2. **治疗车下层**　医用垃圾桶、生活垃圾桶，必要时备排便器和排便巾。

实施步骤（表2-0-13-1）

表2-0-13-1　卧床患者更换床单法操作实施步骤

操作流程	操作内容	操作要点	易错点	思政内容
护士着装符合基本要求	着装规范	•服装、鞋、帽整洁，着装符合要求	•头发未整理好，衣服不整洁，袜子不符合行为规范要求	•精神面貌积极向上
核对、解释	护士自我介绍，问候患者	•护士沟通态度和蔼，语言自然恰当	•沟通不自然	•态度和蔼，具有人文关怀素养
	至少采用两种方式核对患者身份信息	•建议采用查看床头卡及患者腕带+反向识别（护士询问患者的床号和姓名等信息）的方法进行患者身份识别 •临床目前也普遍使用PDA进行患者身份识别	•反向识别患者身份时，直接询问："请问您是×床×××吗？"不符合反向识别身份的要求，应由患者说出床号和姓名	•具备严谨、求实、认真的工作态度

续表

操作流程	操作内容	操作要点	易错点	思政内容
患者评估	全身状况	•患者目前的病情、自理能力、卫生状况、意识状态等	•评估态度生硬 •评估内容缺项	•具备严谨、认真、求实的工作态度
	局部状况	•患者的床单位情况，皮肤有无破损、伤口、引流管等		
	心理状态	•有无焦虑反应和怕麻烦他人的心理		
	健康知识	•患者有无自我护理的基本知识		
环境评估	评估病室环境	•病室内无其他患者进餐或治疗；按季节调节室内温度，酌情关闭门窗，注意保暖；移开床旁桌椅；必要时拉上屏风或隔帘，保护患者隐私	•未关闭门窗， •未使用屏风或隔帘遮挡患者	•具备护理人文关怀素养
准备用物	七步洗手法洗手，戴口罩	•洗手液用量合适，每个部位均应洗到并且洗手时间不少于15 s •戴口罩应不污染口罩内面 •受到患者血液、体液污染后，应及时更换 •临床工作中，所有可能会接触患者体液及血液的操作均应戴医用手套	•洗手时间未达到标准时长，未充分揉搓，遗漏步骤	•具备慎独精神和严谨、求实、认真的工作态度
	按需要准备相关用物	•备齐所需用物，注意按照更换顺序放置用物	•用物不齐全或放置顺序不合理	
操作前准备	更换床单前需要做好相关的准备工作	•根据需要协助患者大小便；病情允许时放平病床，夹闭引流管并妥善放置；确定对侧床档固定良好后，放下近侧床档；病情允许的条件下协助患者侧卧于对侧，移枕于患者头下，背向扫床者，盖好被子	•准备不充分，如未夹闭引流管，未放平病床，协助患者翻身前未确定对侧床档是否固定良好	•具有安全意识 •具备护理人文关怀素养
更换中单、大单	更换近侧	•松开被尾及近侧各单，将污中单卷于患者身下，扫净橡胶中单搭于患者身上，将污大单卷于患者身下，扫净床褥 •铺清洁大单，中缝与床中线对齐，一半塞于患者身下，半幅大单自床头、床尾、中间先后展平拉紧，折成直角塞入床垫下。放平橡胶中单，铺清洁中单，将橡胶单、中单一起塞入床垫下	•更换顺序不正确 •更换时污染的床单容易接触到清洁的床单 •未扫床 •更换时动作幅度大	•具有安全意识 •具有不怕脏、不怕累的工作态度 •具备护理人文关怀素养
	更换对侧	•拉起近侧床档，协助患者卧于近侧。转至对侧拉下床档，松开各层单，将污中单卷起置于床尾。扫净橡胶中单，搭于患者身上。将污中单及大单卷至床尾撤出，投入污衣袋，扫净褥垫 •依次将清洁大单、橡胶中单、中单逐层铺好 •协助患者平卧，移枕于患者头下		

续表

操作流程	操作内容	操作要点	易错点	思政内容
更换被套、枕套	更换被套	•打开污被套尾端，将棉胎折成3折 •铺清洁被套于盖被上，取出棉胎置于清洁被套内套好 •卷污被套于床尾撤出，投入污衣袋 •将新被套从上至下整理平整，叠成被筒，嘱患者屈膝，将被尾塞于床垫下	•套被套方法不正确，套好的被套不符合无虚边、平整、美观等要求 •更换过程中动作幅度大	•具有安全意识 •具有不怕脏、不怕累的工作态度 •具备护理人文关怀素养
	更换枕套	•一手托起患者头颈部，另一手迅速取出枕头，取下污枕套，将枕芯套于清洁枕套内，置于患者头下，开口背门	•忘记枕套开口应背门放置	
安置、整理	安置患者	•动作轻柔，在安全的情况下，协助患者取舒适卧位，盖好被子，感谢其配合，询问其需求和感受。再次检查各管路是否通畅和妥善固定	•体位摆放不舒适 •动作粗鲁 •未检查各管路是否通畅及妥善固定	•具备认真、负责、严谨的职业精神，尊重患者，体现人文关怀
	环境及用物整理	•还原桌椅，酌情打开门窗。收拾整理用物，一次性物品按医疗垃圾处理，非一次性物品按消毒隔离原则处理		
洗手	护士洗手	•洗手液用量合适，每个部位均应洗到且洗手时间不少于15 s	•洗手时间未达到标准时长，未充分揉搓，遗漏步骤	

注：PDA．掌上电脑。

（朱笑丛　孙桂荣　申靓亮）

参考文献

[1] 陶莉,刘美萍,唐布敏. 护理学基础[M]. 2版. 北京:北京大学医学出版社,2016.

[2] 李小寒,尚少梅,基础护理学[M]. 6版. 北京:人民卫生出版社,2017.

[3] 杨潇二,唐布敏,护理学基础[M]. 北京:北京大学医学出版社,2019.

[4] 杜素芝,黄韶兰,崔德花. 基础护理学[M]. 北京:中国科学技术出版社,2016.